浙江省"十一五"重点教材建设项目

U0745975

（供高职高专口腔医学、口腔医学技术专业用）

牙体解剖与雕刻技术

YA TI JIE POU YU DIAO KE JI SHU

主　编　许复贞

中国健康传媒集团
中国医药科技出版社 ·北京

内 容 提 要

《牙体解剖与雕刻技术》教材是根据高职高专口腔医学技术专业培养目标，结合专业岗位所需能力、知识和素质结构要求，为高职高专口腔医学技术专业学生的教学而设计的。本教材为浙江省"十一五"重点教材建设项目。

本教材共7章。理论部分主要对牙体解剖知识进行了较为全面的阐述，实践部分根据口腔医学及口腔医学技术专业工作岗位的需要，基于工作过程，将内容分为硬质材料牙体雕刻技术和可塑材料雕刻技术两大部分，详细阐述各种牙体雕刻技术的方法及步骤。

本书注重培养高职学生的综合职业能力，适合医药高职教育及专科、函授及自学高考等相同层次不同办学形式教学使用，也可作为医药行业培训和自学用书。

图书在版编目（CIP）数据

牙体解剖与雕刻技术/许复贞主编．—北京：中国医药科技出版社，2011.1（2025.6 重印）

ISBN 978-7-5067-4785-1

Ⅰ.①牙… Ⅱ.①许… Ⅲ.①牙体－人体解剖学－高等学校：技术学校－教材②口腔科学－工艺学－高等学校：技术学校－教材 Ⅳ.①R322.4②R783.2

中国版本图书馆 CIP 数据核字（2010）第 181103 号

美术编辑 陈君杞
版式设计 郭小平

出版 中国医药科技出版社
地址 北京市海淀区文慧园北路甲 22 号
邮编 100082
电话 发行：010－62227427 邮购：010－62236938
网址 www.cmstp.com
规格 787mm×1092mm ¹⁄₁₆
印张 16¼
字数 292 千字
版次 2011 年 1 月第 1 版
印次 2025 年 6 月第 15 次印刷
印刷 北京印刷集团有限责任公司
经销 全国各地新华书店
书号 ISBN 978-7-5067-4785-1
定价 **45.00 元**
本社图书如存在印装质量问题请与本社联系调换

编　委　会

主　编　许复贞

副主编　袁甬萍

编　者（以姓氏笔画为序）

王　勇（浙江大学附属口腔医院）

石　瑾（宁波天一职业技术学院）

许复贞（宁波天一职业技术学院）

李幼琴（宁波天一职业技术学院）

赵　军（日进齿科材料(昆山)有限公司）

胡飞琴（宁波天一职业技术学院）

金照明（宁波瑞雪齿科材料有限公司）

袁甬萍（宁波天一职业技术学院）

前　言

牙 体 解 剖 与 雕 刻 技 术

　　《牙体解剖与雕刻技术》教材是根据高职高专口腔医学技术专业培养目标，结合专业岗位所需能力、知识和素质结构要求，为高职高专口腔医学技术专业学生的教学而设计的。本教材为浙江省"十一五"重点教材。

　　本教材共7章。理论部分主要对牙体解剖知识进行了较为全面的阐述，实践部分根据口腔医学及口腔医学技术专业工作岗位的需要，基于工作过程，将内容分为硬质材料牙体雕刻技术和可塑材料雕刻技术两大部分，详细阐述各种牙体雕刻技术的方法及步骤，并应用了大量图片，以增加教学的直观性。

　　教材中参考和引用了一些与本专业相关的教材和资料，凝结了这些作者的辛勤劳动的结晶，在此谨向他们表示衷心感谢。

　　由于时间紧、任务重，本教材编写中尚有许多不足之处，敬请各位同仁批评指正，以期在改版时进一步改进提高。

许复贞

2010 年 6 月

目 录

第一章

牙体解剖概论

第一节 牙的演化

牙的演化是一个复杂的连续过程，包括上皮细胞的增殖和分化、牙胚的发生、牙体组织形成、牙的萌出和替换。

动物为了适应生活环境的不断变化及生存发展的需要，在长期演化过程中身体各部器官都发生了相应的改变。尤其是咀嚼器官，由于食物来源、种类和性质的改变，其形态结构和功能特性都会趋向与各种食性相适应，从而使动物的生存延续得到保证。因此，动物在低等向高等发展的过程中，由于生活条件和功能的需要，不同动物的牙，形态也各异。

鱼类的牙没有咀嚼作用，主要用于捕捉食物。其牙大多为向后弯曲的单锥体或三角片牙，呈单锥牙，一般来说全口牙的形态基本相同，故称同形牙（图1-1）。在每一牙之后有许多后备牙存在，当旧牙脱落以后，便由新牙补充，如此去旧更新，终生不止，故称之为多牙列。鱼类的牙数目很多，有的可达200个左右。此类牙无牙根，仅借纤维膜附着于颌骨的边缘，容易脱落，称为端生牙（图1-3）。牙生长的部位，除上下颌骨外，还分布于腭、舌、翼、犁等骨的表面，有时也分布于咽、腮、食管的表面。

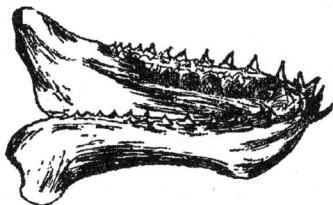

图 1-1　鲨鱼的三角片牙

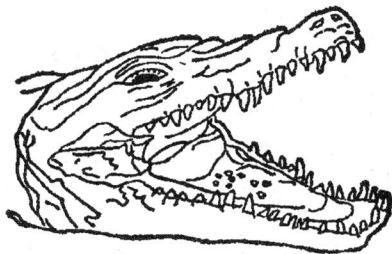

图 1-2　鳄鱼的单锥体牙

两栖类和爬行类动物的牙，亦大多为单锥牙、同形牙和多牙列（图1-2）。但牙的数量随着动物等级的提高而逐渐减少，牙附着于颌骨的方式大多为端生牙。一部分爬行类动物的牙不仅基部与颌骨相连，其一侧也附着于颌骨的边缘，称为侧生牙（图1-

3），此类牙虽无完善的牙根，但已较端生牙牢固。自爬行类以上等级的动物，牙的分布已逐渐集中于上下颌骨。

哺乳类动物的牙数目显著减少，牙列数目也从多牙列变为双牙列，即一生中只有两副牙列：乳牙列和恒牙列。乳牙脱落后被恒牙所替代，恒牙脱落后则不再有新牙长出。由于哺乳类是肉食、草食或杂食性的动物，为适应咀嚼食物的需要，全口牙的形态也发育各异，可以区分为切牙、尖牙、前磨牙及磨牙四类，故称为异形牙。因为牙的主要功能是咀嚼，需承担咬合力，故此类牙的牙根发达，并位于颌骨的牙槽内，附着较为牢固，称为槽生牙（图1-3）。

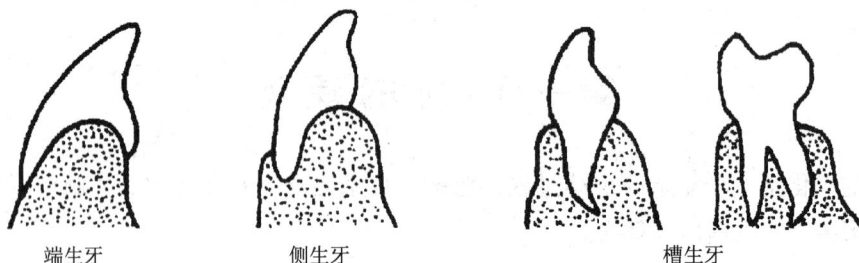

端生牙　　　　　　侧生牙　　　　　　　　　　　槽生牙

图1-3　牙附着于颌骨的方式

综上所述，牙在长期演化过程中，有下列几个方面的变化：①牙的数目从多到少；②牙的形态从单一的同形牙发展为不同形态的异形牙；③牙的分布，由广泛分布到局限于上、下颌骨内；④牙列从多牙列到双牙列；⑤牙的附着方法，由端生、侧生到槽生，牙根从无到有。

第二节　牙的组成、分类和功能

一、牙的组成

（一）外形观察

从外观上看，牙由牙冠、牙根及牙颈三部分组成（图1-4）。

1. **牙冠**（dental crown）　牙冠是指牙被牙釉质所覆盖的部分，也是牙发挥咀嚼功能的主要部分。正常情况下，牙冠大部分显露于口腔，邻近牙颈的一小部分被牙龈覆盖着。由于各种原因引起的牙龈萎缩或增生，造成暴露于口腔的牙冠部分不一，故可将牙冠分为解剖牙冠和临床牙冠。临床牙冠是指暴露于口腔内未被牙龈覆盖的牙体部分，牙冠与牙根以龈缘为界。解剖牙冠是指被牙釉质覆盖部分，牙冠与牙根以颈缘为界。正常健康的牙，尤其是青年人的牙冠，临床牙冠应小于解剖牙冠；老年人或患有牙周病的牙，因牙龈萎缩，临床牙冠常大于解剖牙冠。牙冠的外形随其功能而异，功能较弱而单纯的牙，牙冠形态比较简单，如切牙类；功能较强而复杂者形态也较复杂，如磨牙类。

2. **牙根**（root of tooth） 牙根是指牙被牙骨质所覆盖的部分，也是牙的支持部分。正常情况下，牙根整个包埋于牙槽骨中，不显露于口腔内。由于各种原因引起的牙龈萎缩，可造成牙根暴露于口腔，故也可分为解剖牙根和临床牙根。解剖牙根系牙骨质覆盖部分，牙根与牙冠以颈缘为界；临床牙根为牙体在口腔内不能见到的部分，牙根与牙冠以龈缘为界。一般所称牙根系指解剖牙根而言。牙根其形态与数目也随功能而异，功能较弱而单纯者多为单根，如切牙类；功能较强而复杂者，其根多分叉为两个以上，以增强牙在颌骨内的稳固性，如磨牙类。牙根的尖端称为根尖。每一根尖有小孔，称为根尖孔，它是牙髓的血管、神经及淋巴管出入牙的通道。多根牙的未分叉部分称为根干或根柱。

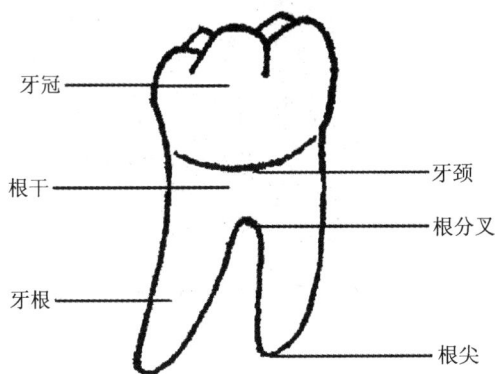

图 1-4 牙的组成

3. **牙颈**（dental cervix） 牙冠与牙根的交界处称为牙颈，因其呈一弧形曲线，又称牙颈线。正常情况下，在牙的唇、舌面牙颈线凸向根尖，而在牙的近、远中面牙颈线凸向切缘（牙合面），彼此互相均匀连续，如同波浪状。

（二）剖面观察

从牙的纵剖面观察，可见牙由牙釉质，牙骨质，牙本质及牙髓四部分组成（图1-5）。

1. **牙釉质**（enamel） 是位于牙冠表层呈白色半透明的钙化组织，其中含无机物约95%~97%，含有机物约1%，含水约2%~4%。无机物主要是磷酸钙及少量的碳酸钙、磷酸镁和氯化钙等微量元素。牙釉质是人体中最坚硬的一种组织。

2. **牙骨质**（cementum） 是位于牙颈、牙根表层的淡黄色的组织。其成分与骨组织相似，含无机物约40%~50%，有机物和水约50%~55%，有机成分主要为胶原蛋白和黏多糖的基质。牙骨质借牙周膜将牙体固定于牙槽窝内。牙颈部的牙骨质较薄，根尖部及根分叉处牙骨质较厚。当牙根表面受到损伤时，牙骨质具有修复功能可以新生。

3. **牙本质**（dentin） 是位于牙釉质及牙骨质内层的淡黄色硬组织，它构成了牙的主体部分，质地不如釉质坚硬，其中含无机物约70%，含有机物和水约30%。牙本质的内面有一空腔，称髓腔。在牙本质中有神经末梢，是痛觉感受器，受到刺激时有酸痛感。

4. **牙髓（dental pulp）**　是充满在髓腔中的疏松结缔组织，其四周为坚硬钙化的牙本质所包围。牙髓内含血管、神经、淋巴管、成纤维细胞和成牙本质细胞，主要功能为营养牙体组织，对牙起新陈代谢作用，并形成继发性牙本质。正常牙髓的颜色为粉红色。牙髓为无髓鞘纤维，对外界刺激异常敏感，稍受刺激即可引起剧烈疼痛，且无定位能力。供应牙髓组织的血管由狭窄的根尖孔进出，牙髓组织发生炎症，髓腔内压力增高，容易造成血循环障碍，牙髓组织坏死。

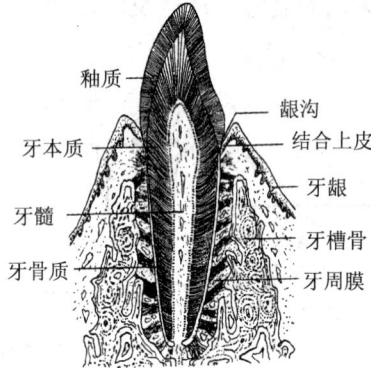

图 1-5　牙的纵剖面观

二、牙的分类

牙的分类有两种方法：一种是根据牙的形态和功能来分类；另一种是根据牙在口腔内存在的时间暂久来分类。

（一）按形态及功能分类

牙的形态和功能是相互适应的，按此可分为以下四类：

1. **切牙（incisor）**　位于口腔前部，上、下、左、右共 8 颗，邻面观颈部厚而切缘薄，牙冠呈楔形。其主要功能为切割食物，一般不需要用强大的咬合力，故牙冠的形态较简单，牙根均为单根。

2. **尖牙（canine）**　又称犬齿。位于口角处，上、下、左、右共 4 颗，牙冠仍为楔形，其特点是切缘上有一个突出的牙尖，以穿刺和撕裂食物。牙根为单根，且长而粗大，有较强的支持力，以适应其功能的需要。

3. **前磨牙（premolars）**　又称为双尖牙。位于尖牙之后，磨牙之前，上、下、左、右共 8 颗，牙冠呈立方形，有一个与对颌牙接触的咬合面，其上一般有两个牙尖。前磨牙有协助尖牙撕裂食物及协助磨牙捣碎食物的作用，其牙根为扁根，单根多见，亦有根分叉者。

4. **磨牙（molars）**　位于前磨牙之后，上、下、左、右共 12 颗。牙冠大，有一宽大的咬合面，其上有 4~5 个牙尖，结构比较复杂，其作用主要为磨细食物。一般上颌磨牙有三个根，下颌磨牙为双根，在磨细食物过程中以利于增加牙的稳固性。

切牙和尖牙位于口腔前部，两侧口角之间，故可称为前牙；前磨牙和磨牙位于口角之后，故称为后牙。

（二）按存在的暂久分类

根据牙在口腔内存在时间的暂久，可将牙分为乳牙和恒牙两类。

1. **乳牙（deciduous teeth）** 婴儿出生 6 个月左右，乳牙开始萌出，至 2 岁半左右，20 个乳牙陆续萌出。自 2 岁半至 6 岁左右，口腔内只有乳牙，这段时间称为乳牙牙合时期。自 6 岁左右至 13 岁，乳牙逐渐脱落而被恒牙所替代。在此时期口腔内既有乳牙又有恒牙，称为替牙牙合时期或混合牙列期。乳牙在口腔内存在的时间，最短者为 5 ~ 6 年，最长者可达 10 年左右。

乳牙是儿童的主要咀嚼器官，对消化和吸收营养物质，刺激颌骨正常发育及引导恒牙的正常萌出都极为重要。如在此期间受外伤、放疗、化疗和药物等因素的影响，可引起牙的生长发育障碍，并影响乳恒牙的正常替换，故应注意保护乳牙的健康。

乳牙可分为三类：乳切牙、乳尖牙、乳磨牙。

乳牙牙式为：

$$I\frac{2}{2}C\frac{1}{1}M\frac{2}{2}\times 2=20 \qquad (1-1)$$

式中，I——乳切牙；C——乳尖牙；M——乳磨牙。

此式说明口腔内共有乳牙 20 颗，每侧各 10 颗。

2. **恒牙（permanent teeth）** 恒牙是继乳牙脱落后的第二副牙列，如无疾患或意外损伤，一般不脱落，脱落后也再无牙替代。恒牙自 6 岁左右开始萌出，12 ~ 13 岁以后，乳牙全部被恒牙所替换，故称为恒牙牙合时期。

恒牙可分为切牙、尖牙、前磨牙、磨牙四类。

恒牙的牙式为：

$$I\frac{2}{2}C\frac{1}{1}P\frac{2}{2}M\frac{3}{3}\times 2=32 \qquad (1-2)$$

式中，I——切牙；C——尖牙；P——前磨牙；M——磨牙。

此式说明口腔内共有恒牙 32 颗，每侧各 16 颗。

三、牙的功能

1. **咀嚼** 食物进入口腔后，经过咀嚼运动，牙将食物切割、撕碎、捣烂和磨细，并与唾液混合，使之成为食团，以利于吞咽和消化。咀嚼时咀嚼力通过牙根传至颌骨，可刺激颌骨的正常发育，咀嚼功能的生理性刺激，还可增进牙周组织的健康。

2. **发音和语言** 牙、唇和舌均参与发音和言语，而三者之间的位置关系，对发音的准确性与言语的清晰程度有重要的影响。若前牙的位置异常，将直接影响发音的准确程度，如切牙缺失，则唇齿音发音困难。

3. 保持面部的正常形态　由于牙及牙槽骨对面部软组织的支持，并有正常的牙弓及咬合关系的配合，而使唇颊部丰满，面部表情自然，形态正常。若缺牙较多，则唇颊部因失去牙的支持而塌陷，使面部显得衰老。牙弓及咬合关系异常者，面形也会受到影响。

第三节　牙的萌出

牙的发育过程包括发生（development）、钙化（calcification）及萌出（eruption）三个阶段（图1-6）。牙胚是由来自外胚叶的造釉器和来自中胚叶的乳头状结缔组织形成牙滤泡，它们包埋于颌骨内，随着颌骨的生长发育，牙胚也发育钙化，逐渐穿破牙囊，突破牙龈而显露于口腔。牙冠破龈而出的现象称为出龈，从牙冠出龈至达到咬合接触的全过程称为萌出。

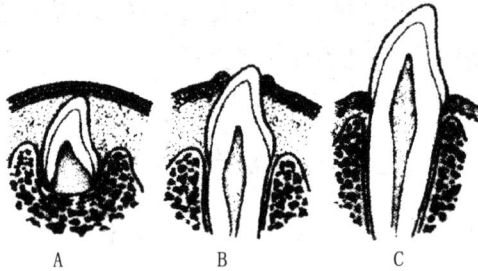

图1-6　牙的萌出
A. 牙发生；B. 牙钙化；C. 牙出龈；

一、乳牙的萌出

乳牙牙胚在胚胎2个月时即已发生，5~6个月时开始矿化。婴儿出生时颌骨内已有20个钙化乳牙牙胚。乳牙萌出时间是在出生后6个月，约两岁半全部萌出。乳牙萌出的顺序依次为Ⅰ（乳中切牙）、Ⅱ（乳侧切牙）、Ⅳ（第一乳磨牙）、Ⅲ（乳尖牙）、Ⅴ（第二乳磨牙）。

各乳牙萌出的平均年龄见表1-1。

表1-1　乳牙萌出的平均年龄表（以月为单位）

	Ⅰ	Ⅱ	Ⅲ	Ⅳ	Ⅴ
上颌牙	8	9	18	14	28
下颌牙	6	7	16	12	22

乳牙在萌出过程中受多种因素的影响，如牙胚发育状况、颌骨牙槽骨的生长情况、口周围肌的活动作用及全身内分泌因素的影响等，可使乳牙在萌出时间上和萌出顺序上有所差异。由于从乳牙萌出至恒牙替换尚有一段较长的时间，因此不会造成不良影响。

二、恒牙的萌出

恒牙中发育最早的是第一磨牙，牙胚在胚胎 4 个月时即发生，切牙及尖牙的牙胚，在胚胎 5~6 个月时发生，前磨牙的牙胚，在胚胎 10 个月时发生。婴儿出生时第一恒磨牙牙胚已矿化，出生后 3~4 个月时切牙牙胚矿化，16~18 个月时第一前磨牙牙胚矿化，20~24 个月时第二前磨牙牙胚钙化。在 5 岁以前，尖牙及第二磨牙牙胚均已矿化，并且发生第三磨牙牙胚。6 岁左右，第一恒磨牙在第二乳磨牙的远中萌出，是最先萌出的恒牙，不替换任何乳牙。自 6~7 岁至 12~13 岁，乳牙逐渐被恒牙所替换，恒牙开始萌出，此时口腔内既有乳牙又有恒牙，称为混合牙列期或替牙牙合时期。恒牙萌出的顺序：上颌依次为 6、1、2、4、（3、5）、7、8；下颌依次为（6、1）、2、3、4、（5、7）、8；其中括号表示可同时萌出。第三磨牙约在 20 岁左右萌出，故又名智齿，近代人第三磨牙有退化趋势，因埋伏、阻生，使萌出受限，甚至有人先天缺失，因此口腔内常见恒牙数目可在 28~32 颗之间。

各恒牙萌出的平均年龄见表 1-2。

表 1-2　恒牙萌出的平均年龄表（以岁为单位）

	1	2	3	4	5	6	7	8
上颌牙	8	9	12	10	12	6	12	18 以后
下颌牙	6	7	9	10	12	6	12	18 以后

三、乳恒牙的替换

儿童在 6 岁以前，口腔内只有乳牙，这段时期称为乳牙牙合时期，此时期正是儿童全身和颌面部生长发育的重要阶段，随着儿童年龄的增长，上下颌骨和咀嚼肌的生长发育，乳牙的数量、大小和牙周组织的支持力等，都不能适应儿童的生长发育，乳牙从 6 岁左右，陆续发生生理性脱落，到 13~14 岁全部被恒牙代替。乳牙存在的时间虽然短暂，但是，乳牙是儿童重要的咀嚼器官，对消化和吸收营养物质，刺激上下颌骨的正常生长发育及引导恒牙的正常萌出有重要的作用，并且能为恒牙整齐地排列在牙弓上提供足够的空间。所以，乳牙（特别是乳尖牙和乳磨牙）过早脱落，均可引起恒牙位置的异常，造成咬合错乱。

恒前牙牙胚是在相应乳牙牙胚的舌侧，乳牙根面吸收的部位，取决于恒牙胚的位置。随着恒牙胚的萌出，牙胚移动到乳前牙根的舌侧，在近根尖 1/3 的地方，所有乳牙根的吸收是从这一部位开始。然后恒牙胚向牙合面和口腔前庭方向移动，并在咬合方向和前庭方向对乳牙根进行吸收，这样恒前牙恰好在乳牙的位置上萌出。如果恒牙胚的双向移动（牙合向与前庭向）不充分，乳牙根不能被完全吸收，这时恒牙可在乳牙的舌侧萌出，而出现双层牙现象。这种情况在下颌切牙区多见，不要将刚萌出的恒牙误认为是额外牙而拔除。应尽早地去除滞留的乳牙，有助于在舌侧萌出的恒牙调整到正确的位置上。

恒前磨牙的牙胚位于乳磨牙根分叉之间，所以乳磨牙的牙根吸收是从根分叉处开始。首先根间骨隔被吸收，然后乳磨牙的根面吸收，同时牙槽突继续生长，以容纳伸长的恒牙牙根。乳磨牙向殆面方向移动，使恒前磨牙的牙胚位于乳磨牙的根尖部。恒前磨牙的牙胚继续生长，乳磨牙的牙根完全被吸收，恒前磨牙进入乳磨牙的位置。

切牙、尖牙及前磨牙共20颗，这些牙替换20颗乳牙而萌出，故可称为继承牙，磨牙共12颗，不替换任何乳牙而萌出，又可称之为增生牙。

乳恒牙的替换关系如下：

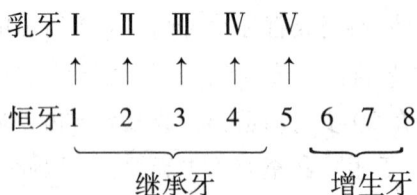

乳牙 Ⅰ　Ⅱ　Ⅲ　Ⅳ　Ⅴ
　　　↑　↑　↑　↑　↑
恒牙 1　2　3　4　5　6　7　8
　　　└────┘　└──┘
　　　　继承牙　　　增生牙

第四节　牙位记录

在临床工作中，为了记录或表述牙的全称，而将各个牙采用一定的格式、数字，并结合文字记录下来，称为牙位记录。

一、牙列分区

上下颌牙按一定顺序紧密地排列在牙槽骨上，形成一个弓形整体，即为牙列或称为牙弓。为了简明地记录牙的名称和部位，常以"+"符号将上下牙列分为四个区。符号中的水平线用以区分上下颌；垂直线表示中线，用以区分左右。

　⌐代表患者的右上颌区，称A区；⌐代表患者的左上颌区，称B区；⌐代表患者的右下颌区，称C区；⌐代表患者的左下颌区，称D区。因此，上下颌区分为四个区：

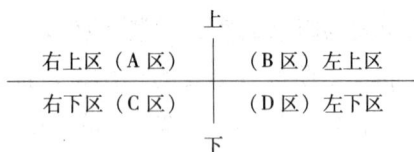

	上	
右上区（A区）		（B区）左上区
右下区（C区）		（D区）左下区
	下	

二、牙位记录

（一）部位记录法

将牙列按上述方法分为四区，乳牙用罗马数字Ⅰ、Ⅱ、Ⅲ、Ⅳ、Ⅴ表示；恒牙用阿拉伯数字1、2、3、4、5、6、7、8表示。靠近中线数字愈小，远离中线数字愈大。

1. 乳牙牙位记录法

用罗马数字表示：

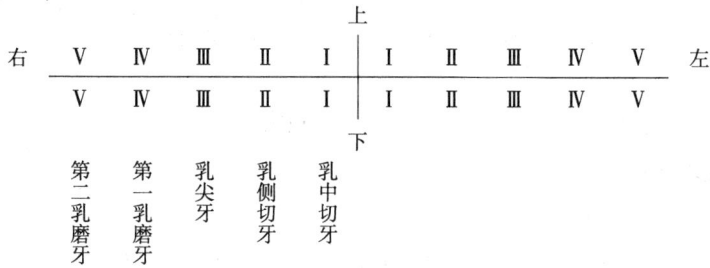

| | 右 | V | Ⅳ | Ⅲ | Ⅱ | Ⅰ | | Ⅰ | Ⅱ | Ⅲ | Ⅳ | V | 左 |

上

右	V	Ⅳ	Ⅲ	Ⅱ	Ⅰ	Ⅰ	Ⅱ	Ⅲ	Ⅳ	V	左
	V	Ⅳ	Ⅲ	Ⅱ	Ⅰ	Ⅰ	Ⅱ	Ⅲ	Ⅳ	V	

下

第二乳磨牙　第一乳磨牙　乳尖牙　乳侧切牙　乳中切牙

例如：右上第二乳磨牙可表示为 V|，左下乳侧切牙可表示为 |Ⅱ。

2. 恒牙牙位记录法

用阿拉伯数字表示：

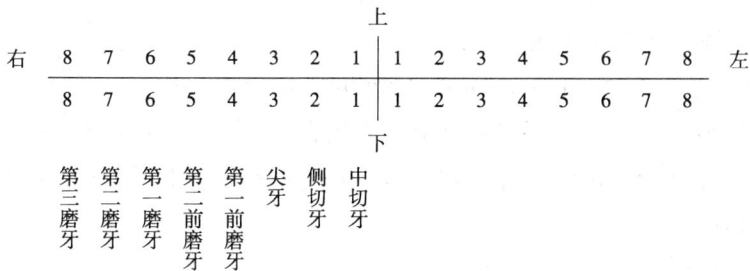

上

右	8	7	6	5	4	3	2	1	1	2	3	4	5	6	7	8	左
	8	7	6	5	4	3	2	1	1	2	3	4	5	6	7	8	

下

第三磨牙　第二磨牙　第一磨牙　第二前磨牙　第一前磨牙　尖牙　侧切牙　中切牙

例如：右下尖牙可表示 3|，左上第二磨牙可表示 |7。

（二）palmer 记录系统

乳牙用英语字母表示：

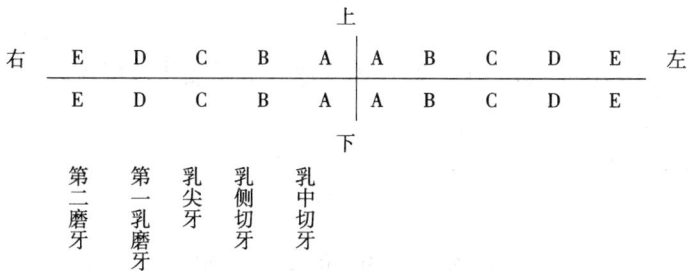

上

右	E	D	C	B	A	A	B	C	D	E	左
	E	D	C	B	A	A	B	C	D	E	

下

第二磨牙　第一乳磨牙　乳尖牙　乳侧切牙　乳中切牙

例如：左下第二乳磨牙可表示为 E。

（三）通用编号系统

每一恒牙有其自己的编号，恒牙采用阿拉伯数字从 1～32 记录；上颌牙依次由右向左编号，由右上颌第三磨牙起定为 #1，右上颌中切牙定为 #8，左上颌第三磨牙定为 #16。下颌由左向右编号，左下颌第三磨牙定为 #17，左下中切牙定为 #24，右下中切牙定为 #25，右下第三磨牙定为 #32。乳牙采用英文字母 A～T 记录。依牙列中牙的位置书写如下：

1. 恒牙临床牙位

右	1	2	3	4	5	6	7	8	上	9	10	11	12	13	14	15	16	左
	32	31	30	29	28	27	26	25	下	24	23	22	21	20	19	18	17	

例如：#6 表示右上颌尖牙，#22 表示左下颌尖牙。

2. 乳牙临床牙位

右	A	B	C	D	E	上	F	G	H	I	J	左
	T	S	R	Q	P	下	O	N	M	L	K	

例如：B 表示右上第一乳磨牙，N 表示左下乳侧切牙。

（四）国际牙科联合会系统（FDl）

国际牙科联合会系统（federation dentaire internationale system），用两位数来表示牙位，其十位数表示区位，用1代表右上区，2代表左上区，3代表左下区，4代表右下区。5代表乳牙右上区，6代表乳牙左上区，7代表乳牙左下区，8代表乳牙右下区；个位数代表牙序。

1. 恒牙编号如下

右	18	17	16	15	14	13	12	11	上	21	22	23	24	25	26	27	28	左
	48	47	46	45	44	43	42	41	下	31	32	33	34	35	36	37	38	

每个牙的编号均为两位数，个位数代表牙序，十位数代表区位，如#17 为右上颌第二磨牙。

2. 乳牙编号如下

右	55	54	53	52	51	上	61	62	63	64	65	左
	85	84	83	82	81	下	71	72	73	74	75	

例如：#74 为左下第一乳磨牙。

第五节　牙体解剖应用名称与解剖标志

一、牙体解剖应用名称

1. **中线**（median line）　是将颅面部左右两等分的一条假想垂直线，该线与人体正中矢状面一致。正常情况下，中线通过两眼之间中心点、鼻尖、上下颌的两中切牙之间。中线将牙弓分成左右对称的两部分（图1-7）。

2. **牙体长轴**（dental long axis）　通过牙体中心的一条假想轴。为经过牙冠和牙根中心的一条假想的直线（图1-8）。

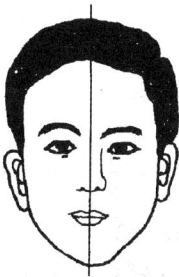

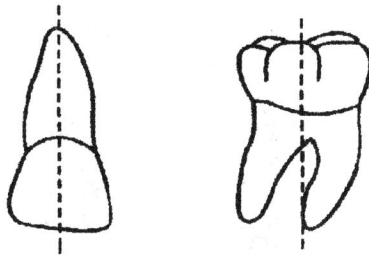

图1-7　中线　　　　　　　　　　图1-8　牙体长轴

3. **接触区**（contact area）　相邻的两个牙牙冠邻面相互接触的部位，亦称邻接处、接触面或接触点（图1-9）。

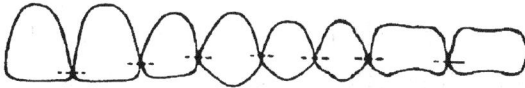

图1-9　牙邻面接触区的部位

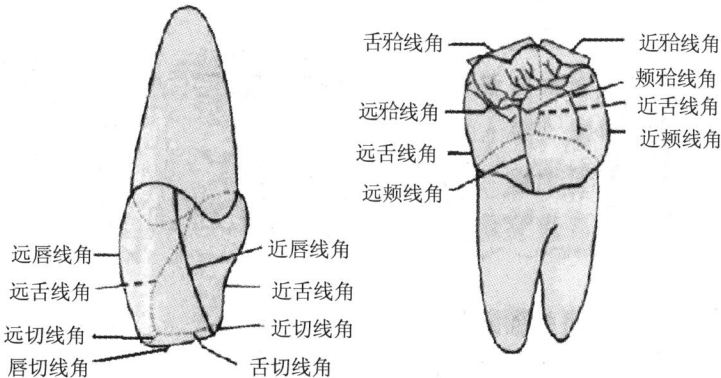

图1-10　线角

4. **线角**（line angle）**与点角**（point angle）　牙冠的两面相交成线角，如近中面与唇面相交称为近中唇线角；后牙的远中面与舌面的交角称远舌线角。两轴面相交于

11

一线的角称轴面角（图1-10）。牙冠的三面相交成点角，如磨牙的近颊殆点角是由磨牙的近中面、颊面和殆面相交面成的；前牙的近唇切点角是由前牙的近中面、唇面与切嵴相交形成（图1-11）。

　　5. 外形高点（height of contour）　牙体各轴面上最突出的部分称为外形高点。所有外形高点的连线称外形高点连线（图1-12）。

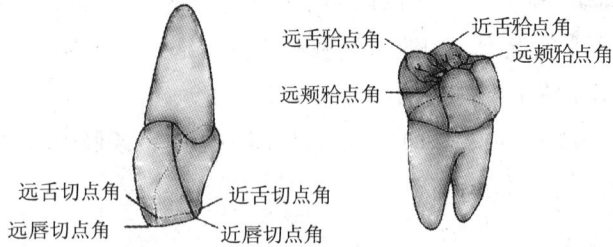

图1-11　点角

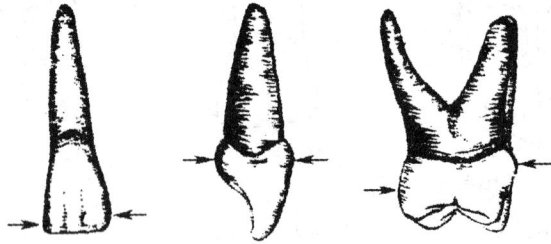

图1-12　外形高点

　　6. 牙体三等分　为了明确牙各面上一个部位所在的区域，可将牙各面分为三等分。如牙冠唇（颊）面及舌面，可分为切（殆）1/3、中1/3、颈1/3与近中1/3、中1/3、远中1/3；牙冠的邻面可分为唇（颊）1/3、中1/3、舌1/3；牙根则分为根颈1/3、根中1/3、根尖1/3（图1-13）。

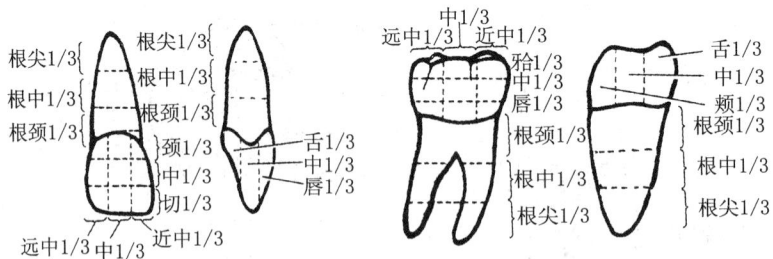

图1-13　牙体三等分

二、牙冠各面的命名

　　每个牙表面都有与牙长轴一致的四个面（称轴面），分别是唇（颊）面、舌（腭）面，近中面和远中面；与牙长轴垂直的一个殆面或切缘，牙冠各面的命名（图1-14）。

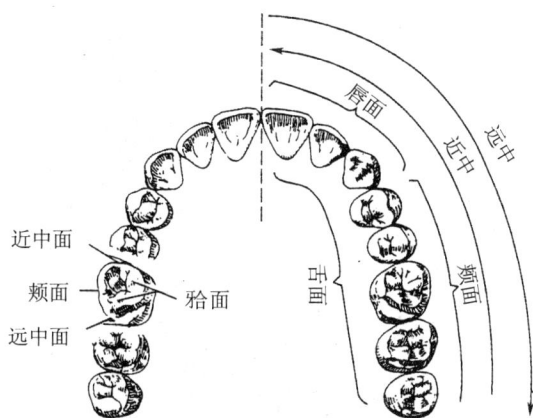

图 1 - 14 牙冠各面的命名

1. **唇面**（labial surface） 前牙牙冠接近唇黏膜的一面。

2. **颊面**（buccal surface） 后牙牙冠接近颊黏膜的一面。

3. **舌面**（lingual surface）**及腭面**（palatal surface） 前牙和后牙的牙冠接近舌的一面；上颌牙的舌面因接近腭部又称为腭面。

4. **近中面**（mesial surface） 牙冠的两个邻面中，接近中线的一面称为近中面。

5. **远中面**（distal surface） 牙冠的两个邻面中，远离中线的一面称为远中面。

6. **邻面**（proximal surface） 与牙相邻接的两个近中面与远中面称为邻面。

7. **𬌗面**（occlusal surface）**与切嵴**（incisal ridge） 上下颌后牙相对而发生咀嚼作用的一面称为𬌗面；前牙无𬌗面，上下颌前牙咬合时发生对刃接触的部分称为切嵴。

三、牙冠的表面标志

（一）突起部分

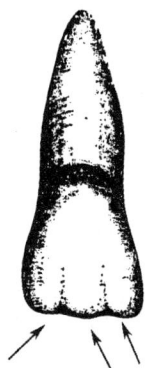

图 1 - 15 上颌中切牙切端结节

1. **牙尖**（dental cusp） 为近似锥体的显著隆起，位于尖牙切端、后牙的咬合面上。不同牙的牙尖数目有区别，一般情况下尖牙有一个牙尖；前磨牙有两个牙尖；磨牙有四至五个牙尖。牙尖的命名依牙尖所分布的位置而定，可分为颊尖、舌尖，近中、远中、远颊尖等。

2. **结节**（mamelon） 为牙冠某一部分牙釉质过分钙化所形成的小突起。例如，初萌出的切牙切缘上有三个未经磨耗的结节，称为切端结节，随着牙的磨耗逐渐消失（图 1 - 15）。

3. **舌面隆突**（cingulum） 为切牙及尖牙舌面颈 1/3 处的半月形釉质突起，亦是该牙在舌面的外形高点处（图 1 - 16）。

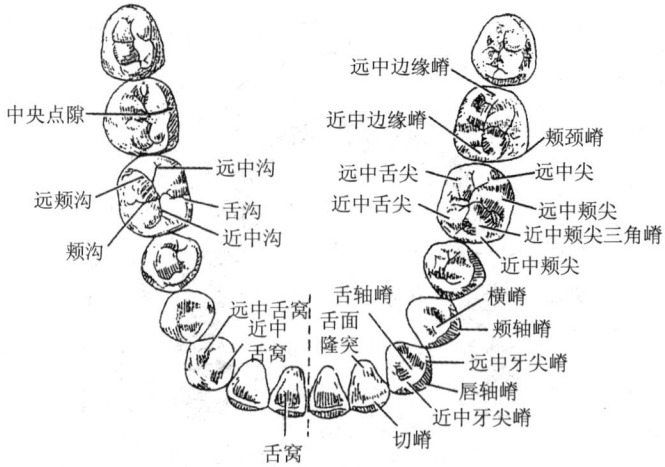

图 1-16　牙冠各面解剖标志

4. 嵴（ridge）　为牙冠上牙釉质的长线状隆起。根据嵴的位置、形状和方向的不同，可以分为如下类型，具体见图 1-17，图 1-18。

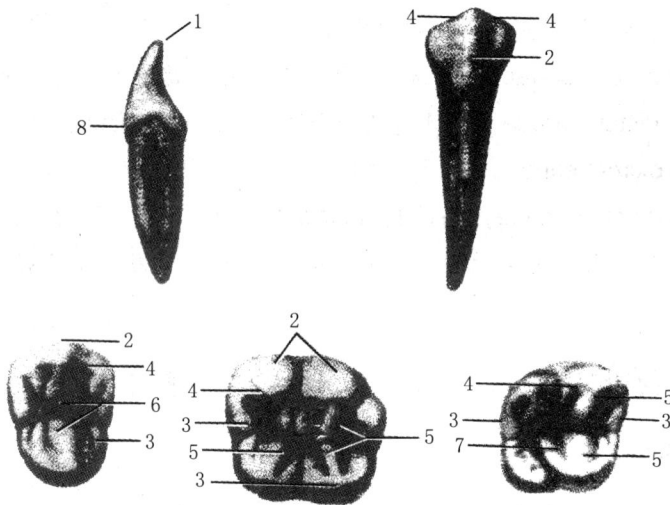

1. 切嵴；2. 轴嵴；3. 边缘嵴；4. 牙尖嵴；5. 三角嵴；6. 横嵴；7. 斜嵴；8. 颈嵴

图 1-17　嵴的分类

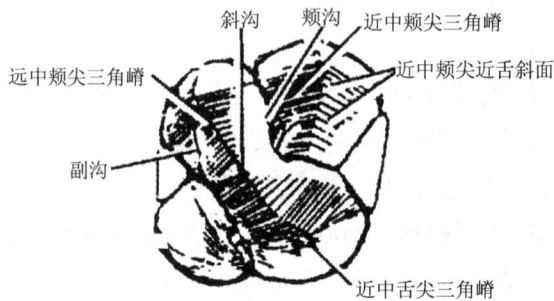

图 1-18　上颌第一恒磨牙的𬌗面

（1）颈嵴（cervical ridge）位于前牙唇面和后牙颊面的颈 1/3 处细长突起，呈弧形，称颈嵴。前者为唇颈嵴，后者为颊颈嵴。

（2）轴嵴（axial ridge）在牙体的轴面上，从牙尖顶端伸向颈部的纵形隆起。位于尖牙唇面者称为唇轴嵴；位于后牙颊面者称为颊轴嵴；位于舌面者称为舌轴嵴。

（3）边缘嵴（marginal ridge）位于前牙的舌面近中，远中边缘处和后牙的𬌗面与轴面相交处的细长形隆起，称边缘嵴。

（4）牙尖嵴（cusp ridge）从牙尖顶端分别斜向近、远中的嵴，称为牙尖嵴。尖牙的近、远中牙尖嵴构成切嵴；后牙颊尖和舌尖的牙尖嵴可分别构成颊𬌗边缘嵴和舌𬌗边缘嵴。

（5）三角嵴（triangular ridge）从后牙牙尖顶端斜向𬌗面中央的嵴，称为三角嵴。每个三角嵴均由近中和远中两个斜面组成。

（6）横嵴（transverse ridge）相对牙尖的两条三角嵴相连，且横过𬌗面，称为横嵴。主要见于下颌第一前磨牙的𬌗面。

（7）斜嵴（oblique ridge）𬌗面上斜行相对的两牙尖的三角嵴相连，称为斜嵴。斜嵴是上颌第一、第二磨牙的解剖特征。

（二）凹陷部分

1. 窝（fossa） 为不规则凹陷，位于前牙的舌面，后牙的咬合面不规则凹陷。例如：舌面窝、中央窝、𬌗面窝等（图 1-19）。

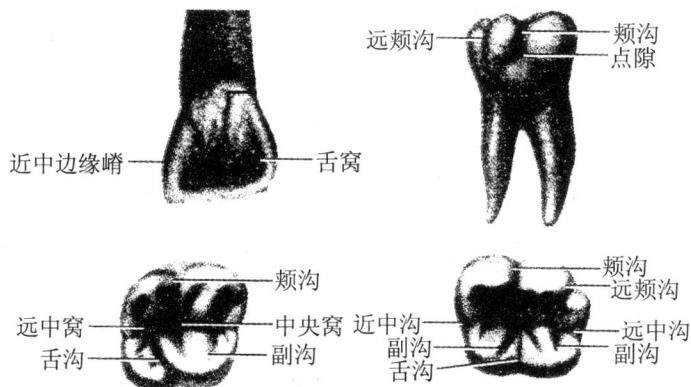

图 1-19　牙冠表面凹陷

2. 沟（groove） 为牙冠表面的细长凹陷部分。位于牙冠的轴面及𬌗面，介于牙尖和嵴之间或窝的底部，似山间的溪流。

（1）发育沟（developmental groove）为牙生长发育时两个生长叶相连所形成的明显而有规则的浅沟。

（2）副沟（supplemental groove）除发育沟以外任何形态不规则沟，都称为副沟。

（3）裂（fissure）钙化不全的沟称为裂，为龋齿的好发部位。

3. 点隙（pit） 为 3 条或 3 条以上的发育沟相交所形成的点状凹陷，称点隙。此处釉质未完全连接，亦为龋病的好发部位。

（三）斜面（inclined surface）

组成牙尖的各面，称为斜面。两个斜面相交成嵴，四个斜面相交则组成牙尖的顶，各斜面依其在牙尖的位置而命名。如上颌尖牙唇面有近中唇斜面、远中唇斜面、舌面有近中舌斜面、远中舌斜面。

（四）生长叶（lobe）

牙发育的钙化中心称为生长叶，其交界处为发育沟。多数牙是由 4 个生长叶发育而成，部分牙是由 5 个生长叶发育而成（图 1-20）。

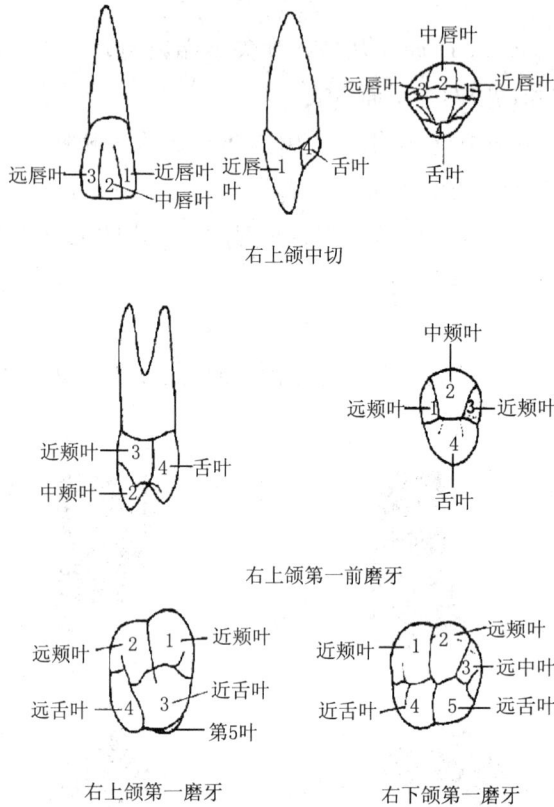

右上颌中切

右上颌第一前磨牙

右上颌第一磨牙　　右下颌第一磨牙

图 1-20　生长叶

第六节　髓腔解剖

一、髓腔的解剖标志

位于牙体中部的一个与牙体外形相似但又显著缩小的空腔，称为髓腔。髓腔的周围为牙本质包围，腔内充满牙髓组织。髓腔朝向根颈及牙冠的一端扩大成室称为髓室；朝向牙根的一端缩小成管称为根管，又名髓管。根管末端开口处，称为根尖孔，此孔为牙髓至牙周间隙的通道（图 1-21）。

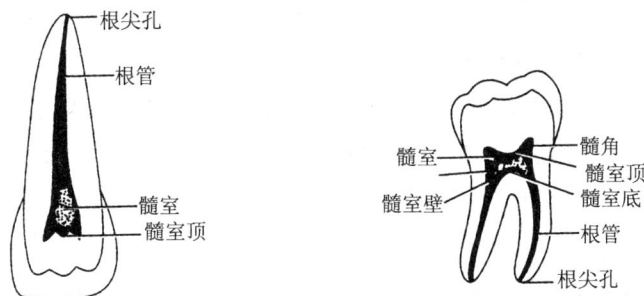

图 1-21 髓腔各部的名称

1. **髓室（pulp chamber）** 位于牙冠及牙根的颈部，比较宽大，其形状与牙冠的外形相似。前牙髓室与根管无明显界限，后牙髓室呈立方形。每个牙内只有 1 个髓室，髓室由 6 个面组成，分髓室顶、髓室底及 4 个侧髓壁：髓室朝𬌗面或切嵴者称髓室顶，髓室向牙尖方向突入呈角状部分称为髓角，其形状、位置与牙尖的高度相似，髓角与𬌗面的距离因年龄而异，乳牙与年轻恒牙髓室大，髓角至𬌗面的距离近，老年人由于继发性牙本质形成，髓腔内径变小，髓角变低，𬌗面至髓角的距离变大；与髓室顶相对应朝向牙根的一面称为髓室底；髓室顶底之间的距离称为髓室高度；髓室还有 4 个与牙冠轴面相对应的髓腔牙本质壁分别称为唇（颊）侧髓壁、舌侧髓壁、近中髓壁和远中髓壁。髓室和根管交界的部分称为根管口，外形呈漏斗状。后牙的根管口明显可见，前牙因髓室和根管无明显界限，故根管口不显著。

2. **根管（root canal）** 髓腔位于牙根内的细长部分称为根管。每一个牙根内部都有根管，根管的数目与牙根数目常不一致，较圆的牙根一般多为一个根管，较宽扁的牙根常有 2 个根管，偶见 3 个根管。

3. **根尖孔（apical foramen）** 根管在牙根表面的开口称为根尖孔，髓腔内含血管、神经、淋巴管等，是与牙周联系的通道。根尖孔位于根尖较多约 57% 左右，位于旁侧较少约 43% 左右；位于旁侧者，以舌侧最多；其余依次为远中、近中、唇颊侧。根管最狭窄处不在根尖孔，而是距根尖孔约 1 mm处。

二、根管系统

根管系统（root canal system）是髓腔除髓室以外的管道部分，由根管、管间吻合、根管侧支、根尖分歧、根尖分叉及副根管共同构成（图 1-22）。

1. **根管** 任何一个牙的牙冠及牙根颈部内仅有 1 个髓室，而每个牙根内却不一定只有一个根管。牙根内根管的数目可有以下几种情况：

（1）单管型 从髓室伸延至根尖孔为单一根管，一个根尖孔，此型分布最广。其中上颌中切牙、上颌尖牙、上颌第一磨牙的舌（腭）根和上颌第二磨牙的舌根和远中颊根属于纯单管型。

（2）双管型 从髓室至根尖为两个分开的根管，由两个根尖孔或合并成一个根尖孔通牙体外。除上述纯单管型外，其余各牙根均可为双管型，其中以上颌第一前磨牙、上颌第一磨牙的近中颊根和下颌第一磨牙的近中根较多见。

（3）单双管型　由一个根管分成两个根管或两个根管合并成一个根管，可再分而复合，合而复分，根尖孔可以为一个或两个。单双管混合型可见于上、下颌第一、二前磨牙和上颌第一、二磨牙的近中颊根及下颌第一磨牙的近远中根和下颌第二磨牙的近中根。

（4）三管型　一个牙根内形成 3 个根管，可有 1~3 个根尖孔，该类罕见于上颌第一磨牙的近中颊根或下颌第一磨牙的近远中根（图 1-22）。

2. 管间吻合　管间吻合又称管间侧支或管间交通支，为相邻根管间的交通支呈网状，多见于双根管型，多位于根中 1/3（图 1-23）。

3. 根管侧支　根管侧支又称为侧支根管，为发自根管的细小分支，常与根管呈垂直角度，贯穿牙本质和牙骨质，通向牙周膜。其开口处称为侧孔，根管侧支多位于根尖 1/3（图 1-23）。

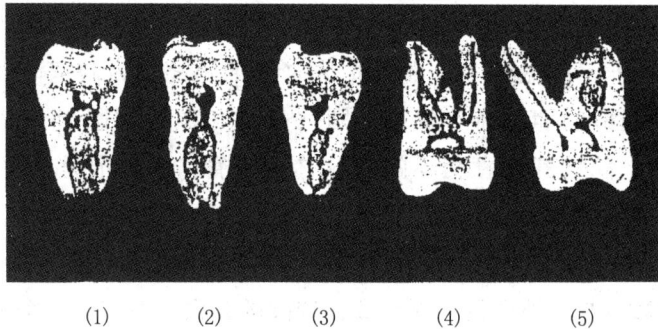

(1)　　　(2)　　　(3)　　　(4)　　　(5)

图 1-22　根管

(1) 单根管；(2)、(3) 双根管；(4)、(5) 单双管混合型；(6) 三根管型

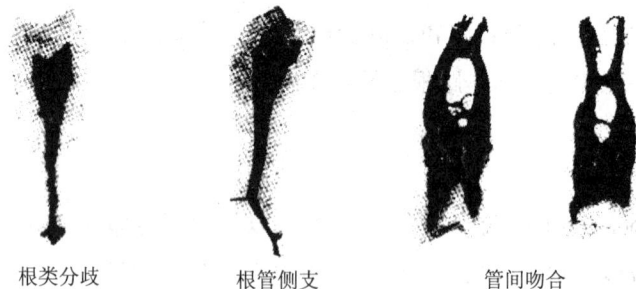

根类分歧　　　　根管侧支　　　　管间吻合

图 1-23　根管系统

4. 根尖分歧　根尖分歧为根管在根尖部发出的细小分支，此时主根管仍存在。根尖分歧较多见于前磨牙和磨牙（图 1-23）。

5. 根尖分叉　根尖分叉为根管在根尖部分散成 2 个或 2 个以上的细小分支，有时可多达 9 支，此时主根管不复存在。

6. 副根管 副根管为髓室底至根分叉处的管道，其开口称副孔，多见于磨牙。

根管系统上述的 6 种管道，除根管是每个牙均恒定存在外，其余各部分变化较大，如有些牙仅有根管，而无根管系统的其他部分；有的牙具有根管和根管侧支；有的牙具有根管和管间吻合或根尖分叉，有的牙既有根管和管间吻合又有根管侧支和根尖分歧，但是尚未见在一个牙内具有全部根管系统者。因此，根管系统是指全口牙而言。

第七节 牙齿的生理

一、牙齿的理化性质

（一）牙齿的化学性质

成熟釉质无机物占重量的 96% ~97%，其余的为有机物和水。按体积计，其无机物占总体积的 86%，有机物占 2%，水占 12%。

组成釉质的无机化合物和微量元素主要是含钙（Ca^{2+}）、磷（P^{3-}）离子的磷灰石晶体和少量的其他磷酸盐晶体等。釉质外层和内层的无机物含量也是不同的，因此外层尤为坚硬。

牙冠表面各个部位釉质的厚度是不同的，切牙的切缘处釉质厚约 2mm，磨牙的牙尖处厚约 2.5mm，釉质自切缘或牙尖处至牙颈部逐渐变薄，颈部呈刀刃状。

成熟牙本质无机物占重量的 70%，有机物为 20%，水为 10%。如按体积计算，无机物、有机物和水分的含量约为 50%、30%、20%。牙本质中的有机物主要是胶原纤维和黏多糖的基层（表 1-3）。牙本质无机物的主要结构也是羟磷灰石，但其结晶较釉质者为小。牙本质的有机成分、矿物质含量及硬度在不同部位也不尽相同。

表 1-3 牙本质中的有机物含量

有机物	含有量
胶原纤维	17% ~18%
溶解性蛋白质	0.56% ~0.93%
枸橼酸盐	0.8% ~0.9%
粘多糖	0.2~0.6
脂质	0.2~0.4
总计	20.2%

牙齿中的无机成分在酸性环境下发生脱钙现象。如将牙齿浸入强酸中数小时，其所含的无机盐可被逐渐溶解。

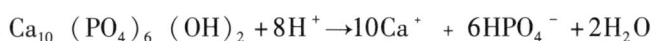

$$Ca_{10}(PO_4)_6(OH)_2 + 8H^+ \rightarrow 10Ca^+ + 6HPO_4^- + 2H_2O$$

氟元素在牙齿中含量以釉质表面为最多，而牙本质中较少，但在牙本质和髓腔交界处又逐渐增多。在牙齿萌出之前，釉质即受到饮水中含氟量的影响。胎儿、婴儿和儿童期间，如饮水中含氟量较高，均容易在釉质的表面出现氟斑。

（二）牙齿的物理性质

全口恒牙的重量约为 38 克。

1. 色泽 釉质外观呈白色半透明状。其颜色与釉质的厚度和矿化程度有关，矿化程度越高，釉质越透明，其深部牙本质的黄色越容易透过而呈淡黄色；矿化程度低则釉质透明度差，牙本质颜色不能透过而呈乳白色。乳牙釉质矿化程度比恒牙低，故呈乳白色。牙齿初萌出时为半透明的，如有紫外线对着牙齿照射，釉质上常反射出荧光。随着年龄的增长和牙本质成分的改变，釉质的折光率受影响。

2. 密度 牙齿的密度与其所含的无机或有机成分的含量有关。牙齿的钙化程度越高，羟磷灰石的结晶越大，密度也越大。同一牙齿各部位密度不同，冠部密度比根部大。牙齿颊、舌侧釉质的密度大于近、远中。

人类牙齿釉质的密度无性别差别，但随着年龄增长而增大。埋伏牙的密度较正常萌出的略小，乳牙的密度小于恒牙。

3. 硬度 釉质是人体中最硬的组织，其硬度约为洛氏硬度值 340KHN，相当于牙本质硬度（70KHN）的 5 倍。牙本质的硬度比釉质低，比骨组织稍高，平均约为68KHN（硬化牙本质为 80KHN，因龋脱矿的牙本质和坏死区约为 25KHN）。上颌牙的硬度比下颌大，左右侧同名牙无明显差异。初萌出的牙齿硬度较萌出已久的小。30 岁以前的牙齿硬度变化不明显，30 岁以后增大较快。牙本质因其较高的有机物含量及牙本质小管内水分的存在而具有一定的弹性，因而给硬而易碎的釉质提供了一个良好的缓冲环境。

4. 温度 牙齿表面各部的平均温度为 31～34℃。同一牙齿的温度以颈部最高，切缘或殆面最低。前牙的温度较后牙为低。上颌牙髓的温度较下颌为高。不同个体间可有差别。

5. 离子通透性 釉质虽是极为致密坚硬的组织，却也属半透膜性，表面能被某些元素透过，某些元素可通过这半透膜相互置换离子。因此临床上常用氟化物来预防釉质龋的发生。这是因为龋的始发往往和釉质磷灰石晶体的溶解破坏有关，而氟离子进入磷灰石晶体中，将与其 HCO_3^- 和 OH^- 等发生置换，使釉质的晶体结构变得更为稳定，从而可增强釉质的抗龋能力。

二、牙齿对于各种外界刺激的反应

牙齿对于各种外界刺激所引起的反应规律大致如下：

1. 温度刺激 牙齿表面遇到温度急骤变化可产生温度刺激反应。在温度低于 29℃或高于 47℃ 时，就会引起牙齿的温差反应。在正常情况下，釉牙本质交界处的温度约为 37℃。

牙髓受到温差刺激每升高温度 1℃，髓腔内的压力便会增加 2.5mmHg，每降低温度 1℃，则使髓腔压力降低 1.6mmHg。

牙齿受到温差刺激之后，先有一潜在的反应过程，而在温差刺激除去之后和反应消失之前，还有一持续的过程。

2. 压力刺激 用 50℃ 温水冲洗牙齿 10 秒钟后，髓腔内的压力便会增高 10 ~ 15mmHg。用气冲吹牙齿可使髓腔减压。髓腔不论是处于升压或减压状态，均能引起牙髓的反应。实验得到的结果是髓腔内升压过程比降压快。

牙髓对于所受的某些机械压力，如用手凿制备窝洞等，即使操作压力较大，也不一定会引起刺激反应。这可能是由于牙本质的伸屈性，对机械压力产生抗力应变的缘故。

3. 牙本质切断面小管内牙本质液的流体动力刺激 牙本质小管内有液体，这种液体对外来的刺激有机械性反应。当受到冷刺激时，牙本质小管内的液体由内向外流，而受到热刺激时则由外向内流，这种液体的流动可引起牙髓神经反应。制备窝洞过程使牙本质小管的断面暴露，再用干棉球拭吸洞壁，小管内的牙本质液便会随着拭吸动作而流动，可引起刺激。

进韧性食物时，充填不密合的牙齿会感到疼痛，这是由于咀嚼压力将充填体旁缝隙内的水分或气流传至牙本质小管，引起牙本质液流动所致（图 1 - 24）。钉固位嵌体钉柱周围的磷酸锌黏固剂溶解，或钉孔壁牙质松脱后，在咀嚼时也会将咀嚼压力通过钉孔传至牙本质小管内的液体，从而引起疼痛（图 1 - 25）。

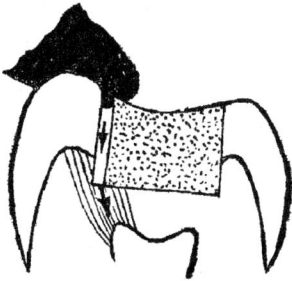

图 1 - 24 充填体不密引起的刺激反应　　图 1 - 25 钉柱松动后引起的刺激反应

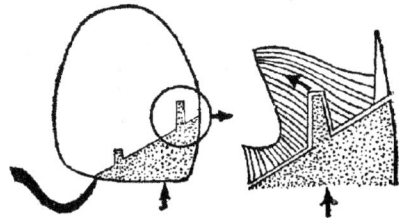

4. 高渗压刺激 渗透压可引起牙本质小管内液体流动。高渗糖液吸动牙本质液的流速，当超过 4.8mg/s（正常流速为 2 ~ 4mg/s）便会引起高渗压刺激。如龋齿患者进食糖果时会引起疼痛。高渗压刺激多是一过性的，重复试验刺激便会减轻。

5. 流电刺激 将任何两种不同金属插入电解液中，就会组成电路。如将铜片和锌片同时插入稀硫酸中，并将两金属片之间连一导线，即能构成一个伏打电池。口腔内如使用两种不同金属充填上、下两相对的牙齿殆面时，也将构成一个"自体伏打电池"而刺激牙齿。上下牙齿在构成"自体伏打电池"的刹那间，也正是流电峰值最高之时，这时牙齿由于感到刺激而迅速脱离接触，电路便告中断，刺激也就停止。紧接在最高流电峰值之后的是"自体伏打电池"极化，因此即使不设法立即脱离咬着，刺激也会停止。

使用铁质充填器充填银汞或使用铜质调羹进食偶然接触牙齿上的银汞充填体时，可构成流电刺激（图 1 - 26）；上下颌相对牙齿使用两种金属充填或修复时，有时也会产生刺激，但以后可能会逐渐改善；新的银汞充填体所产生的流电现象往往比旧的明显，但数日之后便会逐渐减弱。

三、牙齿的功能性移动

牙齿在长期的咀嚼过程中，因𬌗面及切缘会发生磨耗而表现为牙冠伸长及向𬌗面移动。此外，牙列中各个牙齿邻接面也会在咀嚼过程中发生相互摩擦，而产生近远中磨耗，牙齿向中线移动。这种牙齿向𬌗面、切缘和邻接面的少些移动，称为牙齿的功能性移动。

在牙列中出现由于各个牙齿邻接面磨损而发生近中移动，一生中若以每个牙齿近、远中各磨去 1/5mm 计算，则每侧牙列长度应缩小为：

$$\frac{7 \times 2}{5} + \frac{1}{5} = 3 \ (mm) \qquad (1-3)$$

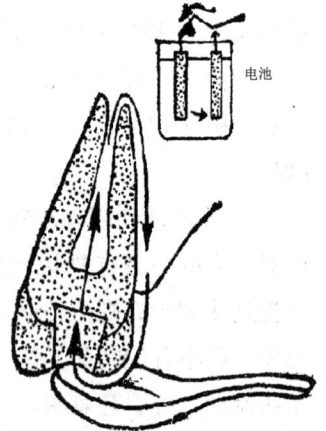

图 1-26　金属调羹触及充填体时引起流电刺激过程

由于牙齿的功能性移动使牙齿邻接面发生磨耗，改变了邻面的接触点，绝大多数人会产生邻面接触异常。牙齿的功能性移动在磨牙区较前牙区明显。在牙齿的功能性移动过程中，牙槽间隔及龈乳头等也会发生相应的变化。

（许复贞）

第二章

恒牙的解剖形态

恒牙（permanent teeth）共32个，上下左右颌各8个，左右成对。位置对称的同颌牙其解剖形态相同，因此恒牙共有16种不同形态。因功能相同的牙其形态也基本相似，所以可将恒牙按功能和形态分为切牙类、尖牙类、前磨牙类、磨牙类四种类型。

第一节　切牙类

切牙类共有8个牙，位于中线两侧为中切牙，位于中切牙远中侧为侧切牙。切牙类的共同特点：位于口腔前部，呈弧形排列。牙冠由4个轴面和1个切嵴组成。牙冠唇、舌面略呈梯形，牙冠邻面呈楔形，颈部厚而切端薄。在唇面切1/3处有2条纵形发育沟。颈1/3处有唇颈嵴。舌面颈1/3突出处称为舌面隆突。牙根为单根，较直，根尖段略偏向远中。切牙主要功能为切割食物。

一、上颌中切牙（maxillary central incisor）

上颌中切牙位于中线两侧，左右各一，是切牙类中体积最大者（图2-1）。

（一）牙冠（dental crown）

1. 唇面（labial surface）　呈梯形，切缘大于颈缘，颈缘呈弧形，切龈径大于近远中径。切1/3和中1/3较光滑平坦，颈1/3较突出为唇颈嵴，外形高点位于颈1/3处。近中缘与切缘较直，远中缘和颈缘略突。切缘与近中缘相交而成的近中切角近似直角，与远中缘相交而形成的远中切角略微圆钝，借此可以区分左右。在切1/3处，可见两条纵形发育沟，一般不超过中1/3。牙冠唇面形态可分为卵圆形、方圆形及尖圆形三种，常与人的面型或牙弓形态相协调。新萌出的切牙在切缘可见三个切端结节（图2-2）。

2. 舌面（lingual surface）　似唇面，但较窄小。中央凹陷称舌面窝，四周围有突起的嵴，在牙颈部者称舌面隆突；在近中缘者称近中边缘嵴；在远中缘者称远中边缘嵴；在切端位于切缘者称切嵴。其中近中边缘嵴直而长，远中边缘嵴较短而圆突。

3. 邻面（proximal surface）　呈三角形，顶为切端，三角形的底呈"V"形，称颈曲线。近中面大而平坦，接触区在近切角处；远中面较小而圆凸，接触区在切1/3

距切角稍远处。

4. **切嵴**（incisal ridge） 切端唇侧较平，形成切缘，舌侧隆起成嵴，称切嵴，与下颌中切牙接触，能发挥切割功能。侧面观，切嵴在牙体长轴的唇侧。

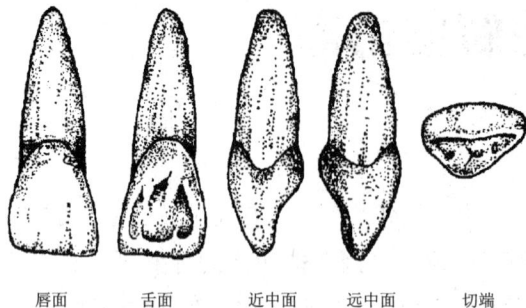

唇面　舌面　近中面　远中面　切端

图2-1　右上颌中切牙的各面观

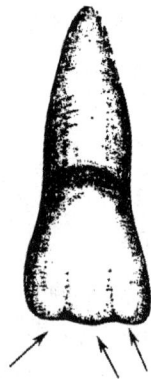

图2-2　切端结节

（二）牙根（root of tooth）

为单根，较粗壮而直，唇侧宽于舌侧，牙根向根尖逐渐缩小，根长稍大于冠长，根尖较直或略偏远中，牙根颈部横切面为圆三角形。

（三）髓腔（pulp cavity）

上颌中切牙的髓腔较大，根管较粗，单根管，髓室与根管间无明显界限（图2-3）。

近远中剖面：整个髓腔约呈三角形，髓室顶即为三角形的底，最宽，接近牙冠中1/3处。髓室顶微凹，两侧略尖。年轻人髓室顶上常有3个圆突指向切嵴，与切端结节相对应。髓室从髓室顶向根尖方向逐渐变细。

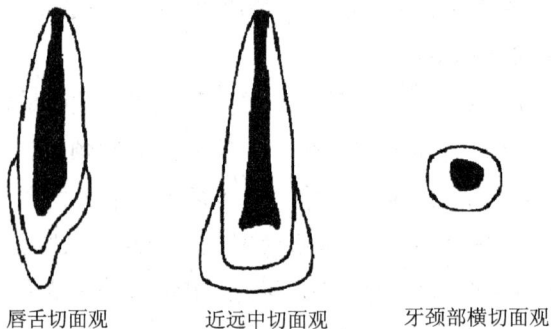

唇舌切面观　　近远中切面观　　牙颈部横切面观

图2-3　上颌中切牙的髓腔形态（切面观）

唇舌向剖面：略呈梭形，髓腔平颈缘处最厚，向切嵴方向髓腔缩小成尖形接近牙冠中1/3，自颈缘向根尖方向逐渐缩小变细。

横剖面：牙颈部根管呈圆三角形，与牙根外形基本相似，位置略偏唇侧，因此，舌侧根管壁较唇侧根管壁略厚；牙根中部根管缩小仅存一半，多为圆形，位置略偏唇侧。

二、上颌侧切牙（maxillary lateral incisor）

上颌侧切牙位于上颌中切牙远中，左右各一，形态基本与中切牙相似，但体积较小，牙冠较短而窄，远中切角更圆钝，是切牙类中唇面最突、舌面窝最深、远中切角最圆钝者。上颌侧切牙的变异形态较多，较常见者呈锥体牙或先天缺失（图2-4）。

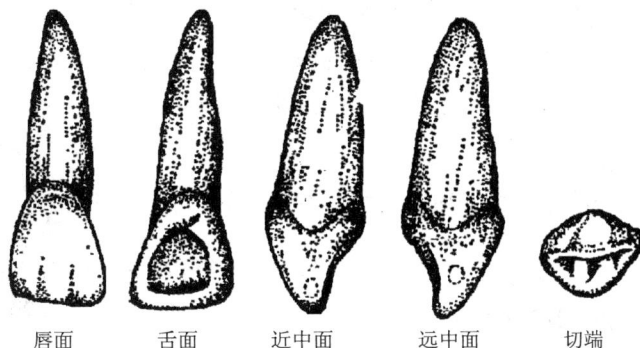

| 唇面 | 舌面 | 近中面 | 远中面 | 切端 |

图2-4 右上颌侧切牙的各面观

（一）牙冠（dental crown）

1. 唇面（labial surface） 呈梯形，较上颌中切牙窄小而圆突，近中缘稍长，远中缘较短，并与切缘弧线相连，因而切缘明显斜向远中。近中切角似锐角，远中切角成圆弧形。发育沟及唇颈嵴不如上颌中切牙明显。

2. 舌面（lingual surface） 小于唇面，近、远中边缘嵴及舌隆突均较上颌中切牙显著，舌面窝较深而窄，有时有沟越过舌面隆突的远中，延续到根颈部成为裂沟，是龋病的好发部位。

3. 邻面（proximal surface） 为狭长三角形，切嵴厚，近远中接触区均在切1/3，远中接触区距切角稍远。

4. 切嵴（incisal ridge） 切端观，切嵴向远中舌侧的倾斜较中切牙大，与前牙牙弓弧度一致。侧面观，切嵴位于牙长轴的唇侧。

（二）牙根（root of tooth）

为单根，较上颌中切牙细而稍长，根长大于冠长，根尖多偏向远中，牙根颈部横切面为卵圆形。

（三）髓腔（pulp cavity）

与上颌中切牙相似，但较小（图2-5）。该牙外形变异较多，故髓腔形态也有相应的变异。近远中剖面髓室顶接近牙冠中部，较整齐，从根中部逐渐缩小，至根尖1/3处显著缩小。唇舌剖面髓腔在颈缘处最厚，至根尖1/2或1/3处才缩小，并随根尖而弯曲。上颌侧切牙通常为单根管，偶尔有2个根管。

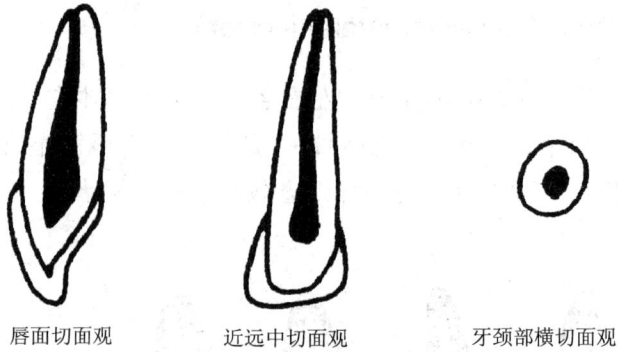

唇面切面观　　　　　近远中切面观　　　　　牙颈部横切面观

图2-5　上颌侧切牙的髓腔形态（切面观）

三、下颌中切牙（mandibular central incisor）

下颌中切牙位于中线两侧，左右各一。为切牙类乃至全口牙中体积最小者，牙冠宽度约为上颌中切牙的2/3（图2-6）。

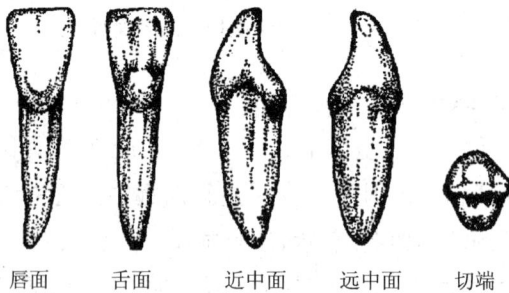

唇面　　舌面　　近中面　　远中面　　切端

图2-6　右下颌中切牙的各面观

（一）牙冠（dental crown）

1. 唇面（labial surface）　呈梯形，狭长，切龈径明显大于近远中径。近中缘与远中缘较对称，近、远中切角大约相等，离体后难以区分左右。切缘平直，约比颈缘长1/3，唇面光滑平坦，发育沟不明显，外形高点近颈缘。

2. 舌面（lingual surface）　小于唇面，无明显的近远中边缘嵴，舌面窝浅，舌面隆突窄而突，外形高点近颈缘。

3. 邻面（proximal surface）　近远中面均为狭长三角形，接触区紧靠近、远中切角。

4. 切嵴（incisal ridge）　平直，近、远中切角对称，切缘约比颈缘长1/3，与牙长轴垂直。从侧面观，切嵴较薄，位于牙长轴舌侧。

（二）牙根（root of tooth）

为单根，扁圆形，唇侧宽、舌侧窄。近、远中根面可见一纵形凹陷，远中根面凹陷较近中根面略深，可作为鉴别左右的参考。根中1/3横切面呈葫芦形，根尖段略偏远中。

（三）髓腔（pulp cavity）

髓腔体积在切牙类中最小，唇舌径大于近远中径，多为窄而扁的单根管，根管侧壁较薄，在牙根中部近远中根管壁厚度仅约 1.0mm，根管预备时易发生侧壁穿孔。双根管出现率为 4%，分为唇舌向两根管（图 2 − 7）。

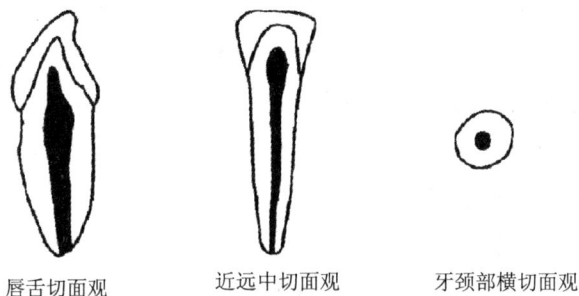

唇舌切面观　　　　近远中切面观　　　　牙颈部横切面观

图 2 − 7　下颌中切牙的髓腔形态（切面观）

近远中剖面：髓腔呈狭长的三角形，髓室顶接近牙冠中 1/3 处，向颈缘逐渐缩小，自此向根尖明显缩小。

唇舌向剖面：髓腔的唇舌径在颈缘处最大，靠切端很尖细，根管的唇舌径较宽，直到牙根中 1/3 才开始变细，向根尖逐渐缩小。

横剖面：在牙颈部呈椭圆形，唇舌径大于近远中径，位居中央；牙根中部的根管为椭圆形或圆形，居中。

四、下颌侧切牙（mandibular lateral incisor）

下颌侧切牙位于下颌中切牙的远中，左右各一。形态与下颌中切牙相似，但其牙冠稍宽，两侧切角不对称（图 2 − 8）。

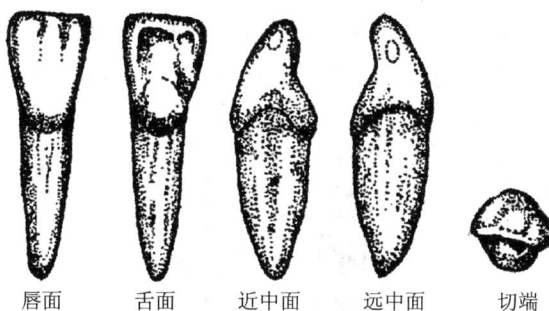

唇面　　　舌面　　　近中面　　　远中面　　　切端

图 2 − 8　右下颌侧切牙的各面观

（一）牙冠（dental crown）

1. **唇面**（labial surface）　　较下颌中切牙稍大，近中缘长直，远中缘较短而圆凸，近中切角锐而远中切角较钝，借以区分左右。

2. **舌面**（lingual surface）　　与下颌中切牙相似，舌面窝浅，舌面隆突窄而突。

3. **邻面**（proximal surface）　狭长三角形，近中接触区靠近切角，远中接触区距切角稍远。

4. **切嵴**（incisal ridge）　由近中向远中偏斜，并向舌侧扭转。侧面观，切嵴位于牙长轴舌侧。

（二）牙根（root of tooth）

扁圆形单根，较下颌中切牙稍长，近、远中根面凹陷明显，根尖偏向远中。

（三）髓腔（pulp cavity）

髓腔形态与下颌中切牙相似，但较下颌中切牙为大，近远中径较宽，唇舌径较大，根管较长。多为单根管，双根管出现率仅为2%（图2-9）。

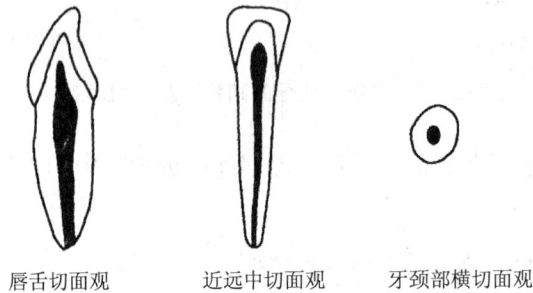

唇舌切面观　　　近远中切面观　　　牙颈部横切面观

图2-9　下颌侧切牙的髓腔形态（切面观）

五、上颌切牙与下颌切牙的区别

1. 上颌切牙牙冠宽大，唇面发育沟明显；下颌切牙的牙冠窄小，唇面光滑，发育沟不明显。

2. 上颌切牙舌面边缘嵴明显，舌窝较深；下颌切牙舌面边缘嵴不明显，舌窝呈浅窄。

3. 上颌切牙牙根粗壮而直；下颌切牙牙根窄而扁，近远中根面有纵形凹陷。

4. 侧面观，上颌切牙的切嵴在牙体长轴的唇侧；下颌切牙的切嵴在牙体长轴的舌侧（图2-10）。

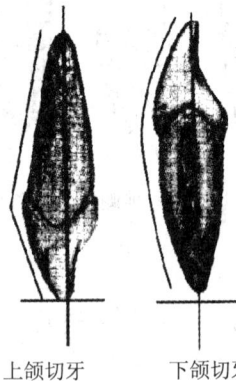

上颌切牙　　　下颌切牙

图2-10　下颌切牙的侧面观比较

第二节 尖 牙 类

尖牙位于侧切牙的远中，上下左右共 4 个。其特点是切端有一长大的牙尖，故而得名。牙冠由 4 个面和 1 个牙尖组成。唇、舌面似圆五边形，唇轴嵴将唇面分成近、远中两个斜面，舌轴嵴将舌面分成近、远中两个舌面窝。邻面呈三角形，较切牙类厚，唇轴嵴和舌隆突较显著。牙根为单根。其功能为穿刺和撕裂食物。尖牙位于口角处，对支撑双侧口角起着重要的作用。

一、上颌尖牙（maxillary canine）

为全口牙中牙尖最大、牙根最长的牙。牙冠唇舌径明显大于近远中径（图 2 - 11）。

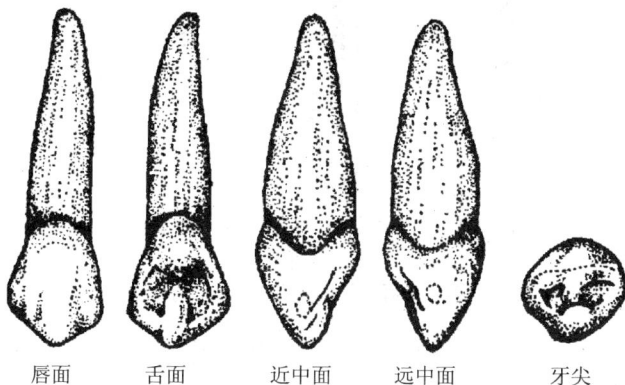

唇面　　　舌面　　　近中面　　　远中面　　　牙尖

图 2 - 11　右上颌尖牙的各面观

（一）牙冠（dental crown）

1. **唇面**（labial surface）　　近似圆五边形，由近中缘、远中缘、近中斜缘、远中斜缘和颈缘组成。其中近中缘稍长，向外斜行，远中缘短，向外圆凸，近中斜缘短，远中斜缘长。牙尖略偏近中。初萌的尖牙，近中斜缘和远中斜缘在牙尖顶处相交约 90°角。由牙尖顶伸至颈 1/3 处，有一条明显的唇轴嵴，将唇面分成近中唇斜面和远中唇斜面。其中近中唇斜面较圆突，远中唇斜面较平，并向远中舌侧斜行。近、远中唇斜面上各有一条发育沟，较中切牙长而显著。外形高点在中 1/3 与颈 1/3 交界处的唇颈嵴上。

2. **舌面**（lingual surface）　　与唇面相似，稍小，远中边缘嵴较近中边缘嵴短而突。沿牙尖的两斜缘舌侧有近中牙尖嵴和远中牙尖嵴。颈缘较小，舌隆突显著。由牙尖顶到舌隆突处有一明显的纵嵴，称舌轴嵴。舌轴嵴将舌面分成近中舌窝和远中舌窝，远中舌窝大于近中舌窝。外形高点位舌隆突处。

3. **邻面**（proximal surface）　　似三角形。远中面比近中面更为突出且短小。牙颈线弧度较上颌中切牙低平。近中面接触区位于切 1/3 与中 1/3 交界处；远中面接触区位于中 1/3 的中间处，且偏舌侧。

4. **牙尖** （dental cusp） 由 4 条嵴和 4 个斜面组成。4 条嵴分别是近中牙尖嵴、远中牙尖嵴、唇轴嵴和舌轴嵴，并汇合成牙尖顶。4 个斜面分别是近中唇斜面、远中唇斜面、近中舌斜面和远中舌斜面。远中唇斜面明显大于近中唇斜面。唇面观，牙尖顶略偏近中，侧面观，牙尖顶位牙体长轴唇侧。

（二）牙根 （root of tooth）

单根，粗壮，根长约为冠长的两倍，为全口牙中最长者。牙根唇舌径大于近远中径，近远中根面有浅的纵形凹陷。根颈横切面为卵圆三角形。根尖略偏向远中。

（三）髓腔 （pulp cavity）

上颌尖牙髓腔为单根管，表现为唇舌径很大而近远中径较窄（图 2 - 12）。

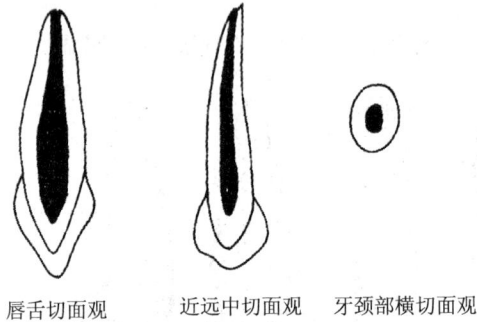

唇舌切面观　　　近远中切面观　　牙颈部横切面观

图 2 - 12　上颌尖牙的髓腔形态（切面观）

近远中剖面：髓腔较窄，两端为尖形，髓角接近牙冠 1/3，与牙尖相对，牙根颈 1/2 处根管较宽，至根尖 1/2 逐渐变窄。

唇舌向剖面：髓室顶尖而窄，接近牙冠中 1/3，髓腔的切端 2/3 很厚，直至根尖 1/3 变窄，根尖孔较切牙者大。

横剖面：牙颈部髓腔较大，位居中央，为圆三角形，唇舌径大于近远中径；牙根中部根管较小，呈圆形。

二、下颌尖牙（mandibular canine）

（一）牙冠（dental crown）

1. **唇面**（labial surface）　似狭长五边形，切龈径明显大于近远中径。位于唇轴嵴两侧近、远中唇斜面均圆弧平滑。近中缘长而直，远中缘短而圆突。近中斜缘短，约占唇面宽度的 1/3，远中斜缘长，约占唇面宽度的 2/3，两斜缘的交角大于 90°，牙尖明显偏近中。唇面观察，牙冠的近中缘与牙根的近中缘相续约成直线。唇轴嵴、发育沟不如上颌尖牙明显。外形高点位于唇颈嵴处。

2. **舌面**（lingual surface）　与唇面相似，小于唇面，略凹。舌轴嵴不如上颌尖牙明显，仅在切 1/3 处较突。近远中舌面窝均为狭长圆三角形。外形高点位于舌隆突处。

3. **邻面**（proximal surface）　呈狭长三角形，冠与根的唇缘相连呈弧形。近中面大而平，接触区位于切 1/3 的近中切角处；远中面短而突，接触区位于中 1/3 的远中切角处，且偏舌侧。

4. **牙尖**（dental cusp） 不如上颌尖牙显突，唇面观，牙尖顶明显偏近中，侧面观，牙尖顶位牙体长轴舌侧。

（二）牙根（root of tooth）

单根，扁圆细长，近、远中根面上有较浅的纵形凹陷。近中根面与牙冠近中面几乎在同一平面上。根尖偏向远中（图 2 - 13）。

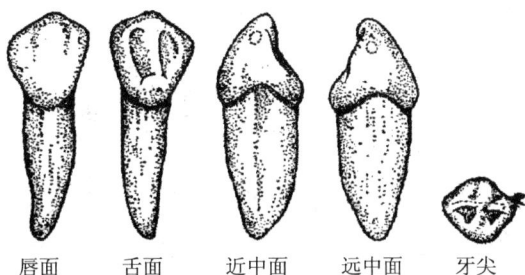

| 唇面 | 舌面 | 近中面 | 远中面 | 牙尖 |

图 2 - 13 右下颌尖牙的各面观

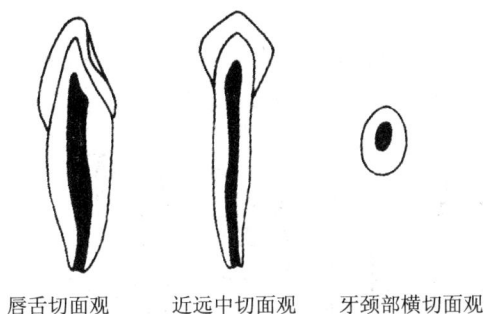

唇舌切面观　　　近远中切面观　　　牙颈部横切面观

图 2 - 14 下颌尖牙的髓腔形态（切面观）

（三）髓腔（pulp cavity）

似上颌尖牙的髓腔形态，所不同的是：髓室和根管都较窄小，髓角较圆。多为单根管，双根管出现率仅为4%，根尖孔多位于根尖顶（图 2 - 14）。

三、上颌尖牙与下颌尖牙的区别

（1）上颌尖牙体积较大，牙冠宽大；下颌尖牙体积较小，牙冠窄长。

（2）上颌尖牙唇轴嵴、唇颈嵴、舌轴嵴和舌隆突较明显，舌面窝较深；下颌尖牙则不明显，舌面窝较浅平。

（3）唇面观察：上颌尖牙近中缘长而展开；下颌尖牙近中缘与牙根近中缘相连呈直线。

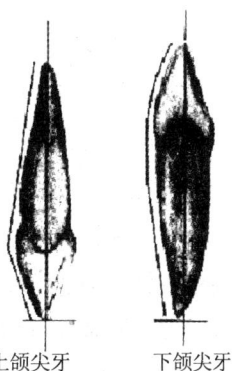

上颌尖牙　　下颌尖牙

图 2 - 15 上、下颌尖牙的侧面观比较

（4）上颌尖牙近中斜缘与远中斜缘相交近似直角；下颌尖牙成钝角。

（5）上颌尖牙牙尖顶略偏近中；下颌尖牙牙尖顶明显偏近中。

（6）侧面观，上颌尖牙牙尖顶位牙体长轴唇侧；下颌尖牙牙尖顶位牙体长轴舌侧。上颌尖牙牙冠与牙根的唇缘相连不成弧线；下颌尖牙牙冠与牙根的唇缘相连成弧线（图2－15）。

（7）上颌尖牙牙根粗大，牙根颈部横切面为卵圆三角形；下颌尖牙牙根细长，牙根颈部横切面为扁圆形。

第三节 前磨牙类

前磨牙又称双尖牙，位于尖牙与磨牙之间，上下左右共8个。位于尖牙远中称第一前磨牙，位于第一前磨牙远中称第二前磨牙。牙冠呈立方形，有2个牙尖，牙根为单根或双根。主要功能是协助尖牙穿刺食物和协助磨牙捣碎食物。

一、上颌第一前磨牙（maxillary first premolar）

上颌第一前磨牙位于尖牙的远中，在前磨牙类中体积最大，牙冠轮廓较显著，颊舌径大于近远中径，牙根在根尖1/3处常分叉为颊、舌两根（图2－16）。

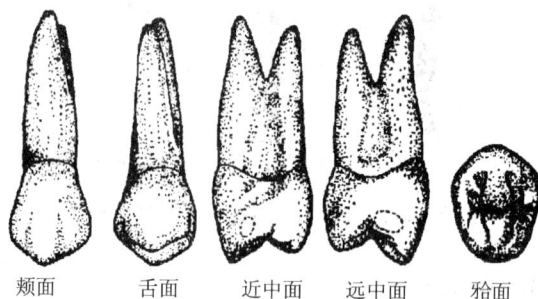

颊面　　　舌面　　　近中面　　远中面　　　殆面

图2－16　上颌第一前磨牙各面形态

（一）牙冠（dental crown）

1. **颊面**（buccal surface）　　与尖牙唇面相似，但较短小；近中缘近颈部稍凹；颊尖偏远中；颊面中部有纵行的颊轴嵴，与牙长轴接近平行；两侧可见浅发育沟各一条；外形高点在颊颈嵴处。

2. **舌面**（lingual surface）　　小于颊面，似卵圆形，光滑而圆突，各边缘界限不明显；舌尖偏近中，较颊尖短小圆钝；外形高点在舌面中1/3处。

3. **邻面**（proximal surface）　　呈四边形，颈部最宽；近中面近颈部凹陷，在殆1/3处有来自殆面近中沟跨过近中边缘嵴到达近中面，接触区偏颊侧近殆缘；远中面较突，颈部平坦，接触区位于殆缘稍下偏颊侧。

4. **殆面**（occlusal surface）　　外形为轮廓显著的六边形，颊侧宽于舌侧，颊舌径大于近远中径。

牙尖（dental cusp）有颊、舌二尖，颊尖长而锐利，舌尖短而圆钝。

边缘嵴（marginal ridge）由近、远中边缘嵴和颊、舌尖的近远中牙尖嵴围成，远中边缘嵴长于近中边缘嵴，近中边缘嵴因有近中沟跨过而中间呈部分凹陷。

三角嵴（triangular ridge）：颊尖三角嵴和舌尖三角嵴分别从颊、舌尖顶伸向𬌗面中央，颊尖三角嵴较长而尖锐，舌尖三角嵴较短而圆钝。

窝（fossa）、沟（groove）、点隙（pit）：𬌗面中央凹陷成中央窝；在中央窝内有近远中向的中央沟其两端为近、远中点隙；远中点隙向远中延伸至远中边缘嵴之内侧，为远中沟；近中点隙向近中延伸并跨越近中边缘嵴至近中面，称近中沟，是上颌第一前磨牙的特有解剖标志（图 2 – 17）。

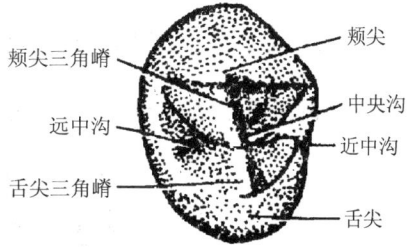

图 2 – 17　上颌第一前磨牙𬌗面形态

（二）牙根（root of tooth）

扁圆形，近远中根面自牙颈线以下至根中 1/3 处有纵形凹陷，远中根面较深；大部分在根中 1/3 或根尖 1/3 处分为颊、舌两根，颊根宽而粗长，舌根较细短；少数为单根；根尖偏向远中。

（三）髓腔（pulp cavity）

髓室位于牙冠颈部及根柱内，形似立方形，颊舌径大于近远中径。髓室顶颊、舌髓角高耸，髓室顶凹，最凹处可与颈平齐。髓室底 2 个根管口位置低，位于牙根的中 1/3 或根尖 1/3 处。根管可有 4 种类型：单根单管型：约占 28%，从髓室延伸至根尖孔为单一根管；单根双管型：约占 31%，从髓室延伸根尖为 2 个分开的根管；单根单双管型：约占 27%，从髓室延伸至根尖先 1 个根管离开髓室，再分为 2 个根管；双根双管型：约占 14%，颊舌 2 根内各有 1 个根管从髓室延伸至根尖（图 2 – 18）。

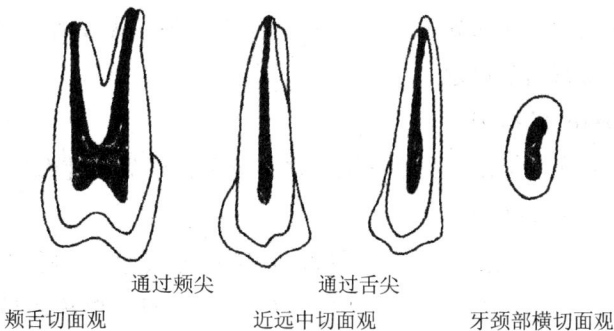

通过颊尖　　　　通过舌尖

颊舌切面观　　　　近远中切面观　　　　牙颈部横切面观

图 2 – 18　上颌第一前磨牙的髓腔形态（切面观）

近远中剖面：略似尖牙形态，但髓室和根管均较窄。

颊舌向剖面：髓室顶上有颊、舌髓角分别对应突入颊尖和舌尖中，颊侧髓角较高，

33

接近牙冠的中1/3处，舌侧髓角较低，接近牙冠颈1/3处；髓室底有1～2个根管口（偶有3个）与相应的根管相通。

横剖面：牙颈部髓室呈椭圆形，颊舌径大于近远中径；牙根中部根管形态单根管者为椭圆形，双根管者则均呈圆形。

二、上颌第二前磨牙（maxillary second premolar）

上颌第二前磨牙与上颌第一前磨牙基本相似，但有下列特点（图2-19）：

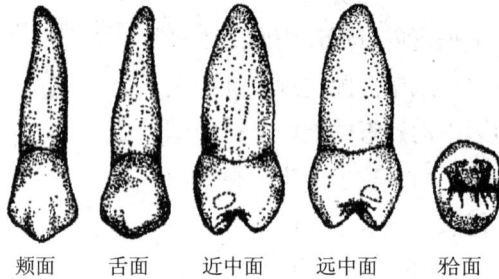

颊面　　　舌面　　　近中面　　　远中面　　　𬌗面

图2-19　上颌第二前磨牙各面形态

（一）牙冠（dental crown）

1. **颊面**（buccal surface）　　牙颈部外形比上颌第一前磨牙略宽，颊尖圆钝偏近中；近中牙尖嵴短，远中牙尖嵴长；近远中边缘嵴等长，发育沟不明显；外形高点在中1/3与颈1/3交界处。

2. **舌面**（lingual surface）　　与颊面大小相似或略小，舌尖圆钝偏近中。

3. **邻面**（proximal surface）　　颈部较上颌第一前磨牙略宽而圆凸；近中面近颈部少有凹陷，无发育沟越过近中边缘嵴至近中面；接触区位于𬌗1/3的𬌗缘偏颊侧；远中面接触区位于近𬌗缘略偏舌侧。

4. **𬌗面**（occlusal surface）　　似卵圆六边形，颊缘、舌缘和近远中边缘嵴均相等；颊舌尖均偏向近中；中央窝浅而小，发育沟不清晰，无发育沟延伸至邻面上；中央沟短，近远中两点隙相距很近。

（二）牙根（root of tooth）

扁圆形单根；近远中根面有少许凹陷，多不分叉；根尖段钝而弯，偏远中。

（三）髓腔（pulp cavity）

与上颌第一前磨牙者相似，但髓腔近远中宽度较窄，颊舌厚度却较大，颊、舌髓角均较短，位于牙冠颈部1/3。根管也有4种类型：单根单管型：约占48%；单根双管型：约占19%；单根单双管型：约占29%；双根双管型：约占4%（图2-20）。

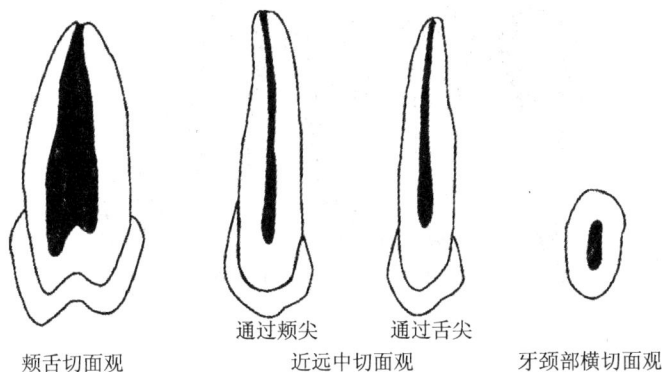

通过颊尖　通过舌尖
颊舌切面观　近远中切面观　牙颈部横切面观

图 2 - 20　上颌第二前磨牙的髓腔形态（切面观）

三、下颌第一前磨牙（mandibular first premolar）

为前磨牙类中体积最小者。该牙特点为：牙冠颊、舌径与近、远中径相似，呈方圆形，颊面特大而舌面特小，颊尖特高而舌尖特低，𬌗面有横嵴，均为单根（图 2 - 21）。

（一）牙冠（dental crown）

1. **颊面（buccal surface）**　比舌侧宽大，并从颈 1/3 处明显向舌侧倾斜；颊尖大，高耸，牙尖偏向近中，近中牙尖嵴较远中牙尖嵴短；颊轴嵴在中 1/3 处显突；颊颈嵴呈新月形突起；外形高点位于中 1/3 与颈 1/3 交界处。

2. **舌面（lingual surface）**　明显小于颊面，圆突短小；舌尖明显小于颊尖，短而圆钝，偏向近中；外形高点在中 1/3 的中部。

3. **邻面（proximal surface）**　近似三角形或四边形；颊尖与牙长轴平行；近中面宽大，远中面小而圆突；近远中面接触区均位于颊 1/3 与中 1/3 交界的𬌗缘处。

4. **𬌗面（occlusal surface）**　似圆三角形或卵圆形，颊缘明显宽于舌缘；颊尖高大，舌尖矮小，两尖均偏近中；颊尖三角嵴长，约占𬌗面的 2/3，舌尖三角嵴短，占 1/3，两者相连成横嵴，为该牙的重要解剖标志。横嵴将𬌗面分成较小的三角形近中窝和较大的长圆形远中窝；近中沟的延长部分至舌面为近中舌沟。

（二）牙根（root of tooth）

单根；扁而细长；颊侧较舌侧宽；根尖偏远中；近中面的根尖部常有分叉压迹。

下颌第一前磨牙可视为前、后牙的过渡形式，原因有：下颌第一前磨牙具有四个轴面和一个𬌗面，有颊、舌尖和横嵴，像后牙，但颊舌尖间距较小，行使功能不如其他后牙；下颌第一前磨牙颊尖特别长，舌尖特别短小，又像尖牙。

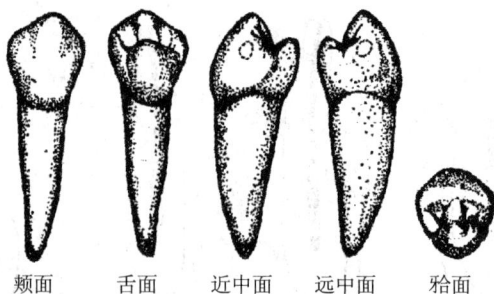

颊面　　舌面　　近中面　　远中面　　殆面

图 2 – 21　下颌第一前磨牙各面观

（三）髓腔（pulp cavity）

髓室呈颊舌径大，近远中径小的立方形，由直而单一的根管逐渐加宽进入髓室。由于牙体外形的特点，髓室顶上颊髓角高耸，舌髓角不明显，髓室顶呈自颊侧斜向舌侧的斜坡，在制备充填洞型或嵌体洞型时，应注意此解剖关系。下颌第一前磨牙多为单根管，双根管出现率约为 17%（图 2 – 22）。

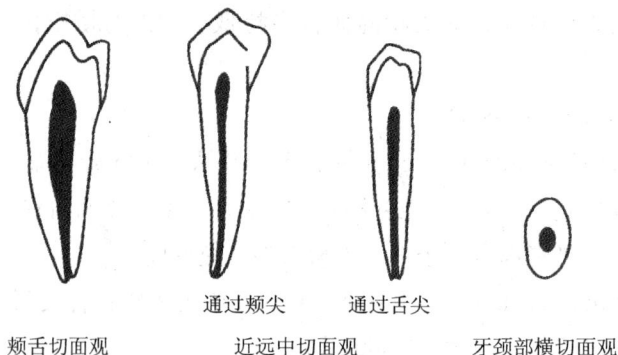

　　　　　　　通过颊尖　　　通过舌尖

颊舌切面观　　　近远中切面观　　　　　牙颈部横切面观

图 2 – 22　下颌第一前磨牙的髓腔形态（切面观）

近远中剖面：髓室和根管形似尖牙，较狭窄。

颊舌向剖面：颊侧髓角特别长，位于牙冠中 1/3，舌侧髓角短圆，接近牙冠颈 1/3；髓腔多在根尖 1/3 明显缩小成管，少数在根中 1/3 或根颈 1/3 缩小成管。

横剖面：牙颈部髓室多为长圆形，颊舌径大于近远中径，双根管者根管为圆形；牙根中部根管小而圆。

四、下颌第二前磨牙（mandibular second premolar）

下颌第二前磨牙较下颌第一前磨牙大，牙冠外形呈方圆五边形，牙冠殆龈高度、近远中径和颊舌径几乎相等（图 2 – 23）。

（一）牙冠（dental crown）

1. **颊面（buccal surface）**　呈方圆五边形，颈 1/3 较下颌第一前磨牙稍宽；颊尖圆钝，偏近中；颊轴嵴较突出，向舌侧倾斜角度较小。

2. **舌面（lingual surface）**　如为一个牙尖者则舌面与颊面约相等，舌尖较颊尖小，牙尖偏近中；若为两舌尖，舌面宽于颊面，近中舌尖长而大，远中舌尖小而短；

两舌尖之间有舌面沟至殆 1/3 处。

3. **邻面**（proximal surface）　牙冠直，为不规则的近似四边形；颊尖位于牙长轴的颊侧，舌尖位于舌侧，较颊尖低；近远中面接触区均位于颊 1/3 与中 1/3 交界的殆缘下方。

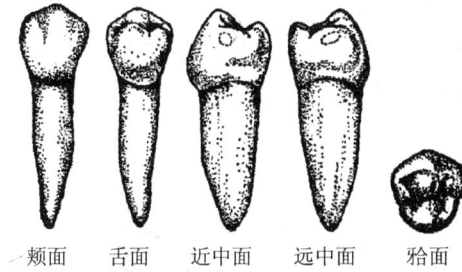

| 颊面 | 舌面 | 近中面 | 远中面 | 殆面 |

图 2 - 23　下颌第二前磨牙各面观

4. **殆面**（occlusal surface）　有两种类型。①两尖型：颊、舌两尖，殆 面呈卵圆形；殆 面各轴角约相等而圆钝，牙尖偏近中；发育沟约为 "H" 形或 "U" 形。②三尖型：颊侧一牙尖，舌侧两牙尖，殆面呈方圆形；近中舌尖大于远中舌尖；发育沟多为 "Y" 形（图 2 - 24）。

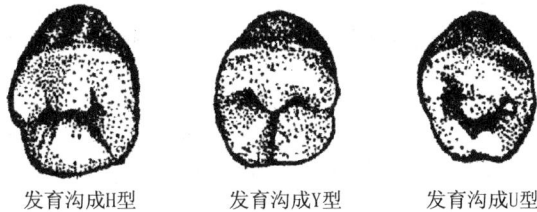

| 发育沟成H型 | 发育沟成Y型 | 发育沟成U型 |

图 2 - 24　下颌第二前磨牙的殆面形态

（二）牙根（root of tooth）

扁圆形单根；根尖段偏远中，近中面无分叉痕迹。

（三）髓腔（pulp cavity）

形似下颌第一前磨牙，但有不同之处：颊舌向剖面，颊舌髓角明显，颊侧髓角略长于舌侧髓角，两者均位于牙冠颈 1/3 处；髓室在牙冠颈 1/3 和牙根颈 1/3 处大，但在根颈 1/3 处以下明显缩小成管（图 2 - 25）。

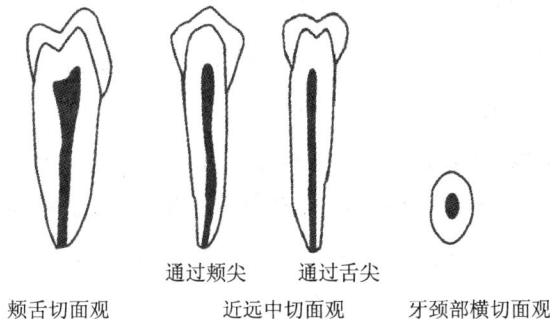

| 颊舌切面观 | 近远中切面观 | 牙颈部横切面观 |

通过颊尖　通过舌尖

图 2 - 25　下颌第二前磨牙的髓腔形态（切面观）

五、上颌前磨牙与下颌前磨牙的区别

（1）上颌前磨牙牙冠的体积大于下颌前磨牙，其中上颌第一前磨牙大于上颌第二前磨牙；下颌第一前磨牙小于下颌第二前磨牙。

（2）上颌前磨牙的牙冠较直，颊尖在牙长轴的颊侧；下颌前磨牙的牙冠向舌侧倾斜，颊尖明显倾向牙长轴的舌侧（图2-26）。

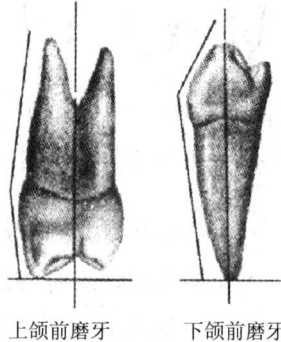

上颌前磨牙　　下颌前磨牙

图2-26　上、下颌前磨牙的侧面观比较

（3）上颌前磨牙的牙冠颊舌径大于近远中径，牙冠较窄长；下颌前磨牙两径约相等，牙冠较方圆。

（4）上颌前磨牙颊、舌尖大小几乎相等，舌尖为功能尖，颊尖为非功能尖；下颌前磨牙颊尖明显大于舌尖，颊尖为功能尖，舌尖为非功能尖。

第四节　磨牙类

磨牙位于前磨牙的远中侧，上下左右共12个，位于前磨牙远中者称第一磨牙，位于第一磨牙远中者称第二磨牙，位于第二磨牙远中者称第三磨牙。磨牙牙冠体积大，由第一磨牙到第三磨牙依次减小。其形态结构尖、窝、沟、嵴等多而复杂，一般有4～5个牙尖。牙根多为2～3根。磨牙具有磨细食物的作用，是发挥咀嚼功能最大的牙。

一、上颌第一磨牙（maxillary first molar）

是上颌牙中体积最大的。约6岁左右萌出，故又称六龄牙（图2-27）。

（一）牙冠（dental crown）

1. 颊面（buccal surface）　外形似梯形，近远中宽度大于𬌗龈高度，近中缘长而直，远中缘稍短而突，𬌗缘长于颈缘；𬌗缘由近、远中颊尖的四条牙尖嵴连续组成。有两个颊尖，近中颊尖略宽于远中颊尖，两尖之间有颊沟通过，约与颊轴嵴平行，近中颊尖的颊轴嵴显著，颊沟的末端形成点隙。外形高点在颈1/3处。

2. 舌面（lingual surface）　大小与颊面相近或稍小，𬌗缘由近、远中舌尖的四条

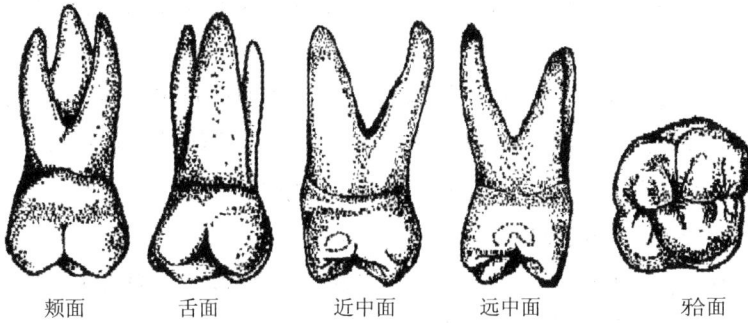

颊面	舌面	近中面	远中面	殆面

图 2-27　上颌第一磨牙的各面观

牙尖嵴组成。有两个舌尖，近中舌尖明显宽于远中舌尖，两尖之间有沟通过，此沟位置偏向远中，则称之远中舌沟，从两舌尖之间延续到舌面的 1/2 处。近中舌尖的舌侧有时可见第五牙尖，是维也纳牙科医生 Carablli 在 1842 年首先发现的，此尖又可称卡氏尖。第五牙尖的尖顶不到达牙合面，也没有髓角，又可称其为卡氏结节。外形高点在舌面的中 1/3 处，舌轴嵴不明显。

3. **邻面**（proximal surface）　近中面呈梯形，颊舌面厚度大于殆龈高度，颈部平坦，近中接触区在殆 1/3 偏颊侧，远中面不如近中面规则，稍小，远中接触区在殆 1/3 处的中 1/3 处。

4. **殆面**（occlusal surface）　呈斜方形，结构复杂，沟嵴纵横，峰谷起伏。

边缘嵴（marginal ridge）：殆面的四边为四条边缘嵴围成，即颊殆边缘嵴、舌殆边缘嵴、近殆边缘嵴和远殆边缘嵴。颊殆边缘嵴由近、远中颊尖的四条牙尖嵴组成，即近中颊尖的近、远中牙尖嵴及远中颊尖的近、远中牙尖嵴；舌殆边缘嵴由近、远中舌尖的四条牙尖嵴组成，即近中舌尖的近、远中牙尖嵴及远中舌尖的近、远中牙尖嵴。近殆边缘嵴短而直，远殆边缘嵴稍长。近中颊殆角与远中舌殆角为锐角；远中颊殆角与近中舌殆角为钝角。

牙尖（dental cusp）：有近中颊尖、远中颊尖、近中舌尖和远中舌尖四个牙尖。颊侧牙尖较锐，舌侧牙尖较钝，近中颊尖略大于远中颊尖，近中舌尖最大，是上颌磨牙的主要功能尖，远中舌尖最小。

三角嵴（triangular ridge）：每一牙尖均有一条三角嵴，近中颊尖三角嵴由其牙尖顶斜向舌侧远中至殆面中央，远中颊尖三角嵴由其牙尖顶斜向舌侧近中至殆面中央，近中舌尖三角嵴由其牙尖顶斜向颊侧远中至殆面中央，远中舌尖三角嵴由其牙尖顶斜向颊侧近中至殆面中央。其中远中颊尖三角嵴与近中舌尖三角嵴在咬合面中央相连，形成斜嵴，斜嵴为上颌第一磨牙的解剖特征。

斜面（inclined surface）：每一牙尖均有四个斜面，即颊尖的近远中颊斜面、颊尖的近远中舌斜面四个面，舌尖也是如此。当上下颌牙对位咬合时，颊尖的颊斜面无咬合接触，而颊尖的舌斜面、舌尖的颊斜面和舌尖的舌斜面均有咬合接触。

窝（fossa）及点隙（pit）：咬合面中央凹陷成窝，由斜嵴将殆面分为近中窝和远中窝，近中窝较大，约占殆面的 2/3，又称中央窝，窝内有中央点隙；远中窝较小，约占殆面的 1/3。

发育沟（developmental groove）：颊沟从中央点隙伸向颊侧，在二颊尖之间经颊殆边缘嵴至颊面；近中沟从中央点隙伸向近中，止于近殆边缘嵴之内；远中舌沟一端至远中边缘嵴内，另一端经二舌尖之间越过舌殆边缘嵴至舌面。

（二）牙根（root of tooth）

牙根由三根组成：颊侧两根，舌侧一根，即近中颊根、远中颊根和舌根。近中颊根位于牙冠近中颊侧颈部之上，根的近远中面皆平，颊面宽于舌面；远中颊根位于牙冠远中颊侧颈部之上，较近中根短小；舌根位于牙冠近中舌侧颈部之上，为三根中最大者，其颊舌两面较宽且平，舌面有沟。两颊根之间相距较近，颊根与舌根之间分开较远，三根之间分叉大，有利于牙的稳固。

（三）髓腔（pulp cavity）

髓室似立方形，颊舌径 > 近远中径 > 髓室高度。髓室顶呈凹形，最凹处约与颈缘平齐，髓室顶上与牙尖相对应有 4 个髓角，近颊髓角和近舌髓角较高，远颊髓角和远舌髓角较低。髓室底上有 3~4 个根管口，排列呈颊舌径长，近远中径短的四边形或三角形，与相应的根管相通。近中颊根出现双根管型或单双管型的比例约占 63%，分为颊舌两根管，远中颊根管出现双根管型比例约占 9%，舌侧根管较圆，粗而直长呈单根管（图 2-28）。

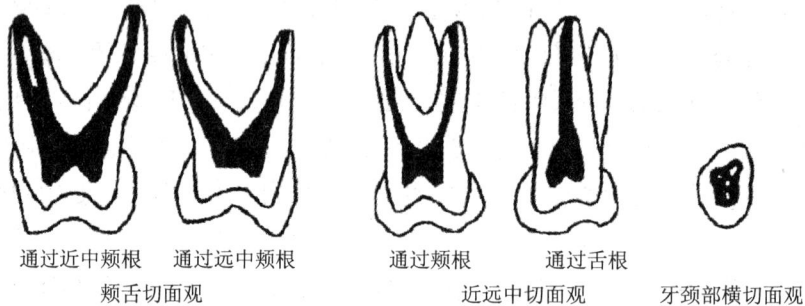

通过近中颊根　　通过远中颊根　　通过颊根　　通过舌根　　牙颈部横切面观
颊舌切面观　　　　　　　　近远中切面观

图 2-28　上颌第一磨牙的髓腔形态（切面观）

近远中剖面：髓室近远中径较颊舌径窄，近中颊髓角高于远中颊髓角。近中颊侧根管窄而弯曲。

颊舌向剖面：经过近中颊根及舌根的切面，髓室形态与外形相似，颊舌径很宽，有髓角突入相应牙尖，近颊髓角高于近舌髓角，接近牙冠中 1/3，远颊髓角和远舌髓角较低，接近牙冠颈 1/3 处。髓室顶凹向下，最凹处约与颈缘平齐，髓室底呈圆形，位于颈缘龈方约 2mm 处，髓室底上有 3~4 个根管口，由根管进入相应牙根。

横剖面：颈部横切面可见 3 个或 4 个根管口，近颊根管口距远颊根管口较近而距舌侧根管口较远；舌侧根管口大而圆，远中颊侧根管口较小并位于近中颊侧根管的远舌侧，近中颊侧根管口窄而扁，有时可见颊舌向两根管口。根中横切面仍为近颊根管扁，远颊根管小而圆，舌侧根管较大亦为圆形。

二、上颌第二磨牙（maxillary second molar）

（一）牙冠（dental crown）

上颌第二磨牙与上颌第一磨牙相似，但体积小，𬌗 面呈斜方形而较窄。牙冠表现为有四尖型和类三尖型两种类型。

四尖型：体积稍小于上颌第一磨牙，𬌗面斜方形更明显，近中舌尖占大部分，远中舌尖更小，极少数有第五尖出现。其斜嵴、颊沟、远中舌沟不如上颌第一磨牙明显（图2-29）。

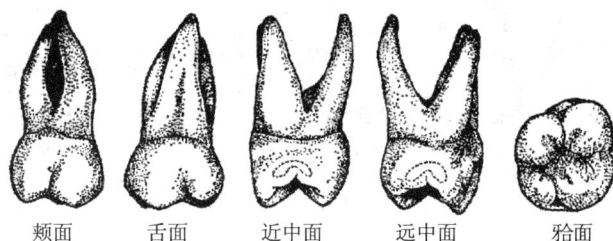

| 颊面 | 舌面 | 近中面 | 远中面 | 𬌗面 |

图2-29　上颌第二磨牙的各面观

类三尖型：整个牙冠和𬌗 面形态与上颌第一磨牙显然不同。𬌗 面呈圆三角形或方三角形。近中颊尖、远中颊尖大小相等，近中舌尖特大或仅一个舌尖而圆突，牙尖偏近中，舌面明显小于颊面，斜嵴不清楚或消失，中央窝、发育沟形态和分布不规则，副沟居多。

（二）牙根（root of tooth）

与上颌第一磨牙相同，数目为三根，但三根分叉度较小。少数牙根可出现近中颊根或远中颊根与舌根融合成两根的情况。根少数还可发生近、远中颊根与舌根相互融合现象。

（三）髓腔（pulp cavity）

形态与上颌第一磨牙髓腔形态相似，但较小。近中颊根出现双根管型或单双管型的比例约占30%，分为颊舌两根管，远中颊根及舌根均为单根管，舌根管较圆粗而直长（图2-30）。

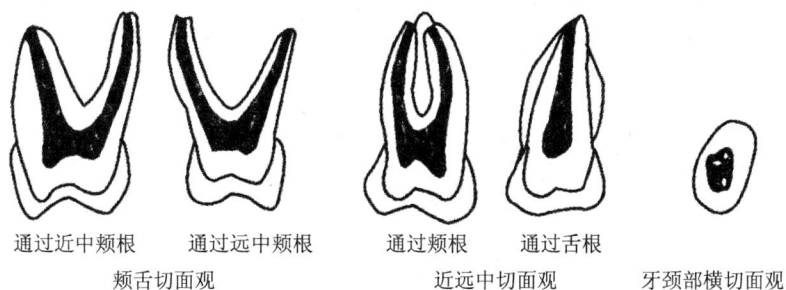

| 通过近中颊根 | 通过远中颊根 | 通过颊根 | 通过舌根 | |
| 颊舌切面观 | | 近远中切面观 | | 牙颈部横切面观 |

图2-30　上颌第二磨牙的髓腔形态（切面观）

三、上颌第三磨牙（maxillary third molar）

（一）牙冠（dental crown）

上颌第三磨牙的变异最多，常见变异型有胎面上呈三尖型，即远中舌尖很小或消失，或似上颌前磨牙双尖型，或多尖型等，有时牙尖多而界限不明显，胎面副沟多（图2-31）。

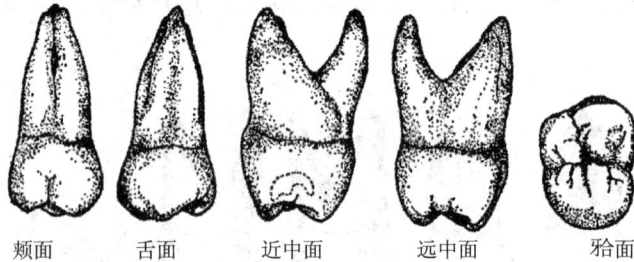

图2-31　上颌第三磨牙的各面观

| 颊面 | 舌面 | 近中面 | 远中面 | 胎面 |

（二）牙根（root of tooth）

牙根多合并成一个锥形根，有时可为多根型，根的数目和形态变异可以很大，根尖偏远中。

上颌第三磨牙规则形态与上颌第二磨牙基本相似，但冠根短小些。

（三）髓腔（pulp cavity）

上颌第三磨牙形态变异最多，其髓腔变化主要表现在：髓室大，髓角较低，根管粗，一般融合成1个根管（图2-32）。

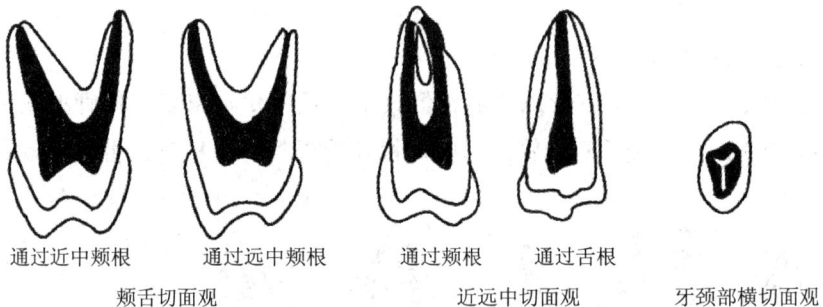

通过近中颊根　　通过远中颊根　　　通过颊根　　　通过舌根

颊舌切面观　　　　　　　近远中切面观　　　　牙颈部横切面观

图2-32　上颌第三磨牙的髓腔形态（切面观）

四、上颌磨牙的比较

表 2 - 1　上颌磨牙的比较

主要内容	上颌第一磨牙	上颌第二磨牙	上颌第三磨牙
体积	最大	较小	最小
颊面	最宽	较宽	较窄
	近远中颊尖等高	远中颊尖较近中颊尖稍短	远中颊尖更短
舌面	近中舌尖明显大于远中舌尖	近中舌尖更大，远中舌尖更小	远中舌尖通常消失
	可有第五牙尖	极少有第五牙尖	无第五牙尖
𬌗面	呈斜方形	斜方形更明显	不定形，副沟多
	斜嵴明显	斜嵴不明显	无斜嵴
牙根	三根分叉大	三根分叉较小	三根常融合

五、下颌第一磨牙（mandibular first molar）

下颌第一磨牙为恒牙中萌出最早的牙，6 岁时萌出，称为六龄牙，其𬌗面尖、嵴、窝、沟、斜面最多，也是下颌牙中体积最大的（图 2 - 33）。

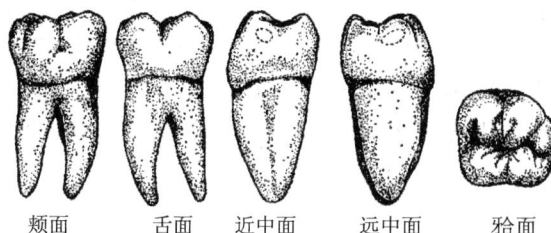

颊面　舌面　近中面　远中面　𬌗面

图 2 - 33　下颌第一磨牙各面观

（一）牙冠（dental crown）

1. **颊面**（buccal surface）　呈梯形，近远中宽度大于𬌗龈高度，𬌗缘长于颈缘，近中缘直，远中缘突。𬌗缘由近、远中颊尖和远中尖的五条牙尖嵴连续组成。颊面可见三个牙尖，即近中颊尖、远中颊尖和远中尖的半个牙尖。有颊沟和远中颊沟通过牙尖之间，颊沟的末端形成点隙。三尖中以近中颊尖最大，远中尖最小。近中颊尖与远中颊尖有颊轴嵴与颊沟平行，远中尖的颊轴嵴不明显。颊颈嵴与颈缘平行，外形高点在颈 1/3 处。

2. **舌面**（lingual surface）　呈梯形，小于颊面且光滑圆突。𬌗缘由近、远中舌尖的四条牙尖嵴组成。有两个舌尖，近中舌尖略宽于远中舌尖，两尖之间有舌沟通过。无明显轴嵴，外形高点在中 1/3 处。

3. **邻面**（proximal surface）　呈四边形，近中面的颊颈角及舌𬌗角为锐角，近中接触区在近𬌗缘偏颊侧，远中接触区在靠近𬌗缘中 1/3 处，牙冠倾向舌侧，颊尖低于舌尖。近中面大，远中面稍小。

4. 殆面（occlusal surface） 呈长方形，近远中径大于颊舌径，形态复杂。

边缘嵴（marginal ridge）：殆面的四边为四条边缘嵴围成，即颊殆边缘嵴、舌殆边缘嵴、近殆边缘嵴和远殆边缘嵴。颊殆边缘嵴由近中颊尖、远中颊尖和远中尖半个尖的五条牙尖嵴组成，舌殆边缘嵴由近、远中舌尖的四条牙尖嵴组成，近殆边缘嵴短而直，远殆边缘嵴稍长。

牙尖（dental cusp）：可见五个牙尖，即近中颊尖、远中颊尖、近中舌尖、远中舌尖和远中尖。颊侧牙尖短而圆，为功能尖，舌侧牙尖长而锐，为非功能尖，远中尖最小位于颊面与远中面交界处。

三角嵴（triangular ridge）：殆面牙尖五条三角嵴从牙尖顶伸向中央窝，其中以远中颊尖三角嵴最长，远中尖三角嵴最短。

斜面（inclined surface）：每一牙尖均有四个斜面，即颊尖的近远中颊斜面、颊尖的近远中舌斜面四个面，舌尖也是如此。当上下颌牙对位咬合时，舌尖的舌斜面与对颌牙无咬合接触，舌尖的颊斜面和颊尖、远中尖的颊斜面、舌斜面均有咬合接触。

窝（fossa）及点隙（pit）：有中央窝和近中窝。中央窝较大，位于殆面近中颊牙尖三角嵴和近中舌尖三角嵴的远侧与远殆边缘嵴近侧之间，窝内有中央点隙；近中窝较小，位于近殆边缘嵴内侧，窝内有近中点隙。

发育沟（developmental groove）：有五条发育沟，即颊沟、远中颊沟、舌沟、近中沟和远中沟。颊沟由中央点隙伸向颊侧，经近中颊尖和远中颊尖之间至颊面；舌沟由中央点隙伸向舌侧，经近中舌尖和远中舌尖之间至舌面；近中沟由中央点隙伸向近中，止于近殆边缘嵴之内；远中沟由中央点隙伸向远中，止于远殆边缘嵴之内；远颊沟位于远中颊尖与远中尖之间，从远中沟上分出，向远颊方向到颊面。

（二）牙根（root of tooth）

牙根为扁而厚的双根，分为近中根和远中根，根干短。近中根比远中根稍大，根尖弯向远中，近中根的近、远中根面有较深的长形凹陷；远中根的长形凹陷仅在其近中根面可见，根尖亦弯向远中。约有 22% 远中根可再分根，分为颊、舌两根，其中远中舌根短小弯曲。

（三）髓腔（pulp cavity）

髓室为矮立方形，近远中径＞颊舌径＞髓室高度（图 2 – 34）。

近远中剖面：髓室顶形凹，最凹处与颈缘平齐，髓室底在颈缘下 2mm。髓室顶和髓室底之间相距不到 2mm，髓室底距根分叉处约 2mm。近舌髓角与远舌髓角高度相近，均接近牙冠中 1/3。近颊髓角与远颊髓角和远中髓角较低，位于牙冠颈 1/3 或颈缘附近。髓室底上有 2~4 个根管口。近中根管较窄小其根尖向远中微倾斜，远中根管较大较直。

颊舌向剖面：髓室在近中的颊舌切面较远中的颊舌面宽，舌侧髓角高于颊侧髓角。近中牙根约 87% 分成颊舌向 2 根管，多由两个根尖孔通出牙体外，也有的舌根管较小，行至根尖 1/3 处合二为一，由一个根尖孔通出牙体外，近中根管为单根管者极少；远中根约 40% 分为颊舌 2 根管，由 2 个根尖孔通出牙体外。

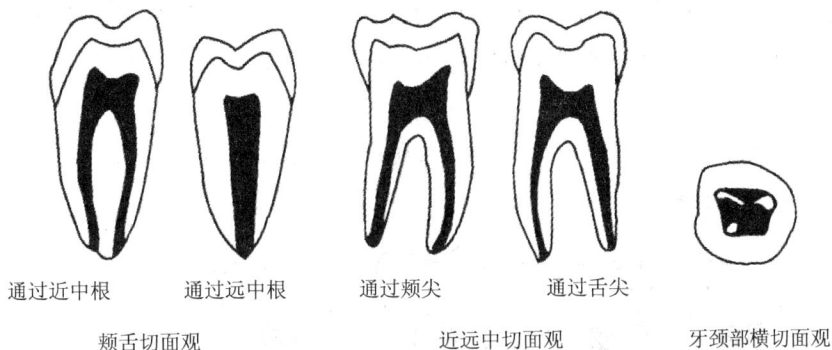

通过近中根	通过远中根	通过颊尖	通过舌尖	
颊舌切面观		近远中切面观		牙颈部横切面观

图 2 - 34　下颌第一磨牙的髓腔形态（切面观）

横剖面：髓室近远中径大于颊舌径，近中颊舌径大于远中颊舌径。根中部，近中根常有 2 个根管，根管细小呈哑铃形；远中根的根管比近中根管大，有时亦有 2 个分开的根管。

六、下颌第二磨牙（mandibular second molar）

（一）牙冠（dental crown）

下颌第二磨牙体积较下颌第一磨牙略小，依形态不同有两种尖型，即五尖型和四尖型（图 2 - 35）。

五尖型：其解剖形态和下颌第一磨牙极相似。牙冠𬌗面上亦有五个牙尖，但较圆钝。

四尖型：其解剖形态和下颌第一磨牙不同，牙冠𬌗面呈方圆形，只有四个牙尖，近中牙尖大于远中牙尖，有四条发育沟呈"十"字形分布。整个𬌗面形似"田"字是该牙的特点。

（二）牙根（root of tooth）

为扁圆而厚的双根，近中根和远中根分叉度小，相距较近，皆偏远中。极少数（占 3%）近中根可再分根，即近中颊根、近中舌根和远中根。少数牙近远中根颊侧融合，舌侧仍分开，牙根横断面呈 C 字形，故称为 C 形根。

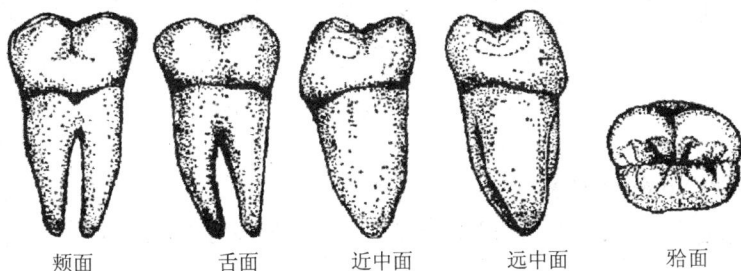

颊面	舌面	近中面	远中面	𬌗面

图 2 - 35　下颌第二磨牙各面观

（三）髓腔（pulp cavity）

似下颌第一磨牙的髓腔形态，但略小，可分别有 4～5 个髓角。近中根管为双管型或单双管型约占 64%，远中根管多为圆形的单根管，双管型或单双管型约占 18%（图 2－36）。

约有 10% 的下颌第二磨牙近远中根在颊侧融合，根管在颊侧也连通，根管横断面呈 C 字形，称为 C 形根管。

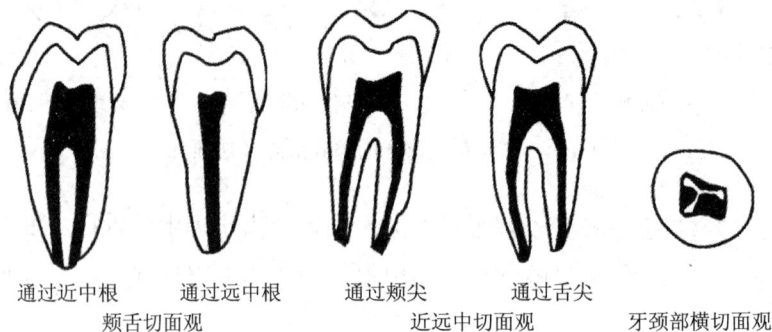

通过近中根	通过远中根	通过颊尖	通过舌尖	
颊舌切面观		近远中切面观		牙颈部横切面观

图 2－36　下颌第二磨牙的髓腔形态（切面观）

七、下颌第三磨牙（mandibular third molar）

（一）牙冠（dental crown）

下颌第三磨牙的变异较多，有的牙冠较大，𬌗面有五个牙尖，类似下颌第一磨牙，有的牙冠较小，𬌗面有四个牙尖，类似下颌第二磨牙。牙冠𬌗面牙尖、发育沟、嵴与窝等不清晰，副沟居多（图 2－37）。

（二）牙根（root of tooth）

牙根数目、大小、形状亦多变异不定，常融合成一锥形根。

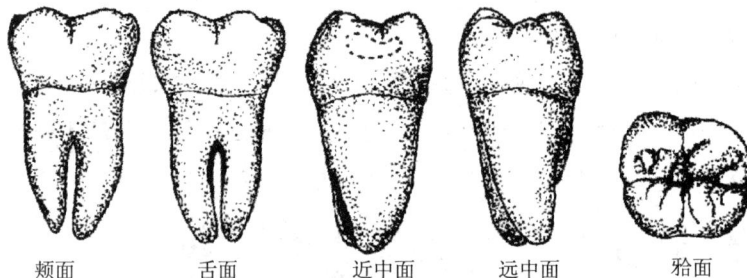

颊面	舌面	近中面	远中面	𬌗面

图 2－37　下颌第三磨牙各面观

（三）髓腔（pulp cavity）

髓腔形态变异较多，髓室、根管均较大；融合根多为单根管（图 2－38）。

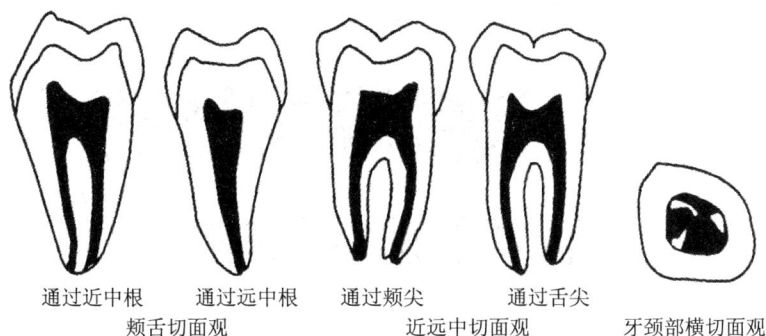

通过近中根	通过远中根	通过颊尖	通过舌尖	
颊舌切面观		近远中切面观		牙颈部横切面观

图 2-38 下颌第三磨牙的髓腔形态（切面观）

八、下颌磨牙的比较

表 2-2 下颌磨牙的比较

主要内容	下颌第一磨牙	下颌第二磨牙	下颌第三磨牙
体积	最大	较小	最小
颊面	最宽	较宽	变异大
	有两条颊沟一点隙	有一条颊沟	
	有三颊尖	近远二颊尖	
	颊轴嵴明显	无明显轴嵴	
舌面	呈梯形，较大	呈梯形，较小	变异大
	二舌尖一舌沟	二舌尖一舌沟	
𬌗面	呈长方形	呈方圆形	变异大，多呈卵圆形，
	有 5 个牙尖	多为 4 个牙尖	有 4 个或 5 个牙尖
	发育沟呈"大"字形	发育沟呈"十"字形	副沟多
牙根	近远中根分叉大	近远中根分叉较小	
	远中根可再分根	近中根可再分根	牙根短，通常呈融合根

九、上下颌磨牙的比较

（1）上颌磨牙牙冠呈斜方形，颊舌径大于近远中径；下颌磨牙牙冠呈长方形或方圆形，近远中径大于颊舌径。

（2）邻面观，上颌磨牙牙冠较直；下颌磨牙牙冠倾向舌侧。

（3）上颌磨牙有斜嵴；下颌磨牙无斜嵴。

（4）上颌磨牙颊尖锐而舌尖钝，功能尖为舌尖；下颌磨牙舌尖锐而颊尖钝，功能尖为颊尖。

（5）上颌磨牙多为三根，主要为颊舌向分根；下颌磨牙多为双根，主要为近远中向分根。

（许复贞 金照明）

第三章

乳牙的解剖形态

乳牙（deciduous teeth）共 20 颗，位于中线两侧，左右对称排列，由中线向远中依次为乳中切牙、乳侧切牙、乳尖牙、第一乳磨牙和第二乳磨牙。乳牙与恒牙比较，除下颌第一乳磨牙的形态比较特殊外，其余乳牙的形态与恒牙相似。

与恒牙比较，乳牙具有下列特点：

（1）乳牙体积小，牙冠短而宽，呈乳白色。

（2）乳牙牙颈部缩窄，唇颈嵴、颊颈嵴明显突出（图 3-1）；殆面缩窄，冠根分明（图 3-2）。

（3）宽冠窄根是乳前牙的特点，但上颌乳中切牙为宽冠宽根。

（4）乳前牙根尖略微向唇侧弯曲；乳磨牙根分叉很大（图 3-3）。

恒牙	乳牙

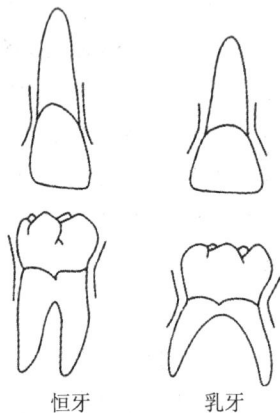

图 3-1　乳牙与恒牙冠根分界比较

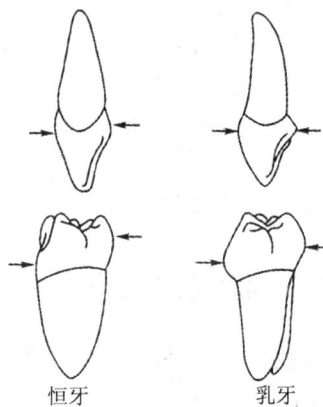

恒牙	乳牙

图 3-2　乳牙与恒牙颈嵴比较

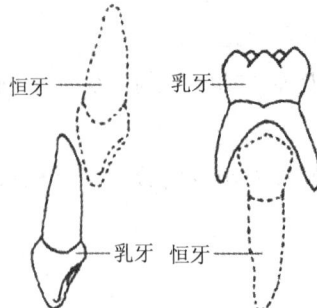

恒牙———　　乳牙

乳牙———　　恒牙———

图 3-3　乳牙与恒牙的位置关系

（5）上颌乳尖牙近中牙尖嵴较远中牙尖嵴长，是乳尖牙和恒尖牙中唯一牙尖偏向远中的。

（6）下颌第二乳磨牙三个颊尖大小相等。

乳牙的髓腔形态与乳牙的外形相似（图3-4）。从髓腔与牙体的比例角度看，乳牙髓腔比恒牙髓腔大。乳牙髓腔的特点为：髓室大、髓角高、髓壁薄、根管粗、根管方向斜度较大、根尖孔较大。

乳前牙髓室形态与牙冠外形相似，根管多数为单根管，下颌乳切牙偶为唇舌向两根管。乳磨牙髓室比较大，一般有3个根管，上颌乳磨牙为2个颊侧根管和1个舌侧根管；下颌乳磨牙为1个近中根管和1个远中根管。下颌第二乳磨牙有时有4个根管，近远中各2个。

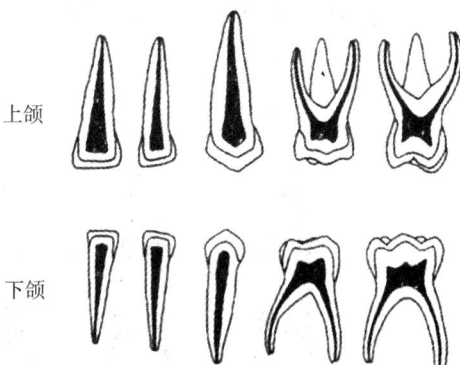

图3-4　乳牙髓腔形态

第一节　乳前牙

一、上颌乳中切牙（maxillary deciduous central incisor）

外形与上颌恒中切牙相似，但体积较小（图3-5）。

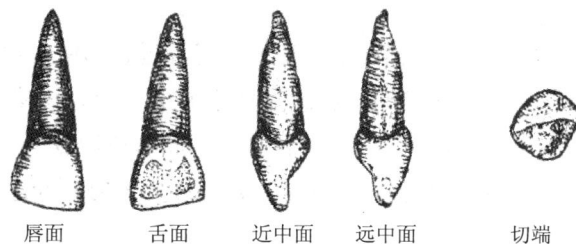

唇面　　　舌面　　　近中面　　远中面　　　切端

图3-5　右上颌乳中切牙

1. 牙冠（dental crown）　唇面略呈梯形，表面光滑，近远中径大于切龈径，牙冠宽而短，呈"铲"形，是上颌乳中切牙的重要标志。唇面近中缘及切缘较平直，远中缘及颈缘较圆突。近中切角近似直角，远中切角较圆钝，唇颈嵴明显突起。舌面大小与唇面相似。舌面近中边缘嵴、远中边缘嵴较突，舌面隆突明显，舌面窝明显。邻面呈三角形，因唇颈嵴和舌面隆突特别突出，故牙冠颈部很厚，冠根分明。

2. 牙根（root of tooth）　单根，宽扁，唇面较舌面宽，根长约为冠长的2倍。牙根根尖1/3弯向唇侧，根尖略偏远中。宽冠宽根是上颌乳中切牙的又一重要解剖标志。

二、上颌乳侧切牙（maxillary deciduous lateral incisor）

与上颌乳中切牙比较，上颌乳侧切牙具有下列特点：

1. **牙冠**（dental crown）　外形与上颌乳中切牙相似，但较小而且短窄。近远中径小于切龈径，唇面略微圆突。近中切角为圆角，远中切角呈圆弧形，舌面窝较浅，唇颈嵴、舌面隆突比上颌乳中切牙小（图 3 - 6）。

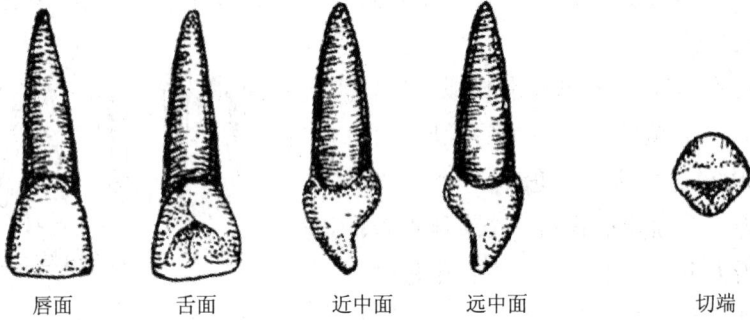

| 唇面 | 舌面 | 近中面 | 远中面 | 切端 |

图 3 - 6　右上颌乳侧切牙

2. **牙根**（root of tooth）　单根，较窄，略厚，牙根根尖 1/3 弯向唇侧，略斜向远中。

三、下颌乳中切牙（mandibular deciduous central incisor）

下颌乳中切牙与下颌恒中切牙的牙冠外形相似，但不如下颌恒中切牙牙冠窄长（图 3 - 7）。

1. **牙冠**（dental crown）　唇面光滑，切缘较直，近、远中缘对称，近中切角与远中切角较锐，唇颈嵴较突。舌面窝明显，边缘嵴窄而突，但舌面隆突不大。邻面呈三角形，切缘较薄，切嵴位于牙体长轴上，唇颈嵴、舌面隆突均较突。

2. **牙根**（root of tooth）　单根，较细长，根长度约为冠长的 2 倍。牙根较直，牙根根尖 1/3 弯向唇侧。

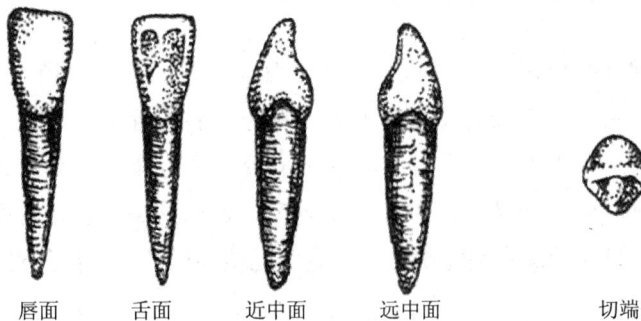

| 唇面 | 舌面 | 近中面 | 远中面 | 切端 |

图 3 - 7　右下颌乳中切牙

四、下颌乳侧切牙（mandibular deciduous lateral incisor）

1. **牙冠**（dental crown）　下颌乳侧切牙的牙冠比下颌乳中切牙大，唇面的近中缘长，远中缘短，切嵴自近中向远中舌侧斜行。近中切角为一小圆角，远中切角为一大圆钝角，唇面略突。舌面近远中边缘嵴、舌面隆突明显，舌面窝较深（图3-8）。

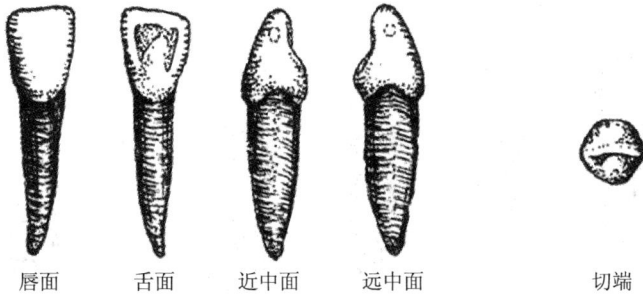

唇面　　　舌面　　　近中面　　　远中面　　　　　　切端

图3-8　右下颌乳侧切牙

2. **牙根**（root of tooth）　单根，长度比下颌乳中切牙牙根稍长，牙根自唇面向舌面缩窄，牙根根尖1/3弯向唇侧，根尖略偏远中。

五、上颌乳尖牙（maxillary deciduous canine）

上颌乳尖牙牙冠外形与上颌恒尖牙相似，但体积明显比上颌恒尖牙小，唇、舌轴嵴较为突出（图3-9）。

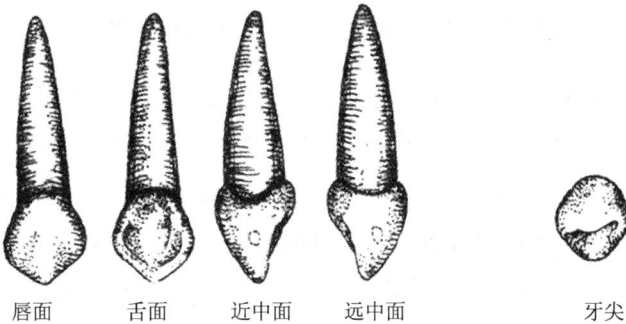

唇面　　　舌面　　　近中面　　　远中面　　　　　　牙尖

图3-9　右上颌乳尖牙

1. **牙冠**（dental crown）　唇面牙尖长而大，约占牙冠长度的一半，近中斜缘长于远中斜缘，牙尖偏远中，这是区别左右上颌乳尖牙和上颌恒尖牙最主要的标志。唇轴嵴和颈嵴很突，颈缘弧度很小，几乎平直。舌面的边缘嵴很突，舌面窝被舌轴嵴分成近中舌窝和远中舌窝。

2. **牙根**（root of tooth）　单根，细长，较直，唇侧宽而舌侧缩窄，根尖弯向唇侧并略偏远中。

六、下颌乳尖牙（mandibular deciduous canine）

1. **牙冠（dental crown）** 下颌乳尖牙外形与上颌乳尖牙相似，但牙冠较短而窄。近中斜缘短而远中斜缘长，牙尖偏近中。近中缘较长而直，远中缘较短而圆突，颈缘较平直。唇颈嵴和唇轴嵴较突，舌面的边缘嵴及舌轴嵴略突，舌面窝明显。舌轴嵴将舌窝分为两半（图3-10）。

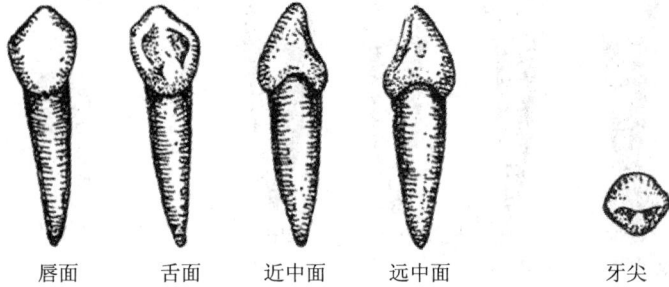

| 唇面 | 舌面 | 近中面 | 远中面 | 牙尖 |

图3-10 右下颌乳尖牙

2. **牙根（root of tooth）** 单根，较上颌乳尖牙的牙根稍窄，根尖缩小弯向唇侧，根尖略偏远中。

第二节 乳磨牙

一、上颌第一乳磨牙（maxillary first deciduous molar）

1. **牙冠（dental crown）** 颊面的宽度大于长度，近中缘较长而直，远中缘短而突，颈部缩窄，故颈嵴很突，特别是颈嵴的近中部尤为突出。颊尖微突，略偏近中。舌面较颊面小而圆突，𬌗缘上舌尖亦较颊尖圆突。邻面可见其𬌗1/3显著缩窄，颊侧颈1/3处非常突出。𬌗面形态似上颌前磨牙，但颊舌二牙尖的三角嵴及𬌗面沟的形态均不如上颌前磨牙清晰。颊𬌗缘嵴长于舌𬌗缘嵴，近颊𬌗角为锐角，近舌𬌗角为钝角，远颊𬌗角和远舌𬌗角近似直角（图3-11）。

2. **牙根（root of tooth）** 分颊侧2根和舌侧1根，牙根细长，根干较短，根分叉大。

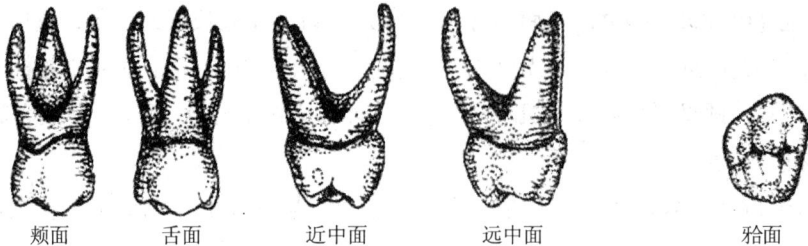

| 颊面 | 舌面 | 近中面 | 远中面 | 𬌗面 |

图3-11 右上颌第一乳磨牙

二、下颌第一乳磨牙（mandibular first deciduous molar）

1. **牙冠**（dental crown）   形态不似任何恒牙。颊面虽为四边形，但近中缘长而且直，远中缘特短而且突，近远中缘的长度约相等，颈缘较直。近中颊尖大于远中颊尖，两颊尖之间有沟，称颊沟，近中颈嵴较突。舌面可见长而尖的近中舌尖和短而圆的远中舌尖，二舌尖之间有沟，称舌沟。𬌗面为不规则的四边形，近中边缘嵴特短。有 4 个牙尖，近中颊尖最大，近中舌尖次之，远中颊尖和远中舌尖均很小，近中颊舌二尖相距较近，此二牙尖的三角嵴几乎相连，但有中央沟分隔。中央沟两端有较小的近中窝和较大的远中窝，二窝均较深，𬌗面的沟嵴不清晰（图 3 - 12）。

2. **牙根**（root of tooth）   分近中和远中二根，根干短，根分叉大。

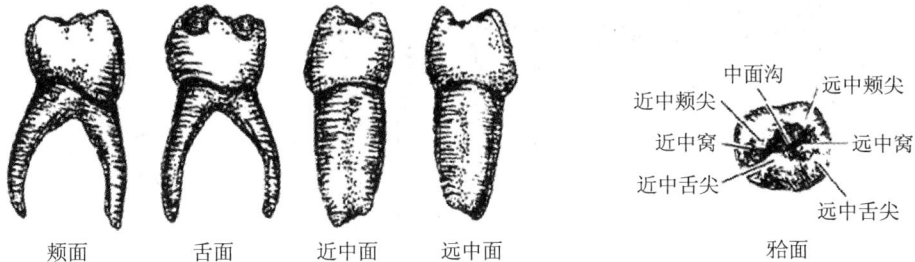

近中颊尖　　中面沟　　远中颊尖
近中窝　　　　　　　　远中窝
近中舌尖　　　　　　　远中舌尖

颊面　　　舌面　　　近中面　　　远中面　　　　　　𬌗面

图 3 - 12   右下颌第一乳磨牙

三、上颌第二乳磨牙（maxillary second deciduous molar）

1. **牙冠**（dental crown）   上颌第二乳磨牙形态与上颌第一磨牙形态相似。颊面呈梯形，近中缘与远中缘对称呈圆弧形，𬌗 1/3 与中 1/3 交界处最宽，向颈部渐窄，近中颊尖大于远中颊尖，颊颈嵴突出，冠根分明。舌面小于颊面，近中舌尖大于远中舌尖。邻面似长方形，近中面大于远中面，颊缘、舌缘颈 1/3 处圆突而最宽，颈部显著缩窄。𬌗面似菱形，边缘嵴向𬌗面中央内聚（图 3 - 13）。

2. **牙根**（root of tooth）   分颊侧 2 根和舌侧 1 根，牙根细长，根干短，根分叉比上颌第一恒磨牙大。

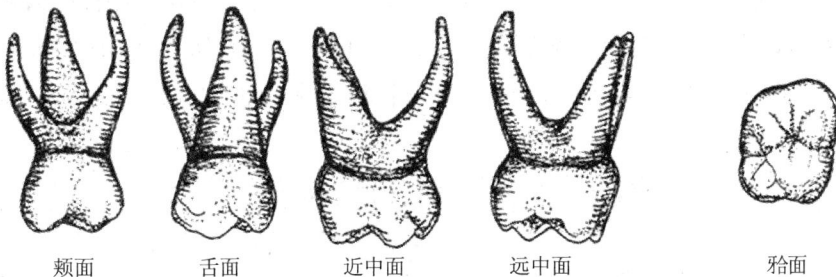

颊面　　　舌面　　　近中面　　　远中面　　　　　　𬌗面

图 3 - 13   右上颌第二乳磨牙

四、下颌第二乳磨牙（mandibular second deciduous molar）

1. 牙冠（dental crown） 下颌第二乳磨牙形态与下颌第一磨牙形态相似。颊面呈倒梯形，近中缘与远中缘对称呈圆弧形，𬌗 1/3 处最宽，颈部缩窄，近中缘与远中缘等长，圆突。三个颊尖大小相等，有两条颊沟分开。舌面小于颊面，近中舌尖与远中舌尖等大，舌尖高而尖。邻面似四边形，颊缘明显向舌侧𬌗缘内聚。𬌗面为不规则的四边形，可见五个牙尖，嵴沟发育不如恒牙明显（图 3－14）。

2. 牙根（root of tooth） 为双根，近中根和远中根，牙根扁平细长，根分叉较大。

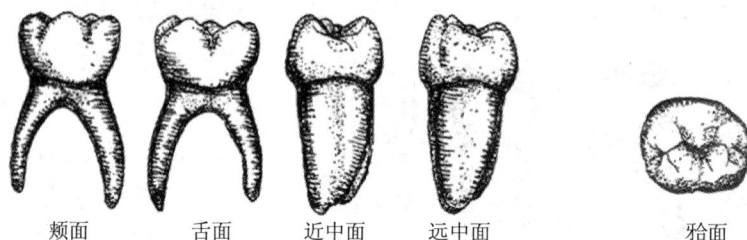

颊面　　　舌面　　　近中面　　　远中面　　　　　　　𬌗面

图 3－14　右下颌第二乳磨牙

五、上、下颌第二乳磨牙与上、下颌第一恒磨牙的外形区别

上颌第二乳磨牙与下颌第二乳磨牙分别与同颌的第一恒磨牙形态近似，位置又彼此相邻，容易混淆。与第一恒磨牙相比，第二乳磨牙具有如下特点：

（1）第二乳磨牙的牙冠较小、色乳白。

（2）第二乳磨牙的牙冠颈部明显缩小，颈嵴较突，牙冠由颈部向𬌗方缩小，故近颈部大而𬌗面小。

（3）下颌第二乳磨牙的近中颊尖、远中颊尖及远中尖的大小约相等，而下颌第一恒磨牙此三尖中，以远中尖最小。

（4）上颌第二乳磨牙为三根，下颌者为二根，但根柱短，牙根向周围张开。

（5）口腔混合牙列中，同颌一侧牙列上，从近中向远中若有两个相似的磨牙，则位于近中较小者即为第二乳磨牙。因为第一、二、三恒磨牙的体积从近中向远中依次减小。

根据上述特点并结合年龄、咬合关系和磨耗程度等，即可与第一恒磨牙区别。

第三节　乳牙的应用解剖

1. 乳牙与身体发育的关系　婴儿出生后 6 个月乳牙开始萌出，约 2 岁半时 20 颗乳牙全部萌出，6～7 岁开始乳牙逐渐脱落，而恒牙替换萌出，12～13 岁左右乳恒牙替换完毕。乳牙在口腔内的时间，短的有 5～6 年，长的可达 10 年左右。这段时间正是儿童全身发育的重要阶段，应注意口腔预防保健，龋病及早治疗，不能轻易拔除乳牙。乳牙列的完整，对发挥良好的咀嚼功能，促进儿童的健康成长具有重要的意义。

2. 乳牙与颌面部发育的关系　咀嚼力通过乳牙牙根传到颌骨，促进颌骨的生长发育。乳牙列缺损或缺失，会导致咀嚼功能降低，缺乏正常功能刺激，使颌骨发育不足，是造成牙颌畸形的病因之一。

3. 乳牙与恒牙萌出的位置关系　乳牙位置正常，能引导恒牙正常萌出；乳牙滞留，使恒牙错位萌出；乳牙早失，其前后邻牙向缺隙移位或倾斜，使间隙缩小，恒牙萌出时位置不够，则导致错位萌出，是错𬌗畸形的病因之一。

4. 乳牙与恒牙胚的位置关系　乳前牙牙根的舌侧、乳磨牙的根分叉下方有恒牙胚，治疗或拔除乳牙时要注意保护恒牙胚，避免损伤恒牙胚。

（胡飞琴）

牙体解剖形态的应用意义

第一节　牙冠形态的生理意义

咬合接触是指上、下牙的部分与咀嚼效能直接发生关系的部分；通常切牙为切嵴、尖牙为牙尖、后牙为𬌗面。上下切牙咬切食物时，食物介于上下牙之间，食物在下颌切缘从上颌切缘到舌侧的运动过程中被切断。尖牙的牙尖可以穿透食物撕裂食物。后牙的𬌗面结构较为复杂如牙尖、三角嵴、斜面及边缘嵴、窝及发育沟等，在咀嚼运动中可将食物压碎、磨细。因此，牙体形态与生理功能是密切相关的。

一、切缘及𬌗面形态的生理意义

牙齿在咬合形式上，尖与窝、沟与嵴、切嵴与切嵴均为曲面对曲面的接触。牙在萌出的早期，其尖、窝、沟、嵴都是由一定曲度的曲线或曲面构成，而形成点或线的接触，这样有利于牙体的稳定，有利于咬合关系的稳定，由于𬌗力的提高，平面接触仍可完成咀嚼功能。

边缘嵴将食物局限在𬌗面窝内，对𬌗的牙尖与之相对，则起到杵臼的作用，以捣碎食物；颊沟与舌沟及个别近中沟则是食物排溢的主要通道；上颌磨牙的斜嵴与下颌第一磨牙的舌沟与远颊沟组成的联合沟槽，共同制导下颌运动，对于侧方运动的方向有引导的作用；牙尖与凹的接触，使上下牙的咬合关系保持稳定，这对颞下颌关节、咀嚼肌、牙周组织的健康都非常重要。在牙的𬌗面上，牙的尖、窝、沟、嵴，咀嚼时起着联合切割的作用，从而提高咀嚼效能。

二、轴面凸度的生理意义

（一）唇、颊、舌面的凸度

牙冠的唇、颊、舌面都有一定的凸度，咀嚼时排溢的食物顺着牙冠的凸度滑至口腔，恰好从牙龈的表面擦过，起着生理性的按摩作用和自洁作用，使其血液循环正常，保证牙龈组织的健康；若牙冠凸度过小，牙龈就会受到食物的直接撞击而受到创伤，可能引起牙龈创伤性萎缩；若牙冠凸度过大，则牙龈因失去食物的按摩而造成食物的存积，牙体失去自洁作用而产生废用性萎缩。同时，牙颈部也因失去自洁作用，而引起牙龈炎或成为龋病发展的温床，因此在修复牙冠时应注意恢复其自然凸度（图4-1）。

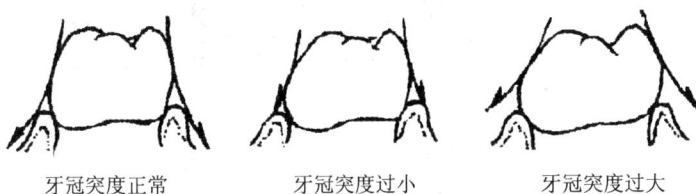

牙冠突度正常　　　　　　牙冠突度过小　　　　　　牙冠突度过大

图4-1　牙唇、颊、舌面突度

　　唇、颊、舌面凸度的位置：前牙唇舌面及后牙颊面的突度均在颈1/3，后牙舌面的突度在中1/3。牙冠颈1/3的凸度，还可以起到扩展龈缘的作用，使其紧张有力。

（二）邻面凸度

　　牙冠邻面突度相互接触，紧密相邻，可防止食物嵌塞。牙冠的邻面亦为凸面，借其外形高点相互紧密相邻，接触之处即为接触点（图4-2）。在咀嚼过程中，每个牙都有生理性的动度，接触点随之逐渐磨耗变大成为一个圆形面，称为接触区，牙与牙之间仍然通过接触区紧密相连而无间隙，观察离体牙的邻面，可见接触区的形态为椭圆形的小面。

　　前牙的接触区靠近切缘的部位，接触区的切颈径大于唇舌径；后牙的接触区靠近𬌗缘部位，近中紧靠𬌗缘，远中在𬌗缘稍下，接触区的颊舌径大于𬌗颈径；前磨牙及第一磨牙近中接触区，多在邻面的𬌗1/3偏颊处，第一磨牙远中与第二、三磨牙的接触区多在邻面𬌗1/3的中1/3附近。接触区接触良好，可以防止食物嵌塞，同时使得邻牙能够互相支持，互相依靠，分散𬌗力，有利于牙齿的稳固。因此在修复牙冠恢复其正常接触区时，要特别注意恢复其正常的位置和良好的接触关系，若恢复不当，则可造成食物嵌塞。

（三）楔状隙

　　两牙的接触区向四周展开的间隙称为楔状隙，在接触区唇侧或颊侧者，称为唇楔状隙或颊楔状隙；在接触区舌侧者称为舌楔状隙；在接触区切方或𬌗方者称为切或𬌗楔状隙；在接触区龈方者称为又称邻间隙（图4-3）。邻间隙以牙槽嵴为底，两邻牙为边形成一个三角形空隙，其间被牙龈乳头所充填，不使食物残渣存积，以保护牙周组织。咀嚼时有部分食物通过楔状隙排溢，在排溢过程中食物摩擦牙面，使牙面保持清洁，起到自洁作用，可防止龋病和龈炎的发生。另外，当咬合时，因对颌牙的牙尖位于楔状隙内，使上、下颌牙产生良好的锁结作用，起到稳定牙弓及𬌗关系的作用。

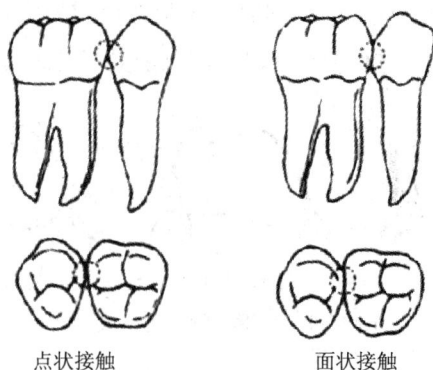

点状接触　　　　　　面状接触

图 4 - 2　邻牙的接触形态

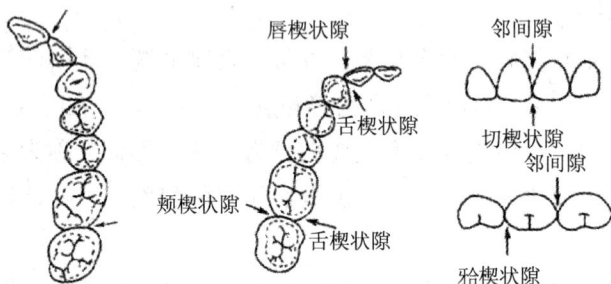

唇楔状隙　　　　　邻间隙

舌楔状隙

颊楔状隙　　　　　切楔状隙
　　　　　　　　　邻间隙

舌楔状隙

𬌗楔状隙

图 4 - 3　楔状隙

第二节　牙根形态的生理意义

一、牙根形态与牙的稳定性

牙根的形态与牙的稳固性密切相关。牙根在牙槽窝的稳固是保证牙冠行使其生理功能的重要前提，而牙根的稳固性又与其形态密切相关，如多根牙较单根牙稳固，长根牙较短根牙稳固，粗根牙较细根牙稳固，扁根牙较圆根牙稳固，根尖所占面积大于𬌗面者稳固等。就牙根的数目而言，多根牙比单根牙更稳固，如上颌第一磨牙，牙根多、根形扁、根尖所占面积大于𬌗面，因而是全口牙中最稳固的牙；又如上颌尖牙，位于牙弓的转角处，是平衡牙弓向前、向后作用力的部位，是维持牙弓形态的主要支柱，其受力强，虽为单根，但长大粗壮，故较其他单根牙稳固。根的分叉形态，也是支持牙体得以稳固的重要因素，根分叉越多、越宽，支持作用就越大，牙也越稳固。

二、牙根形态与牙冠受力的方向

牙根受力的大小及方向，决定了牙根的数目及形态。受力小多为单根，受力大多为多根或粗壮的单根;受力方向单一多为单根;受力方向复杂多为分叉和多根。咀嚼时,上颌切牙承受向前向上的力,故其牙根唇面宽于舌面,以抵御向前的力;下前牙承受来自上颌牙向下向内的力,故下前牙牙根的唇面和舌面宽度大致相等,或舌面略宽于唇面,用来抵抗向内的力。后牙受力大,方向复杂,故其牙根为多根。上颌磨牙的舌尖为功能牙尖,所受的力最大,其舌根比颊根粗壮长大。下颌磨牙的牙根扁而宽,且近远中面有长形凹陷,有利于磨牙的稳定。

上颌第一磨牙的牙根分叉为三根,数目最多,均较长,每一个根都呈扁形,两个颊侧根近远中向呈扁形,从根柱起向外弯曲,根尖向内收,舌侧根在颊舌向呈扁形,从根柱起向舌侧弯曲,根尖较直;三根的根尖所占面积大于𬌗面,这样,根尖的支持力大于功能𬌗面,有利于牙的稳固;三根中,舌根最长最大。

第三节 各类牙解剖的应用意义

一、恒牙解剖形态的应用意义

(一)切牙应用解剖

(1)切牙位于牙弓前部,位置暴露,易受外力而致松动、折裂或脱落,缺损或缺失后对面容和言语功能影响较大。修复时在人工牙色泽、形态与面型及邻牙的协调性上应保持一致。

(2)切牙的邻面及上颌侧切牙的舌窝,自洁作用差,是龋病的易发部位。

(3)上颌中切牙之间偶有额外牙,称为正中额外牙,应及时拔除,易造成牙列拥挤及𬌗关系紊乱。

(4)上颌中切牙牙根圆而直,拔牙时可用旋转力拔出;上颌侧切牙牙根可有弯曲,下颌切牙根形扁,拔牙不能使用旋转力。

(5)上颌侧切牙变异较多,常见呈锥体牙,也偶有先天缺失者。

(二)尖牙应用解剖

(1)牙冠各个面都较为光滑,无裂沟或点隙,自洁作用较好,不易发生龋坏。

(2)上颌尖牙位于口角,具有支撑口角的作用,若上尖牙缺失,口角上部塌陷,影响面容。

(3)上颌尖牙牙根长而粗状,能承受较大𬌗力。由于尖牙牙根长,常是口内保留时间最长久的牙,在修复相关牙缺失时,多选作基牙。

(4)上颌尖牙牙根为圆锥形单根较直,拔除时可使用旋转力;下颌尖牙由于根稍扁圆,拔除时可采用唇舌向脱位,或在松动后适当配合使用较小的旋转力。

(三)前磨牙应用解剖

(1)前磨牙𬌗面的点隙、沟及邻面都是龋的好发部位,在对于邻接区的恢复时,充填或修复要注意其正常形态,以免造成食物嵌塞。

（2）前磨牙牙根呈扁根或分叉成双根，拔牙时主要使用摇力。

（3）由于第一磨牙萌出较早，缺失机会较多，第二前磨牙常作为基牙修复第一磨牙。

（4）上颌前磨牙根尖位于上颌窦底，根尖感染易波及上颌窦，在拔牙取断根时应避免使用推力，以免进入上颌窦内。

（5）前磨牙可发生错位、易位或多生牙。下颌第二磨牙𬌗面中央窝内可出现一锥形的牙尖名中央尖，常易磨耗而导致穿髓。

（6）下颌前磨牙常作寻找颏孔的标志。

（四）磨牙应用解剖

（1）上、下颌第一磨牙，对建立正常咬合关系起着重要作用，是临床上检查𬌗关系、修复缺失牙的设计、颌骨骨折及错𬌗等诊断或治疗效果的重要参照标准之一，所以应尽量治疗保留，如拔除后也应尽早修复，以免影响正常的咬合关系。

（2）第一磨牙萌出早，且𬌗面窝、点隙多，自洁作用差，最易发生龋病，充填或修复时注意恢复正常的解剖形态。在萌出早期，常用窝沟封闭的方法来进行龋病的预防。

（3）第三磨牙易出现先天缺失或形态位置异常，常因阻生而引起冠周炎或第二磨牙的龋坏，如有阻生并出现症状，应尽早拔除；若位置正常，并有正常咬合关系，则应保留。

（4）上颌磨牙根尖位于上颌窦底下方，根尖感染时可引起牙源性上颌窦炎，拔除断根时应避免使用推力，以免断根进入上颌窦。下颌磨牙根尖位于下颌管附近，拔除断根时，避免使用压力，以免损伤下牙槽神经血管。

（5）第一磨牙与第二乳磨牙形态相似，位置相邻近，易发生混淆，在拔第二乳磨牙时应注意鉴别。

（6）上颌第二磨牙牙冠相对的颊黏膜是腮腺导管开口处；上颌第三磨牙常作为寻找腭大孔的标志。

（7）拔除上、下颌磨牙时，应注意牙根的数目、分叉和方向，以免折断牙根或牙根残留。

（8）各牙的外形高点与修复体的固位有直接关系。

二、乳牙解剖形态的应用意义

（1）婴儿出生后半年左右乳牙开始萌出。6岁左右到12岁左右，乳牙逐渐脱落，为恒牙所代替。因此，乳牙在口腔内存在的时间，最短者5~6年，最长者可达10年左右。而此阶段，正值儿童全身及面颌部发育的重要时期，故应重视口腔预防保健，对乳牙龋病应早期治疗，不应轻易拔除。

（2）完整的乳牙列，能发挥良好的咀嚼效能，在促进儿童的健康成长方面具有重要意义。

（3）乳牙咀嚼力能促进颌骨的生长发育，在乳牙殆期如缺乏咀嚼功能的刺激，将影响颌骨的发育，易造成牙颌畸形。

（4）乳牙位置正常，可引导恒牙正常萌出。若乳牙滞留，则影响恒牙正常萌出，使恒牙错位萌出；如乳牙缺失过早，易造成前后邻牙向缺隙内倾斜或移位，使间隙缩小，导致恒牙萌出时置不足错位萌出，致错殆畸形。

（5）通常乳前牙牙根舌侧有恒前牙牙胚，乳磨牙根分叉内有恒前磨牙牙胚，在治疗乳牙时，应注意两者位置，避免伤及。

第四节　牙髓解剖的应用意义

一、髓腔解剖形态的生理意义

临床进行牙体牙髓和牙周疾病治疗的主要依据是髓腔的形态，它包括髓室的大小、位置、髓角的高低、根管口的位置、根管数目、根管的类型、弯曲程度等，在治疗之前必须对髓腔的形态要熟悉，否则可发生意外，如髓角高在备洞时易发生以外穿髓；弯曲的根管，去髓和扩大根管时，容易造成器械折断或根管侧穿；根尖孔或牙根尚未完全形成者，器械、药物、充填物易穿出根尖孔，刺激根尖周组织引起根尖周炎等。

（一）继发牙本质的形成

继发性牙本质是指牙发育至根尖孔形成后，在一生中仍继续不断形成的牙本质。继发性牙本质实质上是一种牙本质的增龄性改变，其形成的速度较慢。继发性牙本质形成于牙本质的整个髓腔表面，但在各个部位其分布不均匀。如在磨牙和前磨牙中，髓腔顶和底部的继发性牙本质比侧壁的厚。

（二）髓腔形态的增龄性改变

在牙齿发育完成，根尖孔形成以后，随着年龄的增长和牙受到外界的生理或病理性刺激，由于髓室内壁有继发牙本质的形成，使髓室的体积逐渐减小，髓角变低，根管变细，根尖孔变窄小，有的髓腔会出现钙化阻塞。乳牙的髓腔比恒牙大，青少年恒牙的髓腔比老年人大，表现为髓室大、髓角高、根管粗、根尖孔大（图4-4）。而老年人髓腔表现为髓室小、髓角、低，根管变细，根尖孔变窄小（图4-5）。

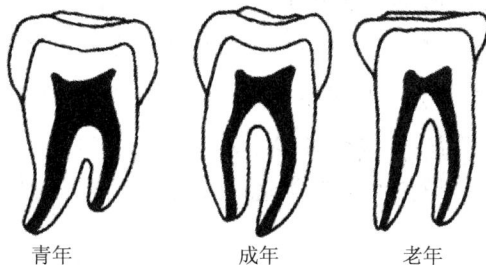

青年　　　　　成年　　　　　老年

图4-4　髓腔的增龄变化

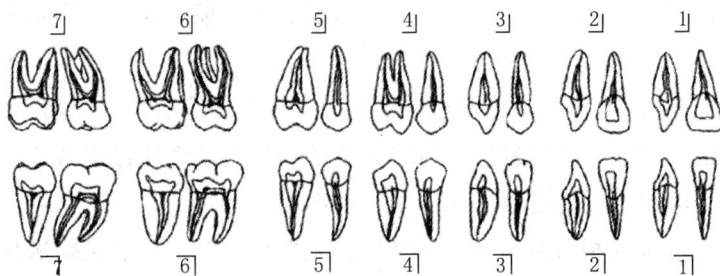

图 4-5　髓腔的增龄变化

二、髓腔解剖形态的病理意义

（一）修复牙本质的形成

当釉质表面因为磨损、龋病等原因而遭受破坏时，导致其深部牙本质暴露，成牙本质细胞会受到不同程度的刺激，部分甚至会发生变性。牙髓深层未分化的细胞可移向该处取代变性细胞分化为成牙本质细胞，并与尚有功能的成牙本质细胞一起共同分泌牙本质的基质，继而矿化，形成修复性牙本质。

（二）髓腔形态病理性改变

髓腔的病理性变化是指如因外伤、龋病或非生理功能性磨损导致牙本质暴露时，在受伤处相应的髓腔壁上形成修复性牙本质，而导致局部髓腔缩小。

三、牙髓组织特点的应用意义

（一）牙髓组织成分随年龄而变化

牙髓是一种疏松结缔组织，由成纤维细胞、成牙本质细胞、未分化间叶细胞和单核细胞组成。牙髓组织有明显的增龄变化，年轻人牙髓腔大，牙髓组织细胞成分多，血运丰富，修复再生能力强，治疗效果好。随着年龄的增大，不断沉积继发性牙本质，使髓腔逐渐变小，牙髓组织细胞成分减少，血管减少，牙髓活力逐渐降低，牙髓组织发生退行变，防御和修复功能均减退。

（二）炎症时组织变化

牙髓组织与任何物理化学刺激必然会发生反应。若所受刺激是慢性的，较弱的，则可以引起修复性牙本质的形成，并可造成牙髓组织退行性变。若所受刺激是强烈的，则可发生炎症反应。牙髓组织除了唯一狭窄的根尖孔与牙周组织相通外，处于四壁坚硬的髓腔中，缺乏侧支循环，一旦发生炎症，牙髓内的血管管壁薄，容易扩张、充血及渗出，使髓腔压力急剧增高，没有缓冲，无法减轻压力，牙髓神经末梢受到压力而产生剧烈疼痛。所以在临床上通常治疗牙髓炎缓解疼痛的方法是开髓引流。

（三）牙髓组织特点

牙本质和牙髓之间的关系极为密切，可视为一个组织或器官，称为牙髓-牙本质器官。牙本质是牙髓细胞分化成熟的最终产物、构成其外周矿化部分。牙本质对牙髓有保护作用，而其活力又得自牙髓，一旦牙本质暴露遭受外界刺激时，牙髓均将发生相应的应答反应。因此可以认为牙髓是由矿化与未矿化两部分构成，矿化部分为牙本质，二者是作为一个整体对外界刺激产生反应。

（四）牙髓神经特点

牙髓的神经支配来自三叉神经的分支，是无髓鞘神经纤维，没有辨别外界的各种刺激的能力，不论是冷、热、压、触及化学刺激，其唯一的反应是疼痛，且缺乏定位能力。

四、根管系统的应用意义

牙髓可以通过根尖孔和侧枝根管等通道，使牙髓组织和牙周组织关系密切，成为牙髓病和牙周组织疾病相互传播的途径，使牙髓病和牙周病相互影响。还可以影响根管治疗的效果，掌握根管的解剖形态对临床治疗有着重要的意义。

第五节　离体牙辨识与测量

实训一　牙体观察

一、目的要求

1. 运用牙体解剖知识，熟悉各类牙牙体表面标志。
2. 通过观察离体牙，熟练掌握各类离体牙的解剖特点，能正确认识和区分各类离体牙。

二、实训内容

认识与观察离体牙。

三、实训器材

离体牙、模型牙等。

四、方法和步骤

离体牙和人造牙标志的识别：

1. 将收集的离体牙和人造牙先进行分类，再判断上下，区别左右，排列好顺序，记录牙位。
2. 在每个牙上观察表面标志，能准确指出牙尖、边缘嵴、轴嵴、三角嵴、横嵴、斜嵴、发育沟、舌面窝、𬌗面窝等解剖特征。
3. 对照离体牙，复习牙的解剖形态特点，熟记各类牙的主要解剖标志。

五、注意事项

1. 离体牙由于存在磨耗等现象，因此牙体形态可能会有所改变。
2. 离体牙的大小个体差异校大。

六、各类牙牙体解剖形态

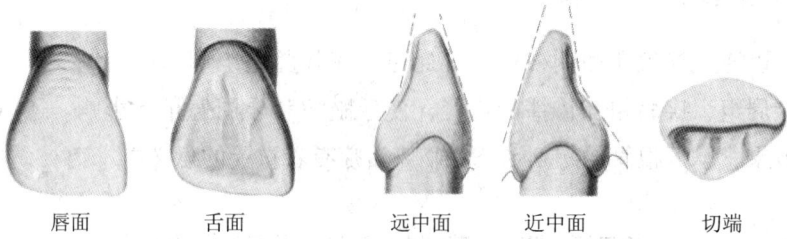

| 唇面 | 舌面 | 远中面 | 近中面 | 切端 |

图 4 – 6　上颌中切牙

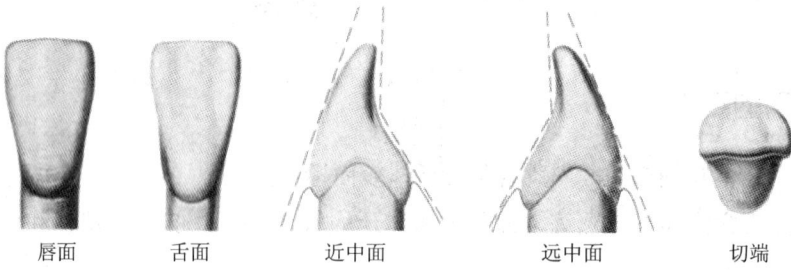

| 唇面 | 舌面 | 近中面 | 远中面 | 切端 |

图 4 – 7　下颌中切牙

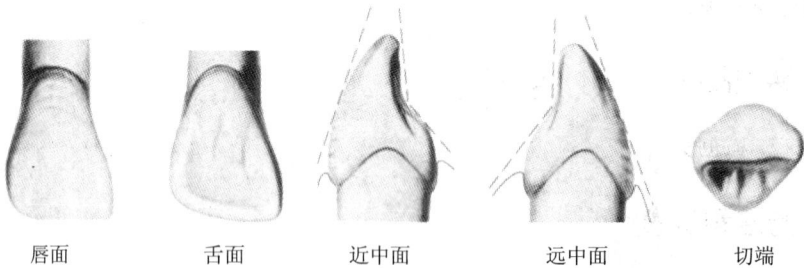

| 唇面 | 舌面 | 近中面 | 远中面 | 切端 |

图 4 – 8　上颌侧切牙

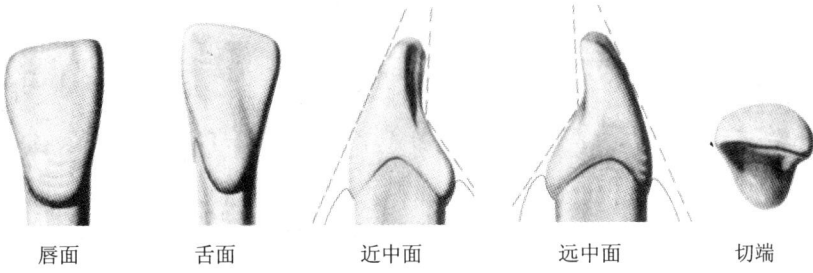

| 唇面 | 舌面 | 近中面 | 远中面 | 切端 |

图 4 - 9　下颌侧切牙

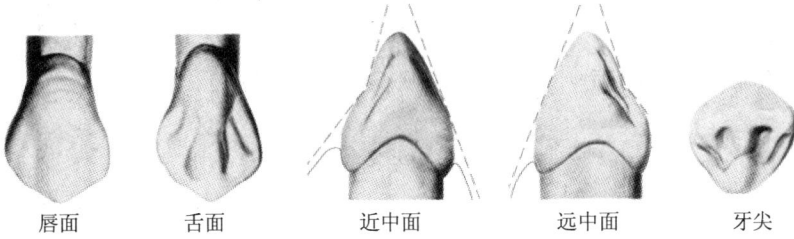

| 唇面 | 舌面 | 近中面 | 远中面 | 牙尖 |

图 4 - 10　上颌尖牙

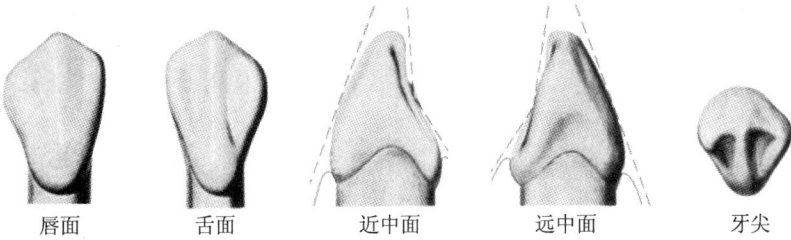

| 唇面 | 舌面 | 近中面 | 远中面 | 牙尖 |

图 4 - 11　下颌尖牙

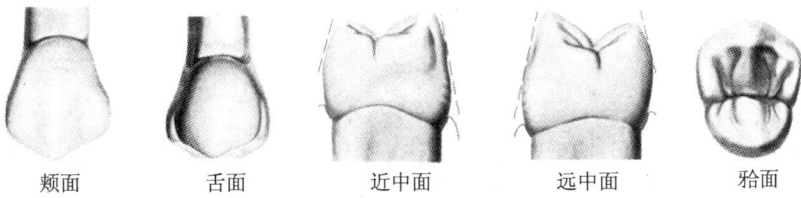

| 颊面 | 舌面 | 近中面 | 远中面 | 𬌗面 |

图 4 - 12　上颌第一前磨牙

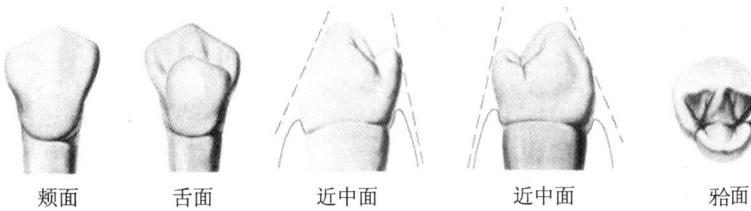

| 颊面 | 舌面 | 近中面 | 近中面 | 𬌗面 |

图 4 - 13　下颌第一前磨牙

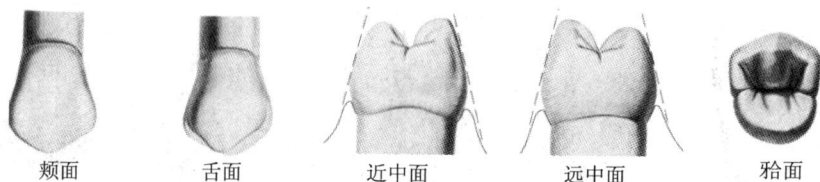

| 颊面 | 舌面 | 近中面 | 远中面 | 𬌗面 |

图 4 – 14　上颌第二前磨牙

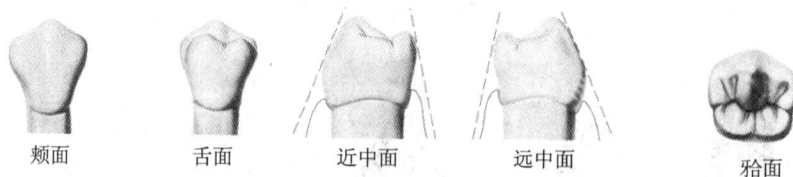

| 颊面 | 舌面 | 近中面 | 远中面 | 𬌗面 |

图 4 – 15　下颌第二前磨牙

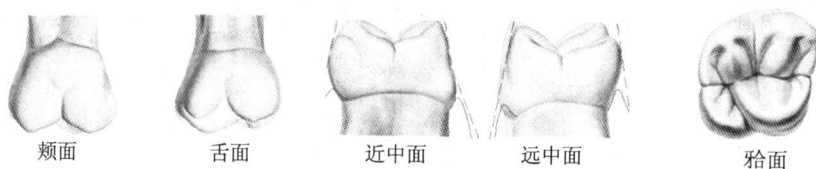

| 颊面 | 舌面 | 近中面 | 远中面 | 𬌗面 |

4 – 16　上颌第一磨牙

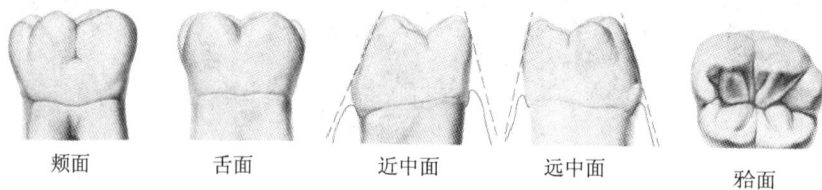

| 颊面 | 舌面 | 近中面 | 远中面 | 𬌗面 |

图 4 – 17　下颌第一磨牙

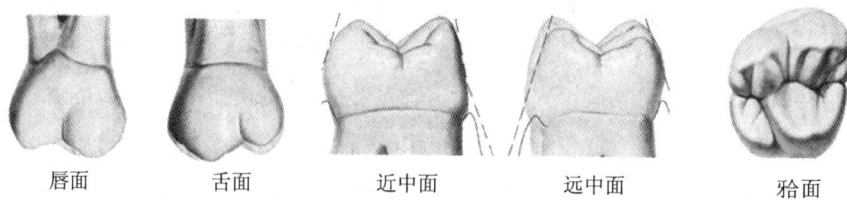

| 唇面 | 舌面 | 近中面 | 远中面 | 𬌗面 |

图 4 – 18　上颌第二磨牙

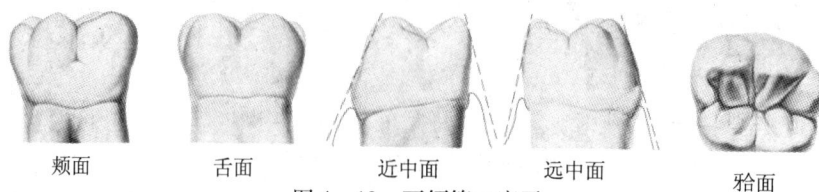

| 颊面 | 舌面 | 近中面 | 远中面 | 𬌗面 |

图 4 – 19　下颌第二磨牙

六、思考题：

1. 上颌中切牙和尖牙的鉴别要点是什么？如何区分上下颌的前牙？

2. 如何区分上下颌和左右侧的前磨牙？

3. 第一磨牙和第二磨牙的鉴别要点是什么？

实训二　游标卡尺的使用

一、目的要求

通过测量离体牙，掌握牙体测量的方法和游标卡尺的使用方法。

二、实训内容

游标卡尺的使用

三、实训器材

游标卡尺、直尺、铅笔、三倍大石膏块。

四、方法和步骤：

1. 游标卡尺的构造及各部分主要用途

游标卡尺主要由两部分组成，即主尺和游标尺．具体各部分的名称和主要用途是：①主尺：用于读取游标尺刻度线对应的整毫米数；②游标尺：用于读取对准主尺上某一条刻度线的游标尺上的刻度数；③内测量爪：用于测量内径；④外测量爪：用于测量外径；⑤深度尺：用于测量深度；⑥紧固螺母：用于固定游标尺（图4-20）。

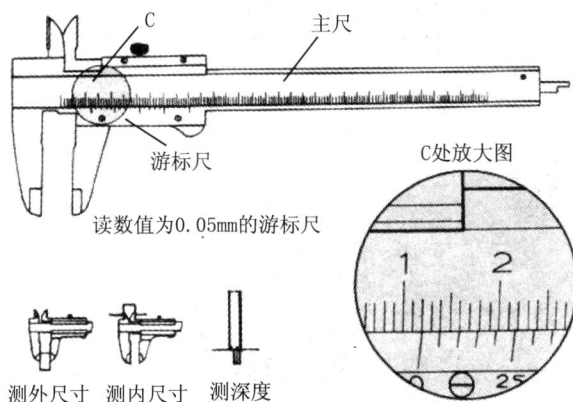

图4-20　游标卡尺的组成部分

2. 读数原理

以 10 分格游标卡尺为例，由于它的精度为 0.1 mm，当测量小于 1 mm 的长度时，游标尺上第几条刻度线与主尺上的某刻度线对齐，那么主尺上零刻度线与游标尺上的零刻度间距就为零点几毫米，被测长度就为零点几毫米，当测量长度大于 1 mm 时，首先读出游标尺上的零刻度线对应主尺上的整毫米刻度数，然后再按上述方法读出游标尺上与主尺对齐的刻度数，此数乘以 0.1 后，将两数相加，即得被测长度（图 4 - 21）。

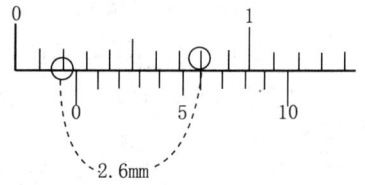

图 4 - 21 游标卡尺读数

3. 游标卡尺的用法

（1）食指勾住指状钩使游标尺移动，并使外侧测定面向左轻轻接触牙体。

（2）读取刻度

正确的用法是把副尺固定螺丝拧紧后再读取数值．但是如果要不断的读取数值的话，可

不使用固定螺丝。

（3）测量时容易发生的错误（游标卡尺的错误测量方法和正确测量方法）（图 4 - 22）。

4. 注意事项

（1）测量前要首先看清游标卡尺的精度；

（2）测量时应使测量爪轻轻夹住被测物，不要夹的过紧，然后用紧固螺母将游标卡尺固定，最后读数；

（3）测量物上被测距离的连线必须平行于主尺；

（4）游标卡尺的外侧定面应和牙体各面的外形最高点接触。

表 4 - 1 游标卡尺的正确测量方法和错误测量方法

	错误	正确
牙冠长的测定		

外测量爪没有和近远中轴，唇（颊）舌轴成直角测量．

外测量爪没有和长轴平行测量．

	错误	正确

唇（颊）舌径的测定

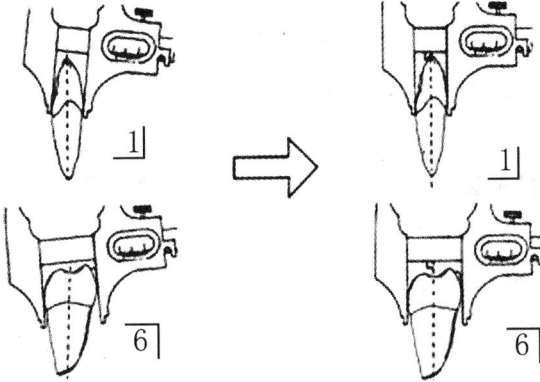

外测量爪没有和近远中轴、长轴成直角测量．

外测量爪没有和唇（颊）舌轴平行测量．

近远中径的测定

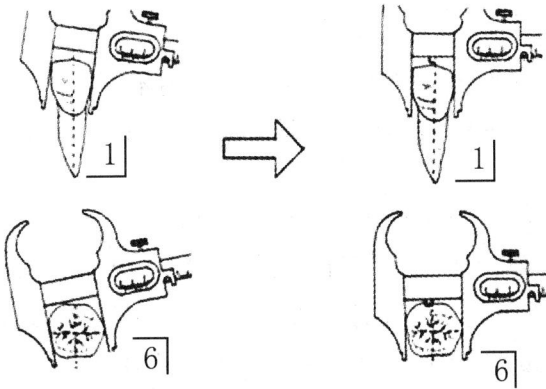

外测量爪没有和唇（颊）舌轴，长轴成直角测量．

外测量爪没有和近远中轴平行测量．

牙颈部的测量

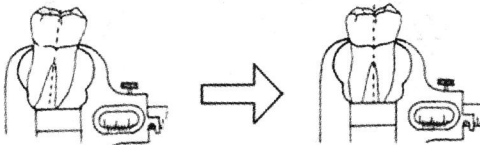

外测量爪没有和长轴成直角测量．

实训三　牙体测量

一、目的要求

1. 牙体测量是研究牙体解剖形态的方法之一，通过测量可以掌握牙体各部位间的比例关系。

2. 通过测量，掌握牙体的测量方法，了解游标卡尺的使用方法。

二、实训内容

测量离体牙。

三、实训器材

离体牙、游标卡尺、直尺、铅笔、纸张。

四、方法和步骤

4～5位同学为一组，分组进行。每组需备游标卡尺、离体牙。

1. 熟悉游标卡尺的使用，练习测量数值的读取：右手持游标卡尺，左手持离体牙然后

移动游标卡尺上滑动部分，依测量之距，读写出测量资料。

2. 游标卡尺的应用：游标卡尺一端为平面接触，以准确测量牙体的全长、冠长、根长、冠厚、冠宽、颈曲度等。游标卡尺另一端为葫芦型，以便绕过牙体突起部分伸入牙体倒凹部位，准确测量颈宽、颈厚。（图4－22、图4－23）

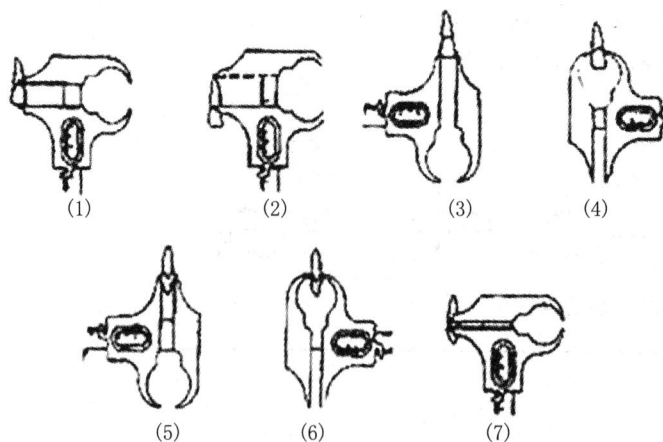

(1)　　　(2)　　　(3)　　　(4)

(5)　　　(6)　　　(7)

图4－22　前牙测量法

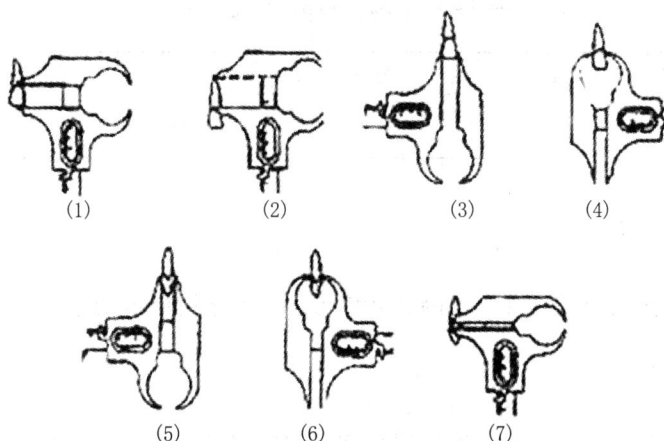

图 4 – 23　后牙测量法

3. 测量离体牙，具体测量的项目：（图 4 – 24）

（1）牙体全长：从切端或牙尖顶至牙根尖的距离。

（2）牙冠长：从切端或最高的牙尖顶至颈缘根方最低点之间的距离。

（3）牙根长：从颈缘的根方最低点至根尖的距离。

（4）牙冠宽：牙冠近中、远中面最突点（接触点）之间的距离。

（5）牙颈宽：唇面颈缘处与近远中缘相交点之间的距离。

（6）牙冠厚：牙冠唇面与舌面最突点之间的距离。

（7）牙颈厚：牙颈唇面与舌面颈缘上最低点的距离。

（8）近远中面颈曲度：从近中面或远中面颈缘在唇侧和舌侧缘交点的连线与颈缘最凸点之间的垂直距离。

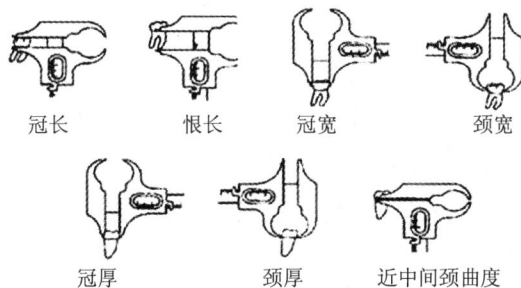

图 4 – 24　上颌中切牙各项测量值的标志

①牙冠长；②牙冠宽；③牙冠厚；④牙根长；⑤牙颈部宽；⑥牙颈部厚；⑦牙颈部曲度；

4. 测量顺序：按类型分类上、下、左、右不同牙位、分别测量，并作好记录，牙体测量的项目及记录格式见表 4 – 2。

5. 记录测量结果：将各牙的测量数值记录表 4 – 1

表 4 - 1   测量表举例（单位 mm）

牙位名称	冠长	根长	冠宽	冠厚	颈宽	颈厚	近中面颈曲度	远中面颈曲度
上颌中切牙	10.5	13.0	8.5	7.0	7.0	6.0	3.5	2.5

五、注意事项

离体牙由于存在磨耗等现象，因此牙体形态可能会有所改变。

六、思考题

上下颌第一磨牙为三根时，测量根长和牙长应以哪个根为依据？为什么？

（石　瑾）

第五章

硬质材料牙体形态雕刻技术

第一节 牙体雕刻形态要求

一、切牙类

（一）上颌中切牙

1. 牙冠外形特点 上颌中切牙（maxillary central incisor）是切牙中最大的一个，牙冠呈楔形。

（1）唇面 较为平坦，从切缘向颈部逐渐内收，呈"U"字形，从切缘观牙冠唇面有 3 个面，在颈 1/3、中 1/3 和切 1/3 处各呈一个面。切缘较平直呈水平走向，被切痕分割三个结节，切缘最高处位于正中。唇面有二条浅沟延伸至牙冠的中 1/3，为发育沟，是该牙三个发育中心的融合遗迹。近中缘较平直，远中缘较圆突；由近中面与唇面相交而成的近唇线角较锐，由远中面与唇面相交而成的远唇线角较钝；近中切角近似直角，远中切角较圆钝。牙颈线呈弧形，近中高，远中低牙冠颈部沿该线部分稍突起，为颈嵴。颈嵴上常有几条弧形或水平的浅沟样结构，为釉质横纹。

（2）舌面 牙冠从唇侧向舌侧逐渐缩小，故舌面近远中径较唇面小，从切缘向牙颈部内聚度大于唇面。舌面中央凹下部分为舌窝。窝的周围隆起，其颈侧较圆突的部位为舌面隆突，切端为切嵴，近、远中缘分别有近、远中边缘嵴，其中近中边缘嵴因起源高于远中边缘嵴而稍长，近中边缘嵴略锐，远中较钝，但远中边缘嵴略宽于近中，舌侧近远中边缘嵴呈"V"字形。

（3）邻面 包括近中面和远中面邻面，略呈"V"形，其底为颈缘，顶为切端。上颌中切牙的切嵴略偏向牙体长轴的唇侧。近中邻接点位于切 1/5，远中邻接点在切 2/7 处。邻面颈线呈弧形突向切端。

（4）切缘 近中轴面角锐利，远中轴面角圆钝，切缘呈带有弧度的翘形。从切缘观，切 1/3 处，唇侧近中边缘嵴最高，中央次之，远中边缘嵴最低；中 1/3 处，唇侧中央最高，近中边缘嵴次之，远中边缘嵴最低。

2. 比例规格（表5-1）

表5-1 上颌中切牙的比例规格（mm）

上 颌		1×1	1×2（2倍大）	1×3（3倍大）
中切牙	牙冠长	11.7	23.4	35.1
	牙冠宽	8.6	17.2	25.8
	牙冠厚	7.2	14.4	21.6
	牙根长	12.1	24.2	36.3
	牙的全长	23.8	47.6	71.4

（二）上颌侧切牙

1. **上颌侧切牙牙冠外形特点** 上颌侧切牙（maxillary lateral incisor）较上颌中切牙牙冠窄小、圆突，尤其是近远中方向更加明显，近、远中切角较圆钝，舌窝窄而深，唇面发育沟不明显。

2. **上颌侧切牙的比例规格（表5-2）**

表5-2 上颌侧切牙的比例规格（mm）

上 颌		1×1	1×2（2倍大）	1×3（3倍大）
侧切牙	牙冠长	9.6	19.2	28.8
	牙冠宽	6.9	13.8	20.7
	牙冠厚	6.1	12.2	18.3
	牙根长	12.2	24.4	36.6
	牙的全长	21.8	43.6	65.4

（三）下颌中切牙

1. **下颌中切牙外形特点** 下颌中切牙（mandibular central incisor）是全口牙中最小的牙，与上颌中切牙相比，牙冠细长而对称，近远中径只有上颌中切牙的2/3左右，近中缘与远中缘的突度、长度大致相等，近中切角与远中切角无明显差别，唇面平坦，舌面无明显的边缘嵴，舌面隆突窄而突，舌面窝不明显。

2. **下颌中切牙的比例规格（表5-3）**

表5-3 下颌中切牙的比例规格（mm）

下 颌		1×1	1×2（2倍大）	1×3（3倍大）
中切牙	牙冠长	9.1	18.2	27.3
	牙冠宽	5.4	10.8	16.2
	牙冠厚	5.7	11.4	17.1
	牙根长	10.8	21.6	32.4
	牙的全长	19.9	39.8	59.7

（四）下颌侧切牙

1. **下颌侧切牙外形特点** 与下颌中切牙相比，下颌侧切牙略大，远中切角较近中切角圆钝，远中缘较突，切缘远中略向龈侧倾斜。

2. 下颌侧切牙的比例规格（表5-4）

表5-4 下颌侧切牙的比例规格（mm）

下　颌		1×1	1×2（2倍大）	1×3（3倍大）
侧切牙	牙冠长	9.2	18.4	27.6
	牙冠宽	6.1	12.2	18.3
	牙冠厚	6.2	12.4	18.6
	牙根长	12.0	24.0	36.0
	牙的全长	21.2	42.4	63.6

二、尖牙类

（一）上颌尖牙

1. 上颌尖牙牙冠外形特点　上颌尖牙（maxillary canine）的牙尖较长，约占牙冠长度的1/3。牙尖由四嵴四斜面构成，四嵴分别为唇嵴、舌嵴、近中牙尖嵴和远中牙尖嵴，四斜面分别为近中唇斜面、远中唇斜面、近中舌斜面和远中舌斜面。

唇面观，上颌尖牙牙冠似圆五边形，五个边分别为近中斜缘、远中斜缘、近中缘、远中缘和颈缘。牙冠较宽，远中面较近中面圆突。唇嵴自牙尖顶向颈部延伸，逐渐消失在牙冠中1/3。舌面观，由于舌嵴的存在舌窝不明显，但舌面隆突显着。

2. 上颌尖牙的比例规格（表5-5）

表5-5 上颌尖牙的比例规格（mm）

上　颌		1×1	1×2（2倍大）	1×3（3倍大）
尖牙	牙冠长	10.9	21.8	32.7
	牙冠宽	7.9	15.8	23.7
	牙冠厚	8.3	16.6	24.9
	牙根长	14.5	29.0	43.5
	牙的全长	25.4	50.8	76.2

（二）下颌尖牙

1. 下颌尖牙牙冠外形特点　下颌尖牙（mandibular canine）与上颌尖牙相比牙冠较窄，牙尖较小，其唇嵴、发育沟、舌窝、舌嵴及舌面隆突均不明显。下颌尖牙近中牙尖嵴短而平，远中牙尖嵴长而斜，二者长度比约为1:2。唇面观，自近、远中邻接点到颈部的缩窄程度较小，牙冠与牙根的近中缘相续近似直线。

2. 下颌尖牙的比例规格（表5-6）

表5-6 下颌尖牙的比例规格（mm）

下　颌		1×1	1×2（2倍大）	1×3（3倍大）
尖牙	牙冠长	10.3	20.6	30.9
	牙冠宽	6.7	13.4	20.1
	牙冠厚	7.6	15.2	22.85
	牙根长	13.6	27.2	40.8
	牙的全长	23.8	47.6	71.4

三、前磨牙类

（一）上颌第一前磨牙

1. 上颌第一前磨牙牙冠外形特点　上颌第一前磨牙（maxillary first premolar）与前牙突出的区别点就是有一个宽大的𬌗面，牙冠似长方体，牙冠的颊舌径大于近远中径，颊面大于舌面。

（1）颊面　上颌第一前磨牙颊面与尖牙唇面相似，但冠长略小，此牙尖称为颊尖，近中颊尖嵴较远中颊尖嵴略长。颊面中央的纵形嵴为颊嵴，将颊面分为近中颊斜面和远中颊斜面两部分，近中颊斜面上有一条纵行发育沟，占近中颊斜面的𬌗侧 1/3～1/2，因此从𬌗面观察时，近中颊尖嵴明显向𬌗侧内收。

（2）舌面　舌尖相对于颊尖较窄小，且明显偏近中，近中舌尖嵴较短，远中舌尖嵴较长。舌面中央的纵形嵴为舌嵴，舌嵴较颊嵴圆钝，并将舌面分为近中舌斜面和远中舌斜面两部分。

（3）𬌗面　后牙𬌗面至少包括两个牙尖，每个牙尖都由四嵴四斜面构成。上颌第一前磨牙有两个牙尖：颊尖和舌尖。颊尖的四斜面分别为近中颊斜面、远中颊斜面、近中舌斜面和远中舌斜面，四嵴分别为颊嵴、颊尖三角嵴、近中颊尖嵴和远中颊尖嵴。舌尖的四斜面分别为近中舌斜面、远中舌斜面、近中颊斜面和远中颊斜面，四嵴分别为舌嵴、舌尖三角嵴、近中舌尖嵴和远中舌尖嵴。𬌗面近、远中边缘隆起的部分分别为近中边缘嵴和远中边缘嵴，紧邻近、远中边缘嵴的𬌗侧各有一个三角形凹陷，分别称为近中点隙和远中点隙。𬌗面的中央有一条连接近、远中窝的发育沟，即中央沟，沟的长度约占𬌗面近远中径的一半。近、远中窝向颊侧各延伸出一条沟，即近颊沟和远颊沟。

（4）邻面　邻面𬌗侧端常见有沟从近中点隙越过近中边缘嵴到达近中面，称为近中沟。邻面最突点位于𬌗 1/3 内。邻面牙颈线与前牙邻面牙颈线不同，没有明显突向𬌗侧的曲度，较为平直。

2. 上颌第一前磨牙的比例规格（表 5-7）

表 5-7　上颌第一前磨牙的比例规格（mm）

上　颌		1×1	1×2（2 倍大）	1×3（3 倍大）
第一前磨牙	牙冠长	8.4	16.8	25.2
	牙冠宽	7.3	14.6	21.9
	牙冠厚	9.4	18.8	28.2
	牙根长	12.2	24.4	36.6
	牙的全长	20.5	41.0	61.5

（二）上颌第二前磨牙

1. 上颌第二前磨牙牙冠外形特点　上颌第二前磨牙（maxillary second premolar）外形与上颌第一前磨牙十分相像，只是略小，𬌗面外形较对称，颊、舌尖均偏近中。与上颌第一前磨牙相比上颌第二前磨牙颊、舌尖相差较小。

2. 上颌第二前磨牙的比例规格（表5-8）

表5-8　上颌第二前磨牙的比例规格（mm）

上　颌		1×1	1×2（2倍大）	1×3（3倍大）
第二前磨牙	牙冠长	7.6	15.2	22.8
	牙冠宽	6.9	13.8	20.7
	牙冠厚	9.3	18.6	27.9
	牙根长	13.1	26.2	39.3
	牙的全长	20.7	41.4	62.1

（三）下颌第一前磨牙

1. 下颌第一前磨牙牙冠外形特点　下颌第一前磨牙（mandibular first premolar）牙冠较小，是前磨牙中最小的一个，其形态与其它前磨牙明显不同。邻面观，颊尖高大，颊尖顶位于牙体长轴上，颊尖占据着整个牙冠的中心；舌尖则非常矮小，牙冠明显向舌侧倾斜。颈嵴突出明显，因此下颌第一前磨牙又称为小尖牙。

𬌗面观，其外形呈圆三角形，颊侧较舌侧宽，颊、舌面的宽度之比约为2：1。颊尖的三角嵴与舌尖的三角嵴相连贯，呈一条长嵴横贯𬌗面中央，称为横嵴，将𬌗面分为近、远中窝两部分。远中窝大于近中窝，近、远中窝内分别有近、远中点隙。

2. 下颌第一前磨牙的比例规格（表5-9）

表5-9　下颌第一前磨牙的比例规格（mm）

下　颌		1×1	1×2（2倍大）	1×3（3倍大）
第一前磨牙	牙冠长	8.4	16.8	25.2
	牙冠宽	7.1	14.2	21.3
	牙冠厚	7.7	15.4	23.1
	牙根长	12.5	25.0	37.5
	牙的全长	20.8	41.6	62.4

（四）下颌第二前磨牙

1. 下颌第二前磨牙牙冠外形特点

下颌第二前磨牙（mandibular second premolar）牙冠呈方圆形，牙冠的长度、高度、宽度几乎相等，有小磨牙之称。根据𬌗面形态特点，下颌第二前磨牙可以分为两尖型和三尖型两种。两尖型者约占64.2%，𬌗面有较大的颊尖和较小的舌尖，舌尖明显偏近中，𬌗面的发育沟可以是"U"型或"H"型，前者分别为中央沟、近颊沟和远颊沟，后者除上述三条发育沟外，还有近舌沟和远舌沟。三尖型者约占35.8%，有一个高大的颊尖和近、远中两个舌尖，两舌尖相比近舌尖较大，远舌尖较小。三尖型牙的发育沟呈"Y"型，分别为近中沟、远中沟和舌沟。下颌第二前磨牙远中窝大于近中窝，近中边缘嵴高于远中边缘嵴。

2. 下颌第二前磨牙的比例规格（表 5-10）

表 5-10　下颌第二前磨牙的比例规格（mm）

下　颌		1×1	1×2（2倍大）	1×3（3倍大）
第二前磨牙	牙冠长	7.7	15.4	23.1
	牙冠宽	7.4	14.8	22.2
	牙冠厚	8.3	16.6	24.9
	牙根长	13.0	26.0	39.0
	牙的全长	20.7	41.4	62.1

四、磨牙类

（一）上颌第一磨牙

1. 上颌第一磨牙牙冠外形特点　上颌第一磨牙（maxillary first molar）牙冠近似斜方体，颊面较平坦，舌面较圆突。颊面可见近颊尖、远颊尖和位于两颊尖之间的颊面沟，颊面沟可达颊面中部，末端常形成点隙。颊面远中凹陷最深处在颈缘之下3mm；舌面可见近舌尖、远舌尖和位于两舌尖之间的舌面沟。

　　𬌗面观，上颌第一磨牙为斜方形，各边长度不等，近颊𬌗角及远舌𬌗角较锐，远颊𬌗角及近舌𬌗角较钝，其中远颊𬌗角最钝。四个牙尖中近舌尖最大、最高，近颊尖和远颊尖次之，远舌尖最小。有少数牙在近舌尖的近中舌侧还可见到一个牙尖，称为卡氏尖，其发生率约为40%，卡氏尖一般达不到𬌗面高度。

　　上颌第一磨牙特征性结构是远颊尖与近舌尖的𬌗面三角嵴相延续，称为斜嵴。斜嵴将𬌗面分为近、远中两部分，近中部分较大，中央明显凹陷处称为中央窝，远中部分较小，凹陷处为远中窝。中央窝最凹陷处有中央点隙，从中央点隙向颊侧有一条发育沟，行于两个颊尖之间，称为颊沟，颊沟跨过颊𬌗缘到达颊面，即颊面沟；自中央点隙向近中方向也有一条发育沟，为中央沟，止于近中缘之内；远中窝内最凹陷处有远中点隙，从远中点隙向舌𬌗缘有一条发育沟，为远舌沟，也称远斜沟，从近、远舌尖之间跨过舌缘，到达舌面，即舌面沟。此外，在有些牙的𬌗面上，还可以看到一条短沟，从中央点隙横过斜嵴，与远舌沟相连，称为远中沟或称斜嵴横沟，此沟一般不明显。𬌗面的近、远中缘处，可见突起的近、远中边缘嵴，近中边缘嵴较高，远中边缘嵴较低。邻面观，上颌磨牙近似梯形，颈部较平坦，邻面最突点位于𬌗1/3处。

2. 上颌第一磨牙的比例规格（表 5-11）

表 5-11　上颌第一磨牙的比例规格（mm）

上　颌		1×1	1×2（2倍大）	1×3（3倍大）
第一磨牙	牙冠长	7.2	14.4	21.6
	牙冠宽	10.6	21.2	31.8
	牙冠厚	11.8	23.6	35.4
	牙根长	12.0	24.0	36.0
	牙的全长	19.2	38.4	57.6

（二）上颌第二磨牙

1. 上颌第二磨牙牙冠外形特点　上颌第二磨牙（maxillary second molar）外形与上颌第一磨牙非常相像，但是𬌗面斜方形"斜"的程度较上颌第一磨牙更显著。上颌第二磨牙的近颊尖大于远颊尖，远舌尖最小，约占舌侧近远中径的1/5，远中沟较上颌第一磨牙明显。

2. 上颌第二磨牙的比例规格（表5-12）

表5-12　上颌第二磨牙的比例规格（mm）

上　　颌		1×1	1×2（2倍大）	1×3（3倍大）
第二磨牙	牙冠长	7.0	14.0	21.0
	牙冠宽	9.6	19.2	28.8
	牙冠厚	11.6	23.2	34.8
	牙根长	11.5	23.0	34.5
	牙的全长	18.5	37.0	55.5

（三）下颌第一磨牙

1. 下颌第一磨牙牙冠外形特点　下颌第一磨牙（mandibular first molar）的𬌗面轮廓为长方形，近远中径大于颊舌径。下颌第一磨牙是所有牙中近远中径最大者。与上颌磨牙正好相反，其颊面较突，外形高点在颈1/3处，舌面较平，外形高点在中1/3与𬌗1/3交界处。整个牙冠在颈嵴以上向舌侧倾斜；𬌗面观，近中缘略长于远中缘，颊面长度略大于舌面长度。

（1）**𬌗面**　下颌第一磨牙有5个牙尖，分别为颊侧的近颊尖、远颊尖、远中尖以及舌侧的近舌尖、远舌尖。其中两个颊尖及远中尖较圆钝，两舌尖较尖锐；近舌尖在所有牙尖中最高，远舌尖高度次之；近颊尖较远颊尖略高大，远中尖最小。5条发育沟呈"大"字型排列，分别为近颊尖与远颊尖之间的近颊沟、近舌尖与远舌尖之间的舌沟、远颊尖与远中尖之间的远颊沟和𬌗面中央的近中沟、远中沟。𬌗面有三个明显的凹陷，分别为位于𬌗面中央的中央窝，以及位于中央窝近、远中的近中窝和远中窝，其中中央窝深于远中窝深于近中窝。中央窝为颊沟、舌沟、近中沟、远中沟四条发育沟的汇合处，汇合点为中央点隙。近中窝在近中边缘嵴内侧，近中沟的末端形成近中点隙，远中窝在远中边缘嵴内侧，远中沟的末端形成远中点隙。近中边缘嵴高于远中边缘嵴。颊侧近中轴面角锐角，颊侧远中轴面角钝角。

（2）**颊面**　下颌第一磨牙𬌗1/3被圆突的牙尖颊嵴占据。近中缘较平直，远中缘较圆突。在近颊尖和远颊尖之间有颊面沟，与𬌗面的颊沟相连续，其末端达牙冠中1/3处，常形成颊面点隙。在远颊尖与远中尖之间，有一条发育沟，为远颊面沟，与𬌗面的远颊沟相连续，并与远中颊颈凹陷相衔接。颊面三颊尖大小比例为2∶2∶1。颊面无论是从近中到远中方向，还是从𬌗缘嵴到颈嵴方向，都呈一个连续的曲面形态。

（3）**舌面**　近舌尖与远舌尖之间有舌面沟，与𬌗面的舌沟相连续，该沟较短，一般不超过牙冠的𬌗1/3。

（4）**邻面**　相对平坦，呈梯形，邻接点靠近𬌗缘嵴，且远中邻接点较近中邻接点偏颈侧。近中面宽大平坦，近中牙颈线高，邻接点高，边缘嵴高，远中牙颈线低，邻接点低，边缘嵴低。

2. 下颌第一磨牙的比例规格（表5-13）

表5-13 下颌第一磨牙的比例规格（mm）

下 颌		1×1	1×2（2倍大）	1×3（3倍大）
第一磨牙	牙冠长	7.9	15.8	23.7
	牙冠宽	11.4	22.8	34.2
	牙冠厚	10.8	21.6	32.4
	牙根长	11.9	23.8	35.7
	牙的全长	18.8	37.6	56.4

（四）下颌第二磨牙

1. 下颌第二磨牙牙冠外形特点 下颌第二磨牙（mandibular second molar）有四尖型和五尖型两种形态，五尖型者外形与下颌第一磨牙非常相像，但是与下颌第一磨牙相比下颌第二磨牙较小；四尖型者𬌗面较对称，呈方圆形，也是颊面较突，舌面较平，颊面最突点位于颈1/3，舌面最突点位于𬌗1/3，邻面较平坦。

四尖型牙冠的四个牙尖分别为近颊尖、远颊尖、近舌尖和远舌尖；三个窝为近中窝、中央窝和远中窝；有四条发育沟呈"田"字形分布，分别为颊沟、舌沟、近中沟和远中沟，其中颊沟和舌沟分别越过𬌗缘嵴与颊、舌面的颊面沟、舌面沟相延续。𬌗面四条发育沟交汇于中央窝的中央点隙，近中沟在近中窝止于近中点隙，远中沟在远中窝止于远中点隙。颊面沟的末端不超过颊面的中1/3，并形成点隙。舌面沟较颊面沟短，末端一般无点隙。

2. 下颌第二磨牙的比例规格（表5-14）

表5-14 下颌第二磨牙的比例规格

下 颌		1×1	1×2（2倍大）	1×3（3倍大）
第二磨牙	牙冠长	7.2	14.4	21.6
	牙冠宽	11.6	23.2	34.8
	牙冠厚	10.9	21.8	32.7
	牙根长	11.0	22.0	33.0
	牙的全长	18.2	36.4	54.6

第二节 牙体形态描绘技术

实训一 三倍大右上颌中切牙描绘技术

一、目的要求

1. 熟悉上颌中切牙各部分尺寸并放大3倍，对上颌中切牙进行描绘，掌握各部位比例关系，进一步掌握该牙解剖形态，为雕刻牙体打好基础。

2. 熟悉牙体描绘的方法和步骤。

3. 熟悉外形高点、邻接点的确定方法。

二、实训内容

1. 描绘三倍大右上颌中切牙参照线。

2. 描绘三倍大右上颌中切牙牙体轮廓线。

3. 描绘三倍大右上颌中切牙标志线和标志点。

4. 完成三倍大右上颌中切牙描绘。

三、实训器材

透明三角尺、直尺、绘图铅笔、橡皮、白纸（或坐标纸）、牙体标本、模型、三倍大牙体线图、三倍大牙体投影薄膜、三倍大牙体浮雕图。

四、方法和步骤

（一）描绘三倍大右上颌中切牙唇面形态

1. 根据三倍大牙体线图在纸上用铅笔画出一长为 7cm、宽为 2.6cm 的长方形，模拟石膏棒的唇面大小。

2. 在三倍大牙体线图上根据图中所标示的画出冠根分界线 a_1 以及中线 b_1，并将 a_1 和 b_1 转移到描绘在纸上的长方形，形成冠根分界线 a_2 和中线 b_2。

3. 在中线 b_1 上隔 1cm 做平行冠根分界线的 c_1、d_1、e_1 线，在中线 b_2 上隔 1cm 做平行冠根分界线的 c_2、d_2、e_2 线（图 5-1）。

4. 在三倍大牙体线图上 c_1 与牙体轮廓线有 2 个交点，测量 2 个交点距离中线 b_1 的近远中向的 2 个数值，并将该 2 个交点转移到 c_2 上。用同样的方法将 d_1、e_1 线与牙体轮廓线的交点转移到 d_2、e_2 上。

5. 根据三倍大牙体线图上颌中切牙根尖和切缘的位置、形态在纸上确定出来。

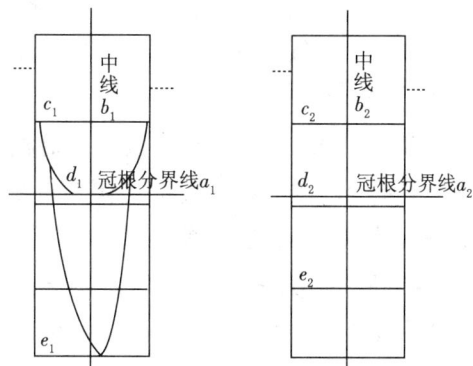

图 5-1 描绘唇面形态

6. 根据表中的数值，结合三倍大牙体线图的图形，描绘出唇面的牙颈线。

7. 将上述所画的各点连起来就描绘出唇面的牙体外形轮廓。根据右上颌中切牙唇面冠根外形特点，并对照标本、模型、挂图进行修整，也可用三倍大牙体投影薄膜检查所描绘的图是否准确。

8. 确定外形高点：以纵横坐标的方式确定外形高点。在三倍大牙体线图上颌中切牙近中、远中面图上，把唇侧外形高点的虚线延伸到唇面，形成横坐标。在切缘图上测量从唇侧外形高点到中轴的距离，并把该距离转移到唇面，成纵坐标。把纵、横坐标相连，其交点即为近中邻接点（图 5-2）。然后将三倍大牙体线图上的唇面外形高点转移到纸上。

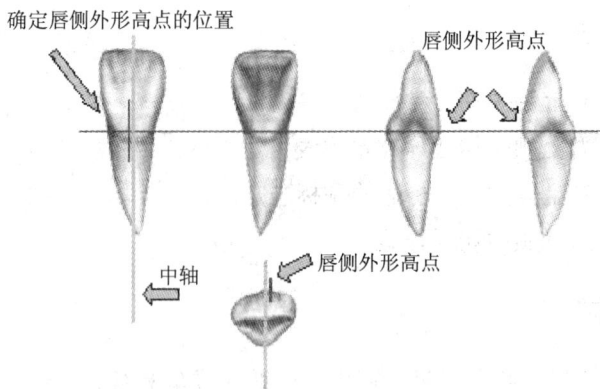

图 5-2　唇侧外形高点确定

（二）描绘舌面形态

舌面与唇面形态描绘方法大致相同，不同处注意描绘出舌面窝外形轮廓。

（三）描绘近中面形态

1. 根据三倍大牙体线图在纸上用铅笔画出一长为 7cm、宽为 2.1cm 的长方形，模拟石膏棒近中面的大小。

2. 在三倍大牙体线图上根据图中所标示的画出冠根分界线 a_1 以及中线 b_1，并将 a_1 和 b_1 转移到描绘在纸上的长方形，形成冠根分界线 a_2 和中线 b_2。

3. 在中线 b_1 上隔 1cm 做平行冠根分界线的 c_1、d_1、e_1 线，在中线 b_2 上隔 1cm 做平行冠根分界线的 c_2、d_2、e_2 线（图 5-3）。

4. 在三倍大牙体线图上 c_1 与牙体轮廓线有 2 个交点，测量 2 个交点距离中线 b_1 的唇舌向的 2 个数值，并将该 2 个交点转移到 c_2 上。

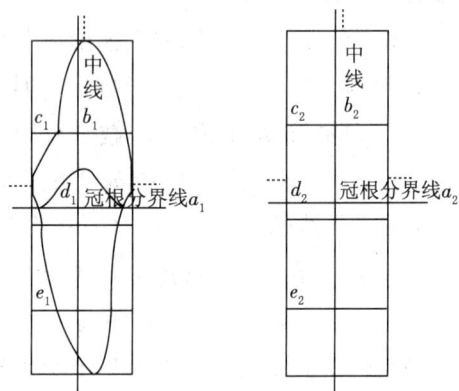

图 5-3　描绘近中面形态

用同样的方法将 d_1、e_1 线与牙体轮廓线的交点转移到 d_2、e_2 上。

5. 根据三倍大牙体线图上颌中切牙根尖和切缘的位置、形态在纸上确定出来。

6. 根据表中的数值，结合三倍大牙体线图的图形，描绘出近中面的牙颈线。

7. 将上述所画的各点连起来就描绘出近中面的牙体外形轮廓。根据右上颌中切牙近中面冠根外形特点，并对照标本、模型、挂图进行修整，也可用三倍大牙体投影薄膜检查所描绘的图是否准确。

8. 确定近中邻接点：以纵横坐标的方式确定外形高点。在三倍大牙体线图上颌中切牙唇、舌面图上，把近中邻接点的虚线延伸到近中面，形成横坐标。在切缘图上测量牙切缘从中轴到近中邻接点的距离，并把该距离转移到近中面，成纵坐标。把纵、横坐标相连，其交点即为近中邻接点（图5-4）。然后将三倍大牙体线图上的近中面外形高点转移到纸上。

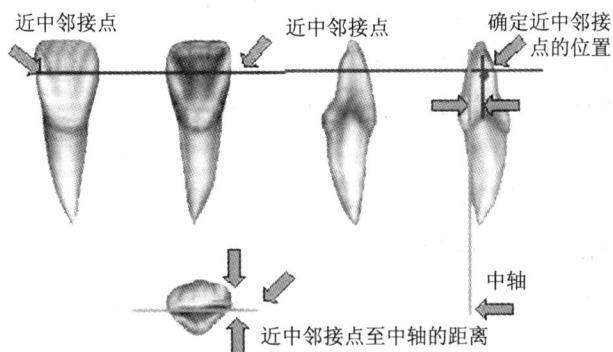

图5-4 近中邻接点的确定

（四）描绘远中面形态

远中面形态的描绘与近中面大致相同，但颈曲度不同。

（五）描绘切端形态

1. 根据冠宽（25.5mm），冠厚（21.0mm）画一长方形，并作出相互垂直的两条中线。

2. 根据右上颌中切牙切端外形特点，并对照标本、模型、挂图描绘出唇面、舌面、切嵴、舌面隆凸、舌面窝、舌面边缘嵴的外形轮廓（图5-5）。

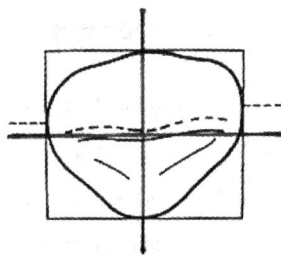

图5-5 描绘切端形态

（六）完成描绘

各面形态初步完成后，反复检查各部分尺寸，对照标本、模型、挂图，如准确无误，用橡皮擦去定点标记、虚线，以保持画面清洁美观（图5-6）。

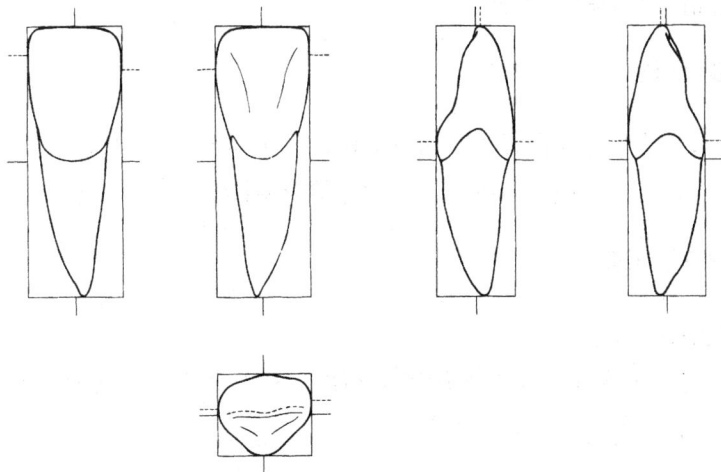

图5-6 右上颌中切牙形态图

五、注意事项

1. 课前复习、熟知该牙解剖形态。
2. 三倍大牙体线图的各个面、每条线都应在描绘前进行复习。
3. 牙体轮廓线要平滑，不要反复描绘。
4. 每个面的外形高点确定时注意不要和其他面的搞混淆。

六、思考题

1. 冠长与根长在作图时如何确定？
2. 远中面的外形高点如何确定？

实训二　三倍大右上颌尖牙描绘技术

一、目的要求

1. 根据牙体测量的数值，对三倍大上颌尖牙上颌尖牙进行描绘，进一步掌握该牙解剖形态，为雕刻牙体打好基础。
2. 熟悉牙体描绘的方法和步骤。
3. 熟悉外形高点、邻接点的确定方法。

二、实训内容

1. 描绘三倍大右上颌尖牙参照线。
2. 描绘三倍大右上颌尖牙牙体轮廓线。
3. 描绘三倍大右上颌尖牙标志线和标志点。
4. 完成三倍大右上颌尖牙描绘。

三、实训器材

透明三角尺、直尺、绘图铅笔、橡皮、白纸（或坐标纸）、牙体标本、模型、三倍大牙体线图、三倍大牙体投影薄膜、三倍大牙体浮雕图。

四、方法和步骤

（一）描绘唇面形态

1. 根据三倍大牙体线图在纸上用铅笔画出一长为 3.5cm、宽为 7.5cm 的长方形，模拟石膏棒唇面的大小。

2. 在三倍大牙体线图上根据图中所标示的画出冠根分界线 a_1 以及中线 b_1，并将 a_1 和 b_1 转移到描绘在纸上的长方形，形成冠根分界线 a_2 和中线 b_2。

3. 在中线 b_1 上隔 1cm 做平行冠根分界线的 c_1、d_1、e_1 线，在中线 b_2 上隔 1cm 做平行冠根分界线的 c_2、d_2、e_2 线。（图 5－7）

4. 在三倍大牙体线图上 c_1 与牙体轮廓线有 2 个交点，测量 2 个交点距离中线 b_1 的近远中向的 2 个数值，并将该 2 个交点转移到 c_2 上。用同样的方法将 d_1、e_1 线与牙体轮廓线的交点转移到 d_2、e_2 上。

5. 根据三倍大牙体线图上颌尖牙根尖和牙尖的位置、形态在纸上确定出来。

6. 根据表中的数值，结合三倍大牙体线图的图形，描绘出唇面的牙颈线。

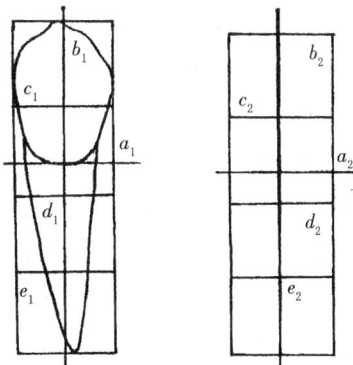

图 5－7 唇面形态的描绘

7. 将上述所画的各点连起来就描绘出唇面的牙体外形轮廓。根据右上颌尖牙唇面冠根外形特点，并对照标本、模型、挂图进行修整，也可用三倍大牙体投影薄膜检查所描绘的图是否准确。

8. 确定外形高点：以纵横坐标的方式确定外形高点。在三倍大牙体线图上颌尖牙近中、远中面图上，把唇侧外形高点的虚线延伸到唇面，形成横坐标。在切缘图上测量从唇侧外形高点到中轴的距离，并把该距离转移到唇面，成纵坐标。把纵、横坐标相连，其交点即为唇面外形高点（图 5－8）。然后将三倍大牙体线图上的唇面外形高点转移到纸上。

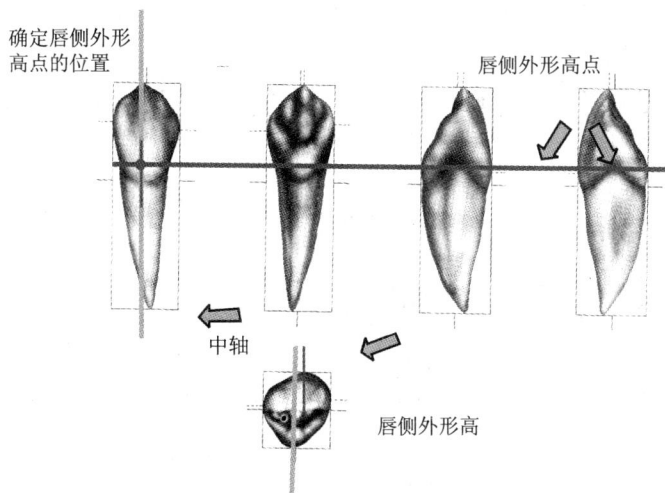

图 5－8 唇面外形高点确定

（二）描绘舌面形态

舌面与唇面形态描绘方法大致相同，不同处注意描绘出舌面窝外形轮廓。

（三）描绘近中面形态

1. 根据三倍大牙体线图在纸上用铅笔画出一长为 2.5cm、宽为 7.5cm 的长方形，模拟石膏棒近中面的大小。

2. 在三倍大牙体线图上根据图中所标示的画出冠根分界线 a_1 以及中线 b_1，并将 a_1 和 b_1 转移到描绘在纸上的长方形，形成冠根分界线 a_2 和中线 b_2。

3. 在中线 b_1 上隔 1cm 做平行冠根分界线的 c_1、d_1、e_1 线，在中线 b_2 上隔 1cm 做平行冠根分界线的 c_2、d_2、e_2 线（图 5-9）。

4. 在三倍大牙体线图上 c_1 与牙体轮廓线有 2 个交点，测量 2 个交点距离中线 b_1 的近远中向的 2 个数值，并将该 2 个交点转移到 c_2 上。用同样的方法将 d_1、e_1 线与牙体轮廓线的交点转移到 d_2、e_2 上。

5. 根据三倍大牙体线图上颌尖牙根尖和牙尖的位置、形态在纸上确定出来。

6. 根据表中的数值，结合三倍大牙体线图的图形，描绘出近中面的牙颈线。

7. 将上述所画的各点连起来就描绘出近中面的牙体外形轮廓。根据右上颌尖牙近中面冠根外形特点，并对照标本、模型、挂图进行修整，也可用三倍大牙体投影薄膜检查所描绘的图是否准确。

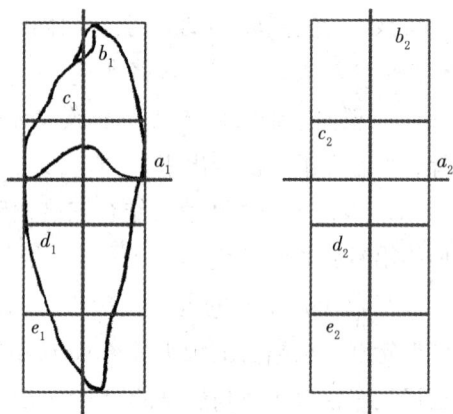

图 5-9　近中面的描绘

8. 确定近中邻接点：以纵横坐标的方式确定外形高点。在三倍大牙体线图上颌尖牙唇、舌面图上，把近中邻接点的虚线延伸到近中面，形成横坐标。在切端图上测量从中轴到近中邻接点的距离，并把该距离转移到近中面，成纵坐标。把纵、横坐标相连，其交点即为近中邻接点（图 5-10）。然后将三倍大牙体线图上的近中面外形高点转移到纸上。

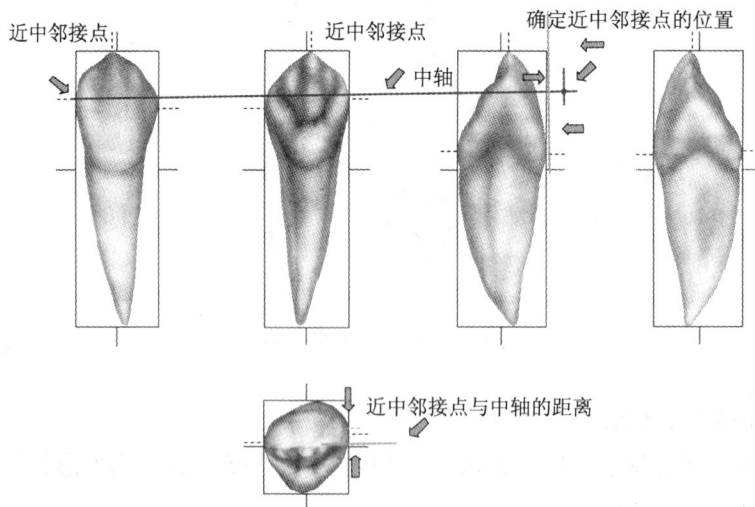

图 5-10　近中面邻接点确定

（四）描绘远中面形态

远中面形态的描绘与近中面大致相同，但颈曲度不同。

（五）描绘切端形态

1. 根据冠宽（22.5mm），冠厚（24.0mm）画一长方形，并作出相互垂直的两条中线。

2. 根据上颌尖牙切端的描绘方法并结合右上颌尖牙切端外形特点，对照标本、模型、挂图描绘出唇面、舌面、切嵴、舌面隆凸、舌面窝、舌面边缘嵴的外形轮廓（图5－11）。

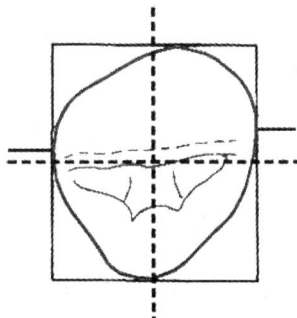

（六）完成描绘

各面形态初步完成后，反复检查各部分尺寸，对照标本、模型、挂图，如准确无误，用橡皮擦去定点标记、虚线，以保持画面清洁美观（图5－12）。

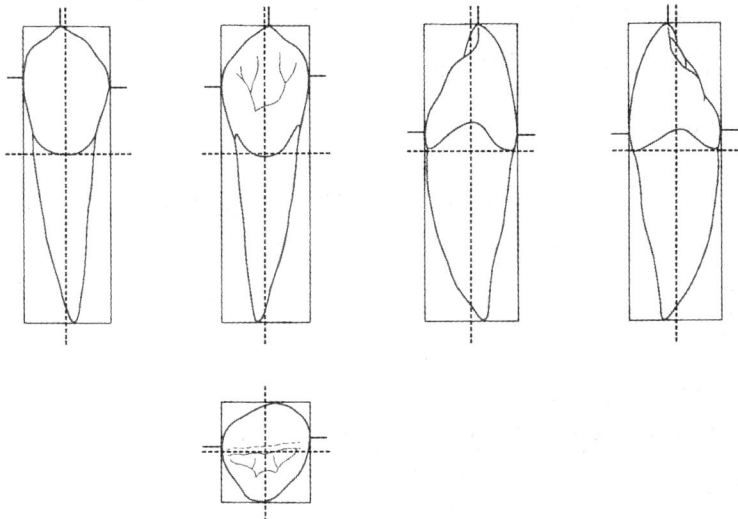

图 5－11　切端形态

图 5－12　上颌尖牙形态图

五、注意事项

同三倍大上颌中切牙的描绘。

六、思考题

1. 尖牙唇面与切牙唇面形态有何不同？

2. 舌面的外形高点如何确定？

实训三　三倍大右上颌第一前磨牙的描绘技术

一、目的要求

1. 根据牙体测量的数值，对三倍大右上颌第一前磨牙进行描绘，以掌握上颌第一前磨牙的解剖形态。

2. 熟悉上颌第一前磨牙的大小和比例关系，为雕塑牙体打好基础。

3. 熟悉牙体描绘的方法步骤。

4. 熟悉外形高点、邻接点的确定方法。

二、实训内容

1. 描绘三倍大右上颌第一前磨牙参照线。

2. 描绘三倍大右上颌第一前磨牙牙体轮廓线。

3. 描绘三倍大右上颌第一前磨牙标志线和标志点。

4. 完成三倍大右上颌第一前磨牙描绘。

三、实训器材

透明三角尺、直尺、绘图铅笔、橡皮、白纸（或坐标纸）、牙体标本、模型、三倍大牙体线图、三倍大牙体投影薄膜、三倍大牙体浮雕图。

四、方法和步骤

（一）描绘颊面形态

1. 根据三倍大牙体线图在纸上用铅笔画出一长为 2.2cm、宽为 6.2cm 的长方形，模拟石膏棒颊面的大小。

2. 在三倍大牙体线图根据图中所标示的画出冠根分界线 a_1 以及中线 b_1，并将 a_1 和 b_1 转移到描绘在纸上的长方形，形成冠根分界线 a_2 和中线 b_2。

3. 在中线 b_1 上隔 1cm 做平行冠根分界线的 c_1、d_1、e_1 线，在中线 b_2 上隔 1cm 做平行冠根分界线的 c_2、d_2、e_2 线（图 5－13）。

4. 在三倍大牙体线图上 c_1 与牙体轮廓线有 2 个交点，测量 2 个交点距离中线 b_1 的近远中向的 2 个数值，并将该 2 个交点转移到 c_2 上。用同样的方法将 d_1、e_1 线与牙体轮廓线的交点转移到 d_2、e_2 上。

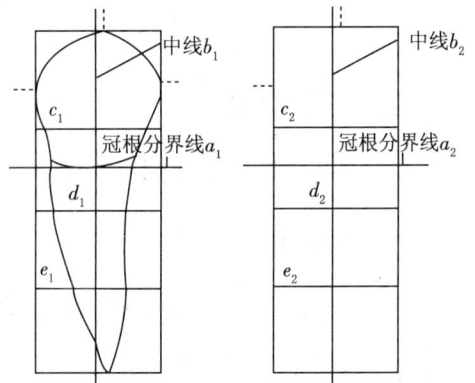

图 5－13　颊面的描绘

5. 根据三倍大牙体线图上颌第一前磨牙根尖和牙尖的位置、形态在纸上确定出来。

6. 根据表中的数值，结合三倍大牙体线图的图形，描绘出颊面的牙颈线。

7. 将上述所画的各点连起来就描绘出颊面的牙体外形轮廓。根据右上颌第一前磨牙颊面冠根外形特点，并对照标本、模型、挂图进行修整，也可用三倍大牙体投影薄膜检查所描绘的图是否准确。

8. 确定外形高点：以纵横坐标的方式确定外形高点。在三倍大牙体线图上颌第一前磨牙颊面近中、远中面图上，把颊侧外形高点的虚线延伸到颊面，形成横坐标。在𬌗面图上测量从颊侧外形高点到中轴的距离，并把该距离转移到颊面，成纵坐标。把纵、横坐标相连，其交点即为颊面外形高点。然后将三倍大牙体线图上的颊面外形高点转移到纸上（详见上颌中切牙唇面外形高点的确定）。

（二）描绘舌面形态

舌面与颊面形态描绘方法大致相同。

（三）描绘近中面形态

1. 根据三倍大牙体线图在纸上用铅笔画出一长为 $2.8cm$、宽为 $6.2cm$ 的长方形，模拟石膏棒近中面的大小。

2. 在三倍大牙体线图根据图中所标示的画出冠根分界线 a_1 以及中线 b_1，并将 a_1 和 b_1 转移到描绘在纸上的长方形，形成冠根分界线 a_2 和中线 b_2。

3. 在中线 b_1 上隔 $1cm$ 做平行冠根分界线的 c_1、d_1、e_1 线，在中线 b_2 上隔 $1cm$ 做平行冠根分界线的 c_2、d_2、e_2 线（图 5-14）。

4. 在三倍大牙体线图上 c_1 与牙体轮廓线有 2 个交点，测量 2 个交点距离中线 b_1 的近远中向的 2 个数值，并将该 2 个交点转移到 c_2 上。用同样的方法将 d_1、e_1 线与牙体轮廓线的交点转移到 d_2、e_2 上。

5. 根据三倍大牙体线图上颌第一前磨牙根尖和牙尖的位置、形态在纸上确定出来。

6. 根据表中的数值，结合三倍大牙体线图的图形，描绘出近中面的牙颈线。

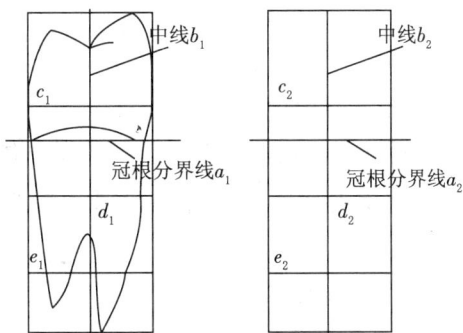

图 5-14 近中面的描绘

7. 将上述所画的各点连起来就描绘出近中面的牙体外形轮廓。根据右上颌第一前磨牙近中面冠根外形特点，并对照标本、模型、挂图进行修整，也可用三倍大牙体投影薄膜检查所描绘的图是否准确。

8. 确定近中邻接点：以纵横坐标的方式确定外形高点。在三倍大牙体线图上颌第一前磨牙颊、舌面图上，把近中邻接点的虚线延伸到近中面，形成横坐标。在𬌗面图上测量从中轴到近中邻接点的距离，并把该距离转移到近中面，成纵坐标。把纵、横坐标相连，其交点即为近中邻接点。然后将三倍大牙体线图上的近中面邻接点转移到纸上（详见上颌中切牙近中邻接点的确定）。

（四）描绘远中面形态

远中面形态的描绘与近中面大致相同，但颈曲度不同。

（五）描绘𬌗面形态

1. 根据冠宽（21.6mm），冠厚（28.5mm）画一长方形，并作出相互垂直的两条中线。

2. 根据上颌第一前磨牙𬌗面外形特点，并对照标本、模型、挂图描绘出唇面、舌面、切嵴、舌面隆凸、舌面窝、舌面边缘嵴的外形轮廓（图 5－15）。

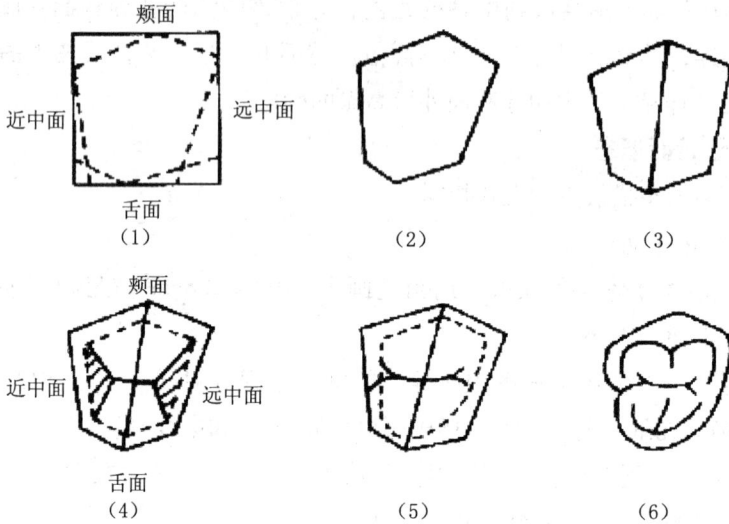

图 5－15　上颌第一前磨牙𬌗面形态

（六）完成描绘

各面形态初步完成后，反复检查各部分尺寸，对照标本、模型、挂图，如准确无误，用橡皮擦去定点标记、虚线，以保持画面清洁美观（图 5－16）。

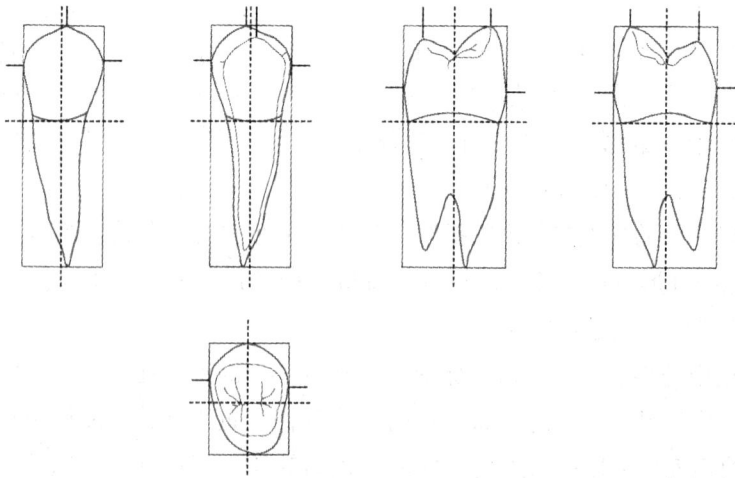

图 5－16　上颌第一前磨牙描绘后观

90

五、注意事项

同三倍大上颌中切牙描绘的注意事项之外，还应注意上颌第一前磨牙解剖特点上的特异性。

六、思考题

1. 上颌第一前磨牙的解剖特点如何？

2. 上颌第一前磨牙与其他后牙解剖特点上有什么不同？

实训四　三倍大右上颌第一磨牙描绘技术

一、目的要求

1. 根据牙体测量的数值，对三倍大右上颌第一磨牙进行描绘，掌握上颌第一磨牙的解剖形态。

2. 熟悉上颌第一磨牙的大小和比例关系，为雕塑牙体打好基础。

3. 掌握牙体描绘的方法步骤。

4. 掌握外形高点、邻接点的确定方法。

二、实训内容

1. 描绘三倍大右上颌第一磨牙参照线。

2. 描绘三倍大右上颌第一磨牙牙体轮廓线。

3. 描绘三倍大右上颌第一磨牙标志线和标志点。

4. 完成三倍大右上颌第一磨牙描绘。

三、实训器材

透明三角尺、直尺、绘图铅笔、橡皮、白纸（或坐标纸）、牙体标本、模型、三倍大牙体线图、三倍大牙体投影薄膜、三倍大牙体浮雕图。

四、方法和步骤

（一）描绘颊面形态

1. 根据三倍大牙体线图在纸上用铅笔画出一长为 3.2cm、宽为 5.8cm 的长方形，模拟石膏棒颊面的大小。

2. 在三倍大牙体线图上根据图中所标示的画出冠根分界线 a_1 以及中线 b_1，并将 a_1 和 b_1 转移到描绘在纸上的长方形，形成冠根分界线 a_2 和中线 b_2。

3. 在中线 b_1 上隔 1cm 做平行冠根分界线的 c_1、d_1、e_1 线，在中线 b_2 上隔 1cm 做

平行冠根分界线的 c_2、d_2、e_2 线（图 5 - 17）。

4. 在三倍大牙体线图上 c_1 与牙体轮廓线有 2 个交点，测量 2 个交点距离中线 b_1 的近远中向的 2 个数值，并将该 2 个交点转移到 c_2 上。用同样的方法将 d_1、e_1 线与牙体轮廓线的交点转移到 d_2、e_2 上。

5. 根据三倍大牙体线图上颌第一磨牙根尖和牙尖的位置、形态在纸上确定出来。

6. 根据表中的数值，结合三倍大牙体线图的图形，描绘出颊面的牙颈线。

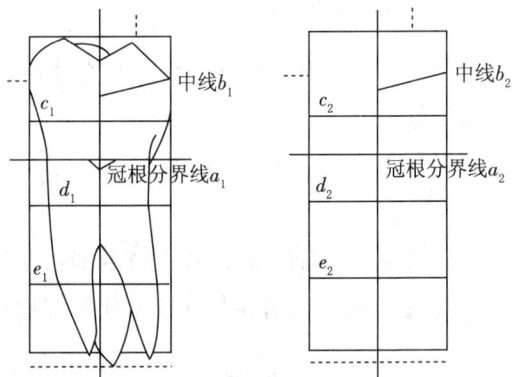

图 5 - 17 颊面形态的描绘

7. 将上述所画的各点连起来描绘出颊面的牙体外形轮廓。根据右上颌第一磨牙颊面冠根外形特点，并对照标本、模型、挂图进行修整，也可用三倍大牙体投影薄膜检查所描绘的图是否准确。

8. 确定外形高点：以纵横坐标的方式确定外形高点。在三倍大牙体线图上颌第一磨牙颊面近中、远中面图上，把颊侧外形高点的虚线延伸到颊面，形成横坐标。在𬌗面图上测量从颊侧外形高点到中轴的距离，并把该距离转移到颊面，成纵坐标。把纵、横坐标相连，其交点即为颊面外形高点（图 5 - 18）。然后将三倍大牙体线图上的颊面外形高点转移到纸上。

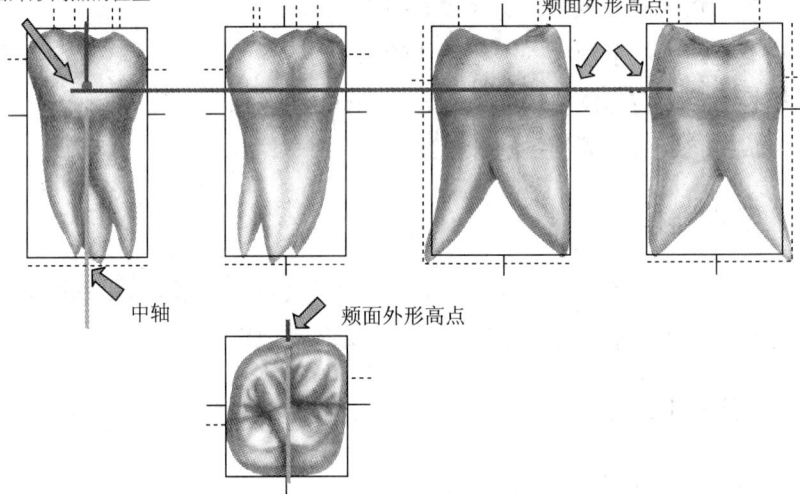

图 5 - 18 颊面外形高点确定

（二）描绘舌面形态

舌面与颊面形态描绘方法大致相同。

（三）描绘近中面形态

1. 根据三倍大牙体线图在纸上用铅笔画出一长为3.5cm、宽为5.8cm的长方形，模拟石膏棒近中面的大小。

2. 在三倍大牙体线图上根据图中所标示的画出冠根分界线a_1以及中线b_1，并将a_1和b_1转移到描绘在纸上的长方形，形成冠根分界线a_2和中线b_2。

3. 在中线b_1上隔1cm做平行冠根分界线的c_1、d_1、e_1线，在中线b_2上隔1cm做平行冠根分界线的c_2、d_2、e_2线（图5-19）。

4. 在三倍大牙体线图上c_1与牙体轮廓线有2个交点，测量2个交点距离中线b_1的颊舌向的2个数值，并将该2个交点转移到c_2上。用同样的方法将d_1、e_1线与牙体轮廓线的交点转移到d_2、e_2上。

5. 根据三倍大牙体线图上颌第一磨牙根尖和牙尖的位置、形态在纸上确定出来。

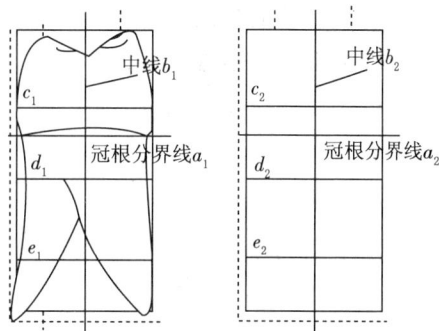

图5-19 近中面形态的描绘

6. 根据表中的数值，结合三倍大牙体线图的图形，描绘出近中面的牙颈线。

7. 将上述所画的各点连起来就描绘出近中面的牙体外形轮廓。根据右上颌第一磨牙近中面冠根外形特点，并对照标本、模型、挂图进行修整，也可用三倍大牙体投影薄膜检查所描绘的图是否准确。

8. 确定外形高点：以纵横坐标的方式确定外形高点。在三倍大牙体线图上颌第一磨牙颊、舌面图上，把颊或舌侧近中邻接点的虚线延伸到近中面，形成横坐标。在𬌗面图上测量从中轴到近中邻接点的距离，并把该距离转移到近中面，成纵坐标。把纵、横坐标相连，其交点即为近中邻接点（图5-20）。然后将三倍大牙体线图上的近中面外形高点转移到纸上。

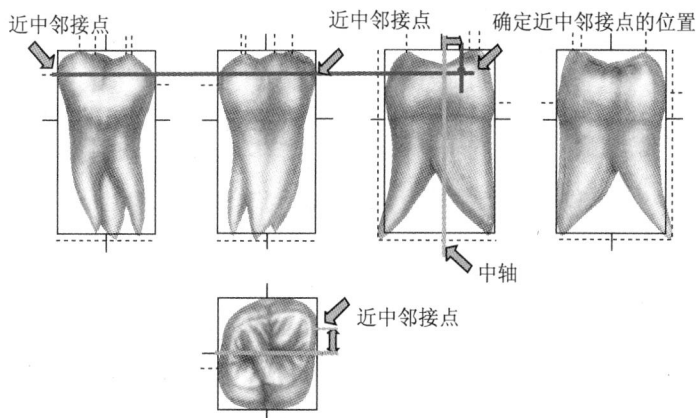

图5-20 近中邻接点确定

（四）描绘远中面形态

远中面形态的描绘与近中面大致相同，但颈曲度不同为。

（五）描绘𬌗面形态

（1）根据冠宽、冠厚画一方形，首先确定四个牙尖的大小和位置，近中颊尖较远中颊尖稍大，近中舌尖最大，远中舌尖最小，再画出发育沟走行方向及三角嵴的标志线。在颊、舌面分别画出4个牙尖的牙尖嵴、颊轴嵴或舌轴嵴的标志线。

（2）根据上颌第一磨牙𬌗面外形特点，并对照标本、模型、挂图描绘出颊舌尖、中央窝、近远中沟的外形轮廓（图5－21）。

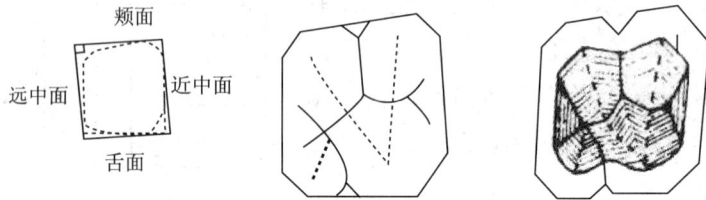

图5－21　描绘上颌第一磨𬌗面形态

（六）完成描绘

各面形态初步完成后，反复检查各部分尺寸，对照标本、模型、挂图，如准确无误，用橡皮擦去定点标记、虚线，以保持画面清洁美观（图5－22）。

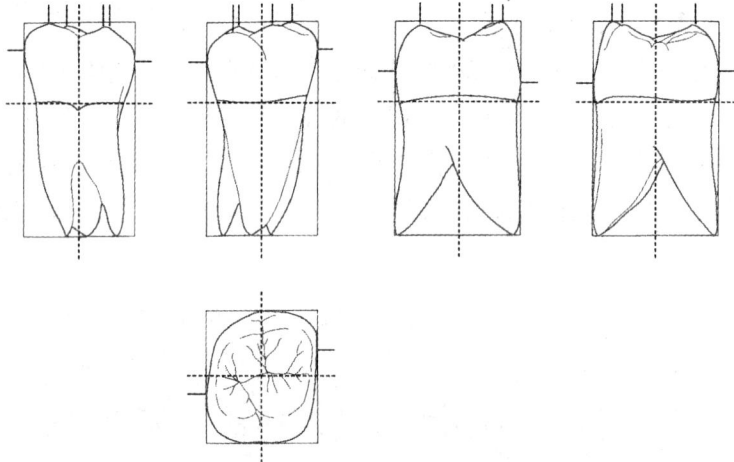

图5－22　上颌第一磨牙描绘后观

五、注意事项

同三倍大上颌中切牙描绘的注意事项之外，描绘时注意上颌第一磨牙3个牙根的大小、位置和走向。

六、思考题

1. 上颌第一磨牙的解剖特点是什么？

2. 上颌第一磨牙𬌗面牙尖大小的顺序如何？

3. 舌面的外形高点如何确定？

实训五 三倍大右下颌第一磨牙描绘技术

一、目的要求

1. 根据牙体测量的数值，对三倍大下颌第一磨牙进行描绘，掌握下颌第一磨牙的解剖形态。

2. 熟悉下颌第一磨牙的大小和比例关系，为雕塑牙体打好基础。

3. 掌握牙体描绘的方法步骤。

4. 掌握外形高点、邻接点的确定方法。

二、实训内容

1. 描绘三倍大右下颌第一磨牙参照线。

2. 描绘三倍大右下颌第一磨牙牙体轮廓线。

3. 描绘三倍大右下颌第一磨牙标志线和标志点。

4. 完成三倍大右下颌第一磨牙描绘。

三、实训器材

透明三角尺、直尺、绘图铅笔、橡皮、白纸（或坐标纸）、牙体标本、模型、三倍大牙体线图、三倍大牙体投影薄膜、三倍大牙体浮雕图。

四、方法和步骤

（一）描绘颊面形态

1. 根据三倍大牙体线图在纸上用铅笔画出一长为 5.5cm、宽为 3.5cm 的长方形，模拟石膏棒颊面的大小。

2. 在三倍大牙体线图上根据图中所标示的画出冠根分界线 a_1 以及中线 b_1，并将 a_1 和 b_1 转移到描绘在纸上的长方形，形成冠根分界线 a_2 和中线 b_2。

3. 在中线 b_1 上隔 1cm 做平行冠根分

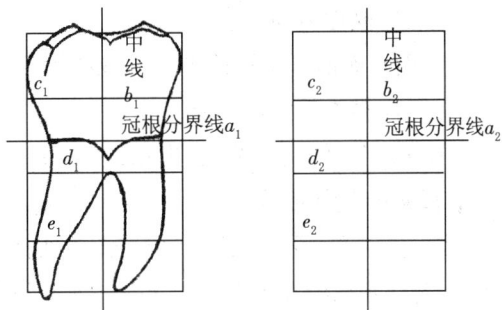

图 5-23 颊面形态的描绘

界线的 c_1、d_1、e_1 线，在中线 b_2 上隔 1cm 做平行冠根分界线的 c_2、d_2、e_2 线（图 5 - 23）。

4. 在三倍大牙体线图上 c_1 与牙体轮廓线有 2 个交点，测量 2 个交点距离中线 b_1 的近远中向的 2 个数值，并将该 2 个交点转移到 c_2 上。用同样的方法将 d_1、e_1 线与牙体轮廓线的交点转移到 d_2、e_2 上。

5. 根据三倍大牙体线图下颌第一磨牙根尖和牙尖的位置、形态在纸上确定出来。

6. 根据表中的数值，结合三倍大牙体线图的图形，描绘出颊面的牙颈线。

7. 将上述所画的各点连起来描绘出颊面的牙体外形轮廓。根据右下颌第一磨牙颊面冠根外形特点，并对照标本、模型、挂图进行修整，也可用三倍大牙体投影薄膜检查所描绘的图是否准确。

8. 确定外形高点：以纵横坐标的方式确定外形高点。在三倍大牙体线图下颌第一磨牙颊面近中、远中面图上，把颊侧外形高点的虚线延伸到颊面，形成横坐标。在𬌗面图上测量从颊侧外形高点到中轴的距离，并把该距离转移到颊面，成纵坐标。把纵、横坐标相连，其交点即为颊面外形高点（图 5 - 24）。然后将三倍大牙体线图上的颊面外形高点转移到纸上。

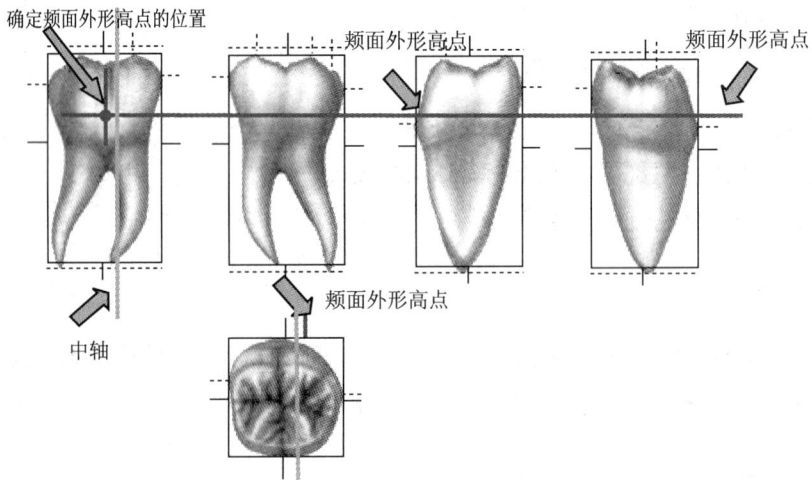

图 5 - 24　颊面外形高点确定

（二）描绘舌面形态

舌面与颊面形态描绘方法大致相同。

（三）描绘近中面形态

1. 根据三倍大牙体线图在纸上用铅笔画出一长为 3.5cm、宽为 5.8cm 的长方形，模拟石膏棒近中面的大小。

2. 在三倍大牙体线图上根据图中所标示的画出冠根分界线 a_1 以及中线 b_1，并将 a_1 和 b_1 转移到描绘在纸上的长方形，形成冠根分界线 a_2 和中线 b_2。

3. 在中线 b_1 上隔 1cm 做平行冠根分界线的 c_1、d_1、e_1 线，在中线 b_2 上隔 1cm 做平行冠根分界线的 c_2、d_2、e_2 线（图 5 - 25）。

4. 在三倍大牙体线图上 c_1 与牙体轮廓线有 2 个交点，测量 2 个交点距离中线 b_1 的颊舌向的 2 个数值，并将该 2 个交点转移到 c_2 上。用同样的方法将 d_1、e_1 线与牙体轮廓线的交点转移到 d_2、e_2 上。

5. 根据三倍大牙体线图下颌第一磨牙根尖和牙尖的位置、形态在纸上确定出来。

6. 根据表中的数值，结合三倍大牙体线图的图形，描绘出近中面的牙颈线。

图 5 – 25　近中面形态的描绘

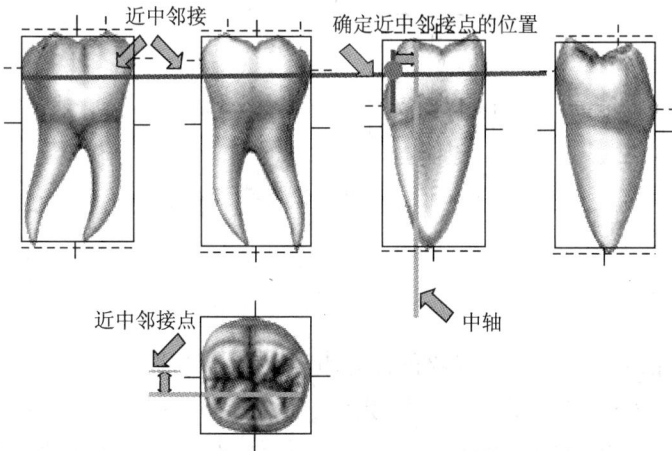

7. 将上述所画的各点连起来就描绘出近中面的牙体外形轮廓。根据右下颌第一磨牙近中面冠根外形特点，并对照标本、模型、挂图进行修整，也可用三倍大牙体投影薄膜检查所描绘的图是否准确。

8. 确定近中邻接点：以纵横坐标的方式确定外形高点。在三倍大牙体线图下颌第一磨牙颊、舌面图上，把近中邻接点的虚线延伸到近中面，形成横坐标。在𬌗面图上测量从近中邻接点到中轴的距离，并把该距离转移到近中面，成纵坐标。把纵、横坐标相连，其交点即为近中邻接点（图 5 – 26）。然后将三倍大牙体线图上的近中邻接点转移到纸上。

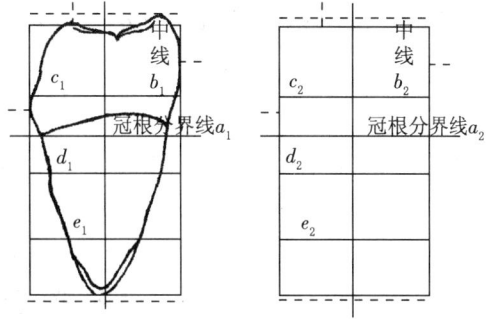

图 5 – 26　近中邻接点确定

（四）描绘远中面形态

远中面形态的描绘与近中面大致相同，但颈曲度不同为。

（五）描绘𬌗面形态

1. 根据冠宽、冠厚画一方形，首先确定五个牙尖的大小和位置，近中颊尖、远中颊尖、近中舌尖、远中舌尖、远中尖最小。再画出发育沟走行方向及三角嵴的标志线。在颊、舌面分别画出 5 个牙尖的牙尖嵴、颊轴嵴或舌轴嵴的标志线。

2. 根据下颌第一磨牙𬌗面外形特点，并对照标本、模型、挂图描绘出颊舌尖、中央窝、近远中沟的外形轮廓（图 5 - 27）。

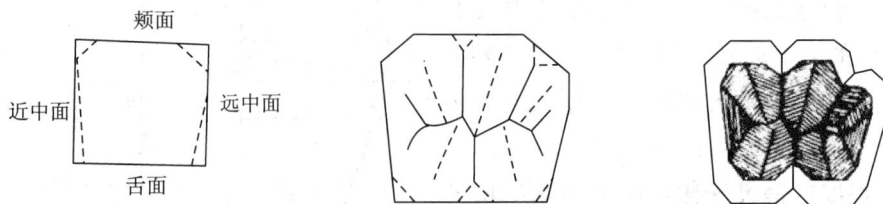

图 5 - 27　描绘下颌磨牙面形态

（六）完成描绘

各面形态初步完成后，反复检查各部分尺寸，对照标本、模型、挂图，如准确无误，用橡皮擦去定点标记、虚线，以保持画面清洁美观（图 5 - 28）。

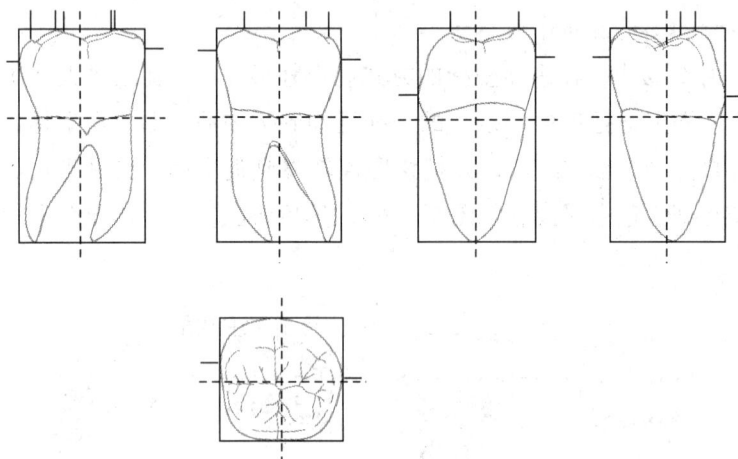

图 5 - 28　下颌第一磨牙描绘后观

五、注意事项

除应注意三倍大上颌中切牙描绘的注意事项之外，还应注意

1. 下颌第一磨牙有 2 个牙根，在描绘时应注意 2 个牙根的不同形态。

2. 下颌第一磨牙面有 5 个牙尖，注意 5 个牙尖的大小顺序和窝、沟、嵴的走向。

六、思考题

1. 下颌第一磨牙的解剖特点是什么？

2. 描绘时如何确定牙尖的大小和位置？

实训六　牙立体形态描绘技术

一、目的要求

1. 正确掌握牙的唇（颊）、舌面、近园中面、切缘和殆面的外形。

2. 掌握描绘具有牙特征的立体形态。

3. 通过描绘牙体立体形态更好地理解牙体雕刻浮雕图。

二、实训内容

三倍大右上颌中切牙牙形的素描。

三、实训器材

透明三角尺、直尺、绘图铅笔、橡皮、图画纸（或坐标纸）、牙体标本、模型、三倍大牙体线图、三倍大牙体投影薄膜、三倍大牙体浮雕图。

四、方法和步骤

1. 按照前面所示的方法，先描绘出线图。

2. 把需要素描的牙模或天然牙的牙面置于光照下。直接接受光照部位及高处看上去较白，影子的部分或凹陷处因较暗看上去呈黑色或灰色（图5－29）。

3. 先不涂牙的突起部分，而整体涂上深浅相同的底色，涂底色时请勿用力使用铅笔（图5－30）。

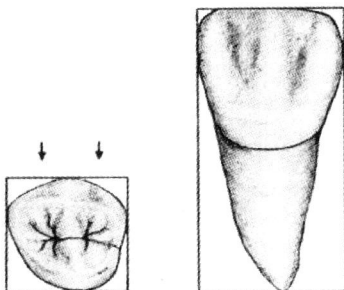
图5－29

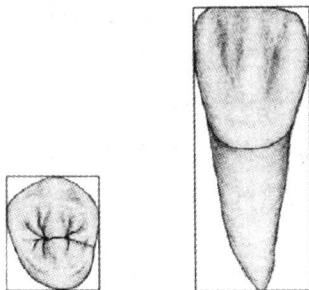
图5－30

4. 分数次重叠加深影子部分。重叠涂色时与以前的线相齐。这时以轻轻的描绘沟等为宜（图5－31）。

5. 按照牙的特征，用中间色涂细部，通过深浅表现立体感（图5－32）。

6. 减弱笔势，用橡皮擦晕映，可消除过于强烈的反射。修整完成（图5－33）。

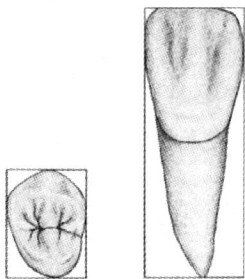 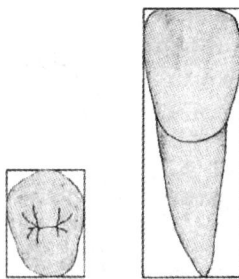 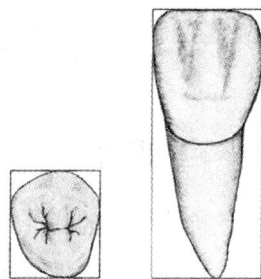

图 5 – 31   图 5 – 32   图 5 – 33

五、注意事项

第一次描绘忌用力涂铅笔，上色太深。

六、思考题

描绘𬌗面形态时如何处理阴影？

第三节　三倍大石膏牙雕刻技术

实训一　三倍大右上颌中切牙石膏牙雕刻技术

一、目的要求

1. 通过对放大三倍右上颌中切牙石膏牙的雕刻，牢固掌握其解剖形态及生理特点。
2. 掌握牙冠各面外形高点、邻接点的确定和描绘方法。
3. 掌握牙冠切缘的确定和描绘方法。
4. 掌握牙冠各面轮廓线的描绘方法。
5. 熟悉石膏牙的雕刻方法、步骤、操作技术。
6. 熟悉石膏牙雕刻工具的使用方法和注意事项。

二、实训内容

1. 雕刻三倍大右上颌中切牙石膏牙形成二面体。
2. 雕刻三倍大右上颌中切牙石膏牙形成四面体。
3. 雕刻三倍大右上颌中切牙石膏牙形成多面体。
4. 雕刻三倍大右上颌中切牙石膏牙形成外形轮廓。
5. 精修完成三倍大右上颌中切牙石膏牙雕刻。

三、实训器材

三倍大石膏棒 U1、三倍大牙体线图、三倍大牙体投影薄膜、三倍大牙体浮雕图、直尺、铅笔、橡皮、石膏切刀、雕刻刀、储水盆、小毛巾、红蓝铅笔、垫板、牙刷等（图 5 - 34）。

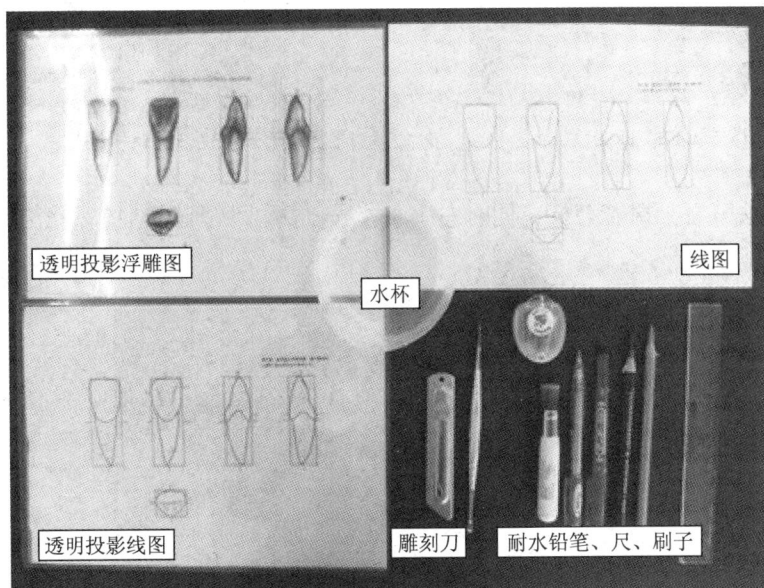

透明投影浮雕图　　水杯　　线图

透明投影线图　　雕刻刀　　耐水铅笔、尺、刷子

图 5 - 34　实训器材

（一）雕刻器材的认识

1. **石膏切刀**　主要用来切除大块石膏，使其初步形成牙体外形（图 5 - 35）。

2. **雕刻刀**　主要用来雕刻牙体的窝、沟、嵴及各部位表面，使其光滑圆钝完成最后的细致雕刻（图 5 - 36）。

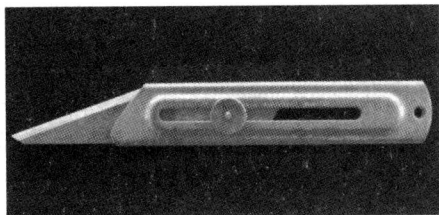

图 5 - 35　石膏切刀

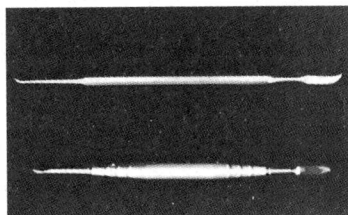

图 5 - 36　雕刻刀

（二）雕刻器具的握持方法

1. **直握式**　是最常用的一种方法。主要用拇指、示指和中指握刀，无名指和小指起支持作用，此法用于细雕（图 5 - 37）。

2. **横握式**　右手第二、三、四、五指握住刀柄，用刀时刀口向着外侧，刃部对着雕刻物。左手握雕刻物，左手示指顶住雕刻物作为支点，然后左手拇指按压在右手拇指上推动石膏切刀沿斜面切割。此法多用于粗雕（图5-38）。

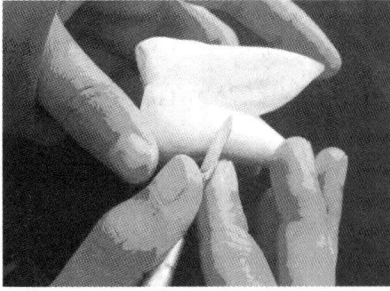

图5-37 直握式

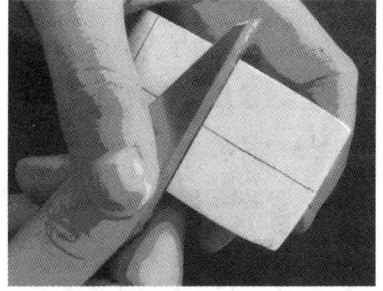

图5-38 横握式

3. **按切法** 右手握着刀柄，同时左手食指按压刀背切割雕刻物。此法用于大面积的切削（图5-39）。

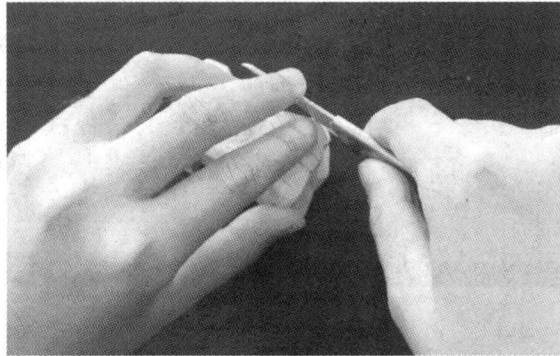

图5-39 按切式

四、方法和步骤

（一）雕刻三倍大上颌中切牙石膏牙，形成二面体

1. 在三倍大上颌中切牙石膏棒近远中面上描绘近远中面形态

确定石膏棒的近、远中面和唇、舌面。分别在线图、透明线图和浮雕图的各个轴面上，描绘中轴、根冠分界线、外形高点、邻接点、切缘、根尖。把上述标志点精确的转移到石膏棒上，并在石膏棒上描绘近远中面的初步形态（图5-40，41，42，43，44）（具体方法见第二节上颌中切牙的描绘）。

（1）根冠分界线 在石膏棒上做准确分割。上颌中切牙冠长23.7mm，画上冠根分界线有利于以后正确地确定牙颈线的位置，确保雕刻的石膏牙根冠协调。

（2）中轴 主要是用于在牙体四面画线时的参照用。

（3）外形高点位置线 此线垂直于中线，在切削两面体和四面体时，该线上下1mm区域可以保留。

（4）牙体轮廓标志线 在石膏棒上准确地描绘出牙体外形轮廓线。

（5）外形高点、邻接点　牙冠各个面上最突出的部分，在雕刻前就要清楚地标示出来，并保留到牙体雕刻完成。

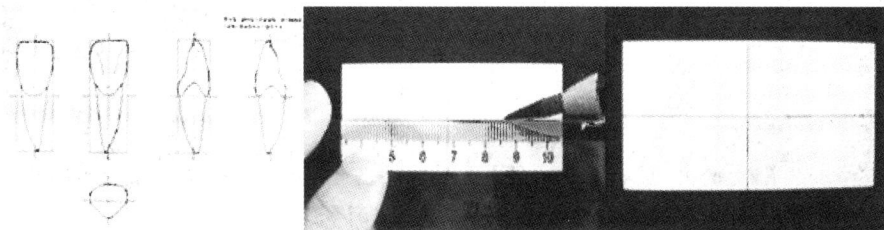

图5-40　描绘并转移中轴、根冠分界线

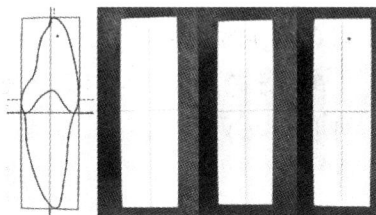

图5-41　转移近中邻接点

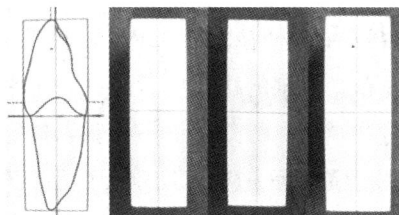

图5-42　转移远中邻接点

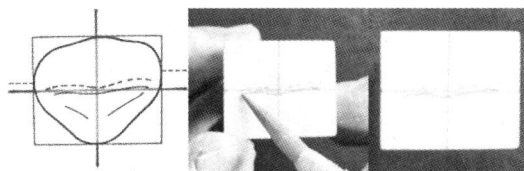

图5-43　把图面上切缘的
位置转移到石膏棒

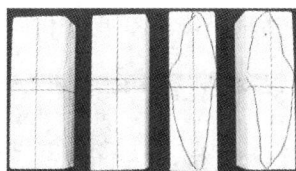

图5-44　石膏块的近中
和远中绘图后

2. 按照近远中面形态，切割邻面，形成二面体

在准确地画完线后，把石膏棒放入水中浸泡2~3分钟。用石膏切刀切削石膏块的近远中面，形成唇舌面的初步轮廓。最后在切割面根据近远中面根冠分界的位置恢复唇舌面的冠根分界线，根据在外形高点上残留的中线恢复唇舌面上的中线（图5-45）。

在切削时要注意：切削好的两面体要能跟线图重合，同时切削的面要光滑平整，且为一个平面。

（1）手握石膏棒切削石膏时，不能碰到已经画好的近远中面的轮廓线，防止已画好的轮廓线被擦掉，所以可以采用大拇指推石膏刀削石膏，其余四只手指托住石膏唇舌面的方法。

（2）在切削时应准确地按照已经画好的轮廓线切削石膏棒，要以外侧线为准。首先，用石膏刀的刀尖沿着轮廓线削掉边缘，确定切削的范围，然后再削除中间突起的石膏。在削除中间突起的石膏时，要使用刀体。

（3）在削石膏时，主要是推刀的左手大拇指用力，右手控制刀的方向，刀的走向要沿着轮廓线，并且用力要均匀，尽量每一刀都要推倒底，保持切削面的平整和连续性。外形高点线部位要保留，但保留的量要尽量少，约上下1mm左右。

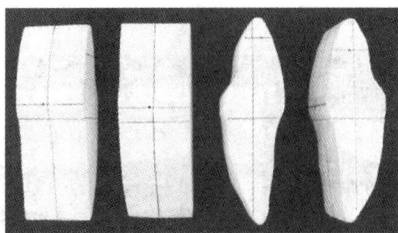

图5-45 石膏块的近远中切割后　　图5-46 石膏块的唇舌面绘图后

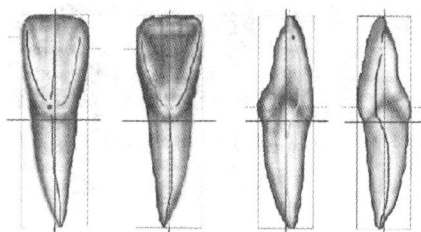

（二）雕刻三倍大上颌中切牙石膏牙形成四面体

1. 在切削过的三倍大上颌中切牙石膏棒唇舌面上描绘近远中面形态描绘四面体

按照三倍大牙体线图，在石膏棒的唇舌面上准确地描绘出唇舌面牙体轮廓外形。要求：在石膏上画的线要尽量的细，但要求清晰准确。牙轮廓线要平滑，不要反复描绘。同时在画图和雕刻过程中，要以外侧线为准（图5-46）。

2. 按照唇舌面形态，切割唇舌面，形成四面体

用石膏切刀切削石膏块的唇舌面，形成邻面的初步轮廓，最终形成四面体。根据唇舌面根冠分界的位置准确清晰恢复被切削的冠根分界线，根据在外形高点上残留的中轴准确和清晰恢复近远中面上的中轴（图5-47）。

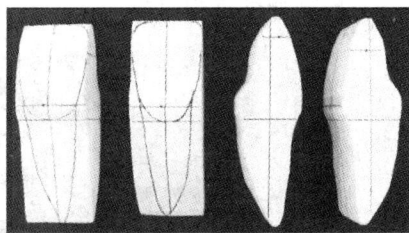

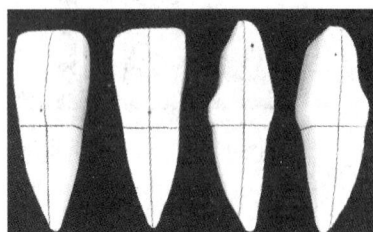

图5-47 石膏块的唇舌面切割后　　图5-48 在浮雕图上描绘各个轴面的轴嵴

（三）雕刻三倍大右上颌中切牙石膏牙形成多面体

多面体的切削是把规则的四面体向不规则的牙体进行转化的重要的一步。从牙的切缘观察，其外形轮廓的大小和形状是多面体切削走向和范围的重要参照。

1. 描绘第1次1/2等分线

（1）描绘轴嵴　参照三倍大牙体浮雕图，注意观察各部分之间的明暗对比关系。明亮的地方表示此处较为凸出，阴暗的地方相对较凹。在观察图形时我们可以清晰地看到四个图形上都会有一条或两条凸起亮线，我们称之为轴嵴。它大体起始于切缘，经过外形高点，再通过牙根延伸到根尖。而一些比较暗的部位，它们一般位于舌面窝、颊舌面和近远中面的牙颈线附近，主要作用是来突出和反衬各面的轴线，加强和谐性。在各个轴面根据三倍大牙体浮雕图的轴线形态画出各个轴线。在浮雕图上正确描绘各个轴面的轴嵴，即各轴面最突出部分。把浮雕图上的轴嵴正确转移到石膏棒上（图5-48，49）。

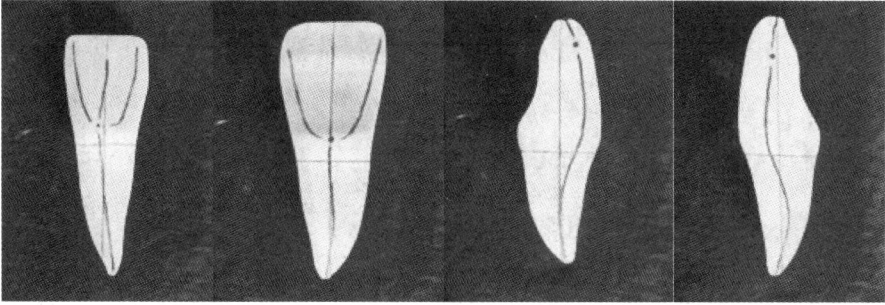

图 5 - 49　把轴嵴转移到石膏棒上

（2）描绘第一次 1/2 等分线　在轴嵴与外形边缘之间，画第一次 1/2 等分线（图 5 - 50）。

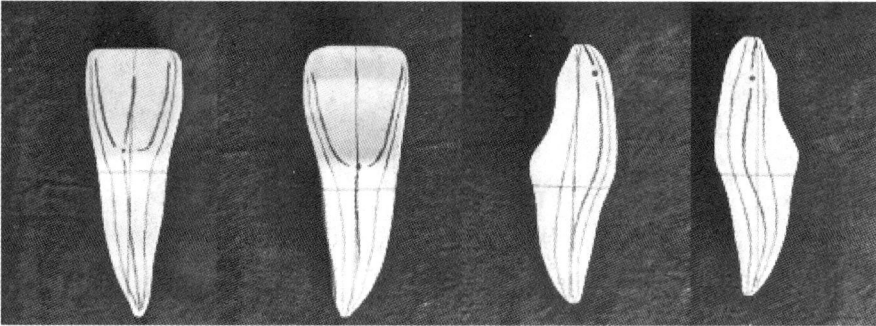

图 5 - 50　在轴嵴和外形边缘之间描绘第一次 1/2 等分线

2. 切割第 1 次 1/2 等分线

用石膏切刀沿两条第 1 次 1/2 等分线，切除之间所夹持的轴面角，使之成斜面，同时补画根冠分界线（图5 - 51）。

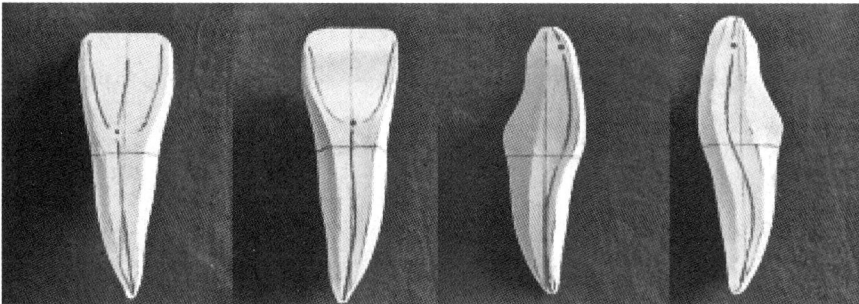

图 5 - 51　第一次多面体成形后各面观

3. 描绘第二次 1/2 等分线

在切削第 1 次 1/2 等分线后的新生斜面上，画第二次 1/2 等分线。在第一次 1/2 等分线与轴嵴之间，也画第二次 1/2 等分线。呈 3 条等分线间夹持 2 个棱角（图 5 - 52）。

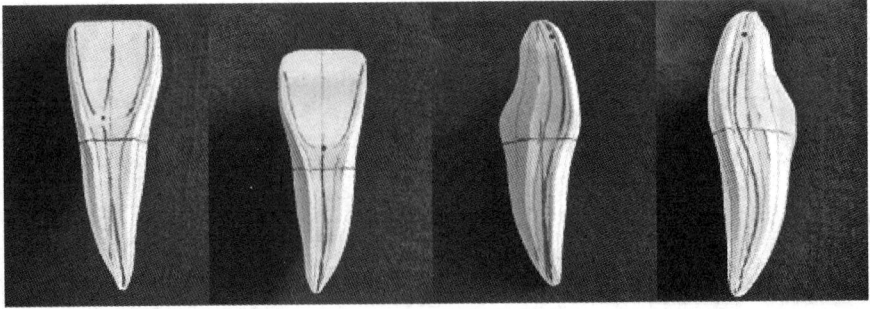

图 5-52 各轴面描绘第二次 1/2 等分线后

4. 多面体成形

用石膏切刀切除相邻的两条等分线之间的多余部分，形成多面体（图 5-53）。

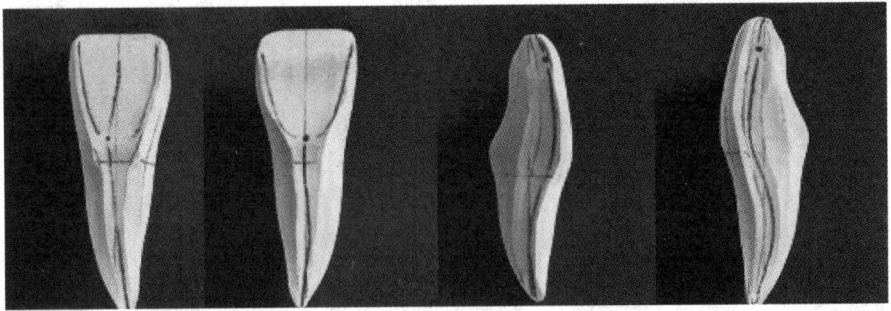

图 5-53 第 2 次 1/2 等分线成形后观

（四）雕刻三倍大右上颌中切牙石膏牙形成外形轮廓

在上一步完成后，石膏棒虽然已经初有牙体的轮廓，但它的上面还残留着比较明显和尖锐的棱角，而事实上这些在牙体上是不应该存在的，所以现在要修整外形并最终成形。外形的形成是三倍大石膏牙雕刻中最为重要的一步，它的作用关系到牙体的最终形态，以及牙体各部分之间的协调性，同时一个良好的外形还能给人一种美的享受。外形轮廓的形成需要清晰准确地体现三倍大牙体浮雕图上所表现的凹和凸、平直和弯曲之间的对比和衬托关系。

外形轮廓修整包括牙颈的成形、牙根的成形、轴面的成形和切缘的成形。

1. 牙颈形成

（1）描绘、勾勒牙颈线　精确测量以冠根分界线为参照，石膏棒上正确地描绘牙颈线（图 5-54）。检查合格后，用雕刻刀将牙颈线勾勒一圈。

（2）形成台阶　在牙颈线下方 1mm 处画线，用雕刻刀沿该线从根方向冠方沿着牙颈线轻轻切削，形成浅的台阶。

（3）消除台阶　在牙颈线上方 1mm 处画线，用雕刻刀沿线从冠方向根方沿着牙颈线轻轻切削，消除台阶。

（4）用雕刻刀使牙颈线上下部位连接流畅，勾勒出清晰的牙颈线。（图 5-55）。

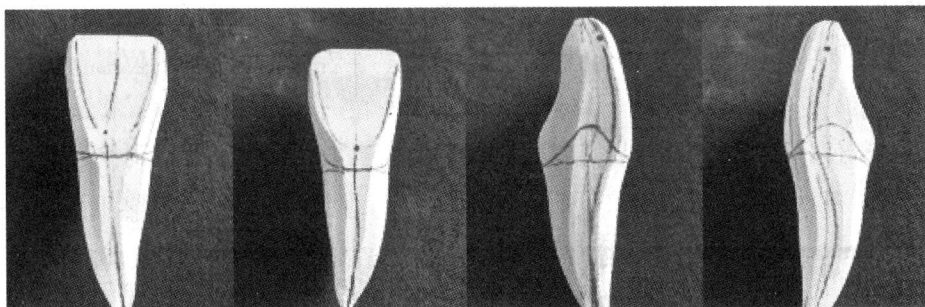

图 5 - 54　描绘牙颈线后各个面观

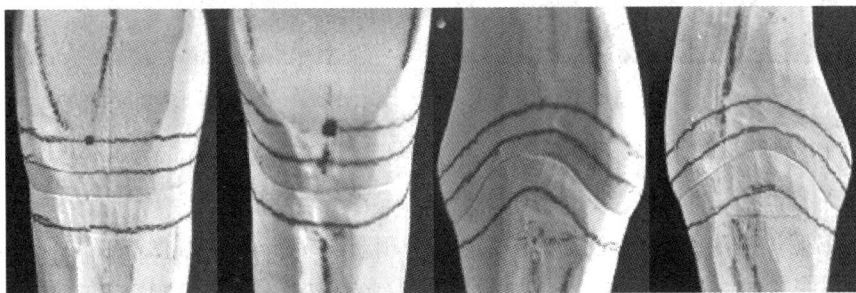

图 5 - 55　牙颈形成

2. 牙根成形

修整牙根，主要是适当缩小牙根大小，加强牙根与牙冠间的和谐。牙根为圆三角形，三角形的尖在舌侧。首先用雕刻刀去除多面体时残留的棱角。参照线图上牙根的轮廓（凹凸），修整牙根各轴面的轴嵴的轮廓。把浮雕图上各个轴面轴嵴的走向，画在牙根上，修整牙根各轴面的轴嵴形态。为防止切削过多，刀刃和刀背都应横卧在牙根上。参照浮雕图上各个轴面观上的阴影，修整牙根的内聚形态，使轴嵴附近的亮部，与两侧的阴影内收部分自然衔接。

3. 四面成形（图 5 - 56）

（1）唇面成形　调整唇侧近中边缘嵴的高度和远中边缘嵴的高度，形成唇侧牙颈部，修整唇侧发育沟，修整唇侧切 1/3 的突度。

（2）邻面成形　在浮雕图的舌面上描绘近远中边缘嵴最突处的连线。把该线转移到石膏棒上。测量线图上舌侧近远中边缘嵴的厚度。把该厚度以线条方式线转移到石膏棒的舌面上。切除舌侧边缘嵴线条外侧过剩的部分。近中成平直状态往舌隆突方向内聚，形成近中面。远中成圆突状态往舌隆突方向内聚，形成远中面。修整相关轴面角，使邻面与其衔接。形成邻面两侧牙颈线上方的凹陷。

（3）舌面成形　参照石膏棒上近远中边缘嵴两端的边缘线，形成舌侧边缘嵴的厚度。形成舌侧边缘嵴与邻面的衔接形态（轴面角）。形成舌侧边缘嵴的最突处。形成舌窝。形成舌隆突和斜切痕。形成舌侧近远中边缘嵴的起源。

在雕刻时，需要注意的是，整个牙体表面上没有过分锐利的角或嵴，也没有过分的凹陷或沟，它们之间是平缓过度、相互依存、互相衬托的。牙冠唇面的两条发育沟呈 V 字形，但这个 V 字形是钝化的，缓慢渐进的。在舌面，最低点的位置在与对颌牙的咬合位置处而不是舌隆突处，该位置为一平面。在进行雕刻的时候，要适当地选用雕刻刀的部位。具体为，修整舌隆突时要大量使用刀尖，动作主要是刮修，一次修整的量不能过多。在精修过程中要仔细，用力要均匀，切削的幅度不能太大。

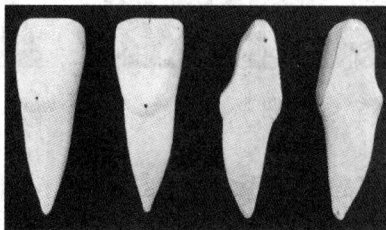

图 5-56　四面成形后的图片　　　　图 5-57　切端成形后的图片

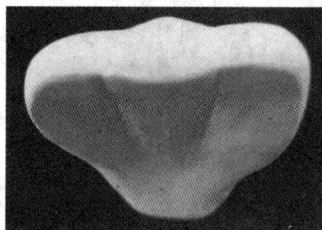

（4）切缘成形　参照线图在石膏棒上描绘切缘形态（虚线和实线）。参照实线位置修整切缘舌侧厚度。形成切缘舌侧最突处。形成切缘节结。使切缘与唇、舌、近远中面衔接。参照浮雕图的唇、舌面和切端形态，用雕刻刀形成切端形态，并使其与各面流畅的衔接。参照浮雕图的唇、舌、切端发育沟的位置及形态，用雕刻刀形成由深逐浅的发育沟（图 5-57）。

（五）最终成形（图 5-58）

1. 牙体表面的润饰

用雕刻刀的刃、背及勺润饰牙体表面，使各面光滑。

2. 勾勒牙颈线

用雕刻刀再次勾勒出清晰的牙颈线。

3. 检查流畅性

按浮雕图检查石膏牙各轴面的外形高点、邻接点、凹凸衔接程度，应流畅衔接。

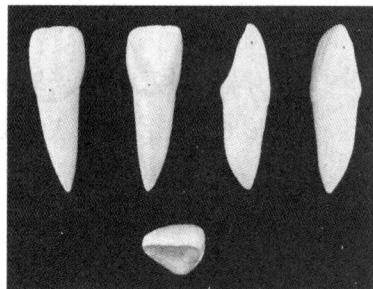

图 5-58　成品图

五、注意事项

1. 雕牙时必须熟知该牙的解剖形态，按照比例进行操作。

2. 使用工具必须注意支点的掌握，防止雕刻刀滑脱误伤手、误切石膏牙。

3. 整个雕刻过程，均应在垫板上操作，以免损坏桌面，应养成不用口吹粉末的良好习惯。

4. 养成良好工作习惯，桌面、工具整洁有序。雕刻下来的碎屑，应放在固定的位置，到一定量时，集中放到指定地点，实训结束应将桌面及工具擦净。

5. 在石膏上画的线要尽量的细，要求清晰准确。牙轮廓线要平滑，不要反复描绘。

6. 在二面体的画图和雕刻过程中，要以外侧线为准，切除轮廓线以外的石膏。

7. 石膏棒放入水里的位置是，有轮廓线的面与水平线平行。

8. 不要在同一个盆中放太多的石膏棒，如此可以防止石膏棒的铅笔线发生位移而形变。

9. 从水中取出石膏棒时，最好是用拇指和食指捏住石膏棒颊舌面的空白处。

六、思考题

1. 如何在雕刻中保证冠根分界线不丢失？

2. 在从四面体向多面体的转变中要画哪几条中线？

3. 上颌中切牙的牙体解剖特征如何？

4. 雕刻三倍大右上颌中切牙石膏牙时有哪些注意事项？

七、上颌中切牙三倍大标准牙牙体评分标准

（一）唇面：合计 20 分。每项合适：2 分；适中：1 分；不合适：0 分。

评分标题	成　绩		
	合适（2 分）	适中（1 分）	不合适（0 分）
牙冠长度	35.1mm	34.9mm	36mm
近、远中切角形态			
切缘中央最高			
近、远中根冠连接特征 近中平直、远中圆突略有凹陷			

续表

评分标题	成　绩		
	合适（2分）	适中（1分）	不合适（0分）
舌隆突的大小、协调性			
牙颈线形态			
唇侧边缘嵴 呈丰满的 "U"字形			
发育沟的协调性 发育沟不易过长、 过深			
外形高点的位置			
三面体形态			

评分标题	成　　绩		
	合适（2分）	适中（1分）	不合适（0分）
牙颈突度			

（二）舌面：合计 20 分。每项合适：2 分；适中：1 分；不合适：0 分。

评分表标题	成　　绩		
	合适（2分）	适中（1分）	不合适（0分）
近、远中边缘嵴的内聚形态			
近中边缘嵴高远中边缘嵴低			
近中边缘嵴窄远中边缘嵴宽			
近中边缘嵴锐利远中边缘嵴圆钝			

评分表标题	成　　绩		
	合适（2分）	适中（1分）	不合适（0分）
舌窝的深度			
舌窝的大小			
牙颈线位置			
外形高点的位置			
与切缘衔接的协调性 切缘结节下方 最凹陷			

（三）近中面：合计 15 分。每项合适：3 分；适中：1～2 分；不合适：0 分。

评分标题	成　绩		
	合适（3 分）	适中（1～2 分）	不合适（0 分）
宽大且平坦			
呈三面体			
牙颈线高			
舌侧近中边缘嵴形态			
邻接点			

（四）远中面：合计 15 分。每项合适：3 分；适中：1~2 分；不合适：0 分。

评分标题	成　　绩		
	合适（3 分）	适中（1~2 分）	不合适（0 分）
小且圆突			
呈三面体			
牙颈线低			
舌侧远中边缘嵴形态			
邻接点			

（五）切缘： 合计 20 分。每项合适：4 分；适中：2～3 分；不合适：0～1 分。

评分标题	成　　绩		
	合适（4 分）	适中（2～3 分）	不合适（0～1 分）
近中轴面角锐利			
远中轴面角圆钝			
切缘呈带有弧度的翘形			
切 1/3 处，唇侧近中边缘嵴最高，中央次之，远中边缘嵴最低			
中 1/3 处，唇侧中央最高，近中边缘嵴次之，远中边缘嵴最低			

（六）牙根形态：合计10分。每项2分。合适：2分；适中：1分；不合适：0分。

评分标题	成　绩		
	合适（2分）	适中（1分）	不合适（0分）
唇侧形态			
舌侧形态			
近中形态			
远中形态			
根尖形态			

实训二　三倍大右上颌第一前磨牙石膏牙雕刻技术

一、目的要求

1. 通过对放大三倍右上颌第一前磨牙石膏牙的雕刻，牢固掌握其解剖形态及生理特点。

2. 掌握牙冠各面外形高点、邻接点的确定和描绘方法。

3. 掌握牙冠龂面各牙尖的确定和描绘方法。

4. 掌握牙冠各面轮廓线的描绘方法。

5. 熟悉石膏牙的雕刻方法、步骤、操作技术。

6. 熟悉石膏牙雕刻工具的使用方法和注意事项。

二、实训内容

1. 雕刻三倍大右上颌第一前磨牙石膏牙形成二面体。

2. 雕刻三倍大右上颌第一前磨牙石膏牙形成四面体。

3. 雕刻三倍大右上颌第一前磨牙石膏牙形成多面体。

4. 雕刻三倍大右上颌第一前磨牙石膏牙形成外形轮廓。

5. 雕刻三倍大右上颌第一前磨牙石膏牙精修完成。

三、实训器材

三倍大石膏棒 U4、三倍大牙体线图、三倍大牙体投影薄膜、三倍大牙体浮雕图、直尺、铅笔、橡皮、石膏切刀、雕刻刀、储水盆、小毛巾、红蓝铅笔、垫板、牙刷等。

四、方法和步骤

（一）雕刻三倍大右上颌第一前磨牙石膏牙，形成二面体

1. 在三倍大上颌第一前磨牙石膏棒近远中面上描绘近远中面形态

确定石膏棒的近、远中面和颊、舌面。分别在线图、透明线图和浮雕图的各个轴面上，描绘中轴、根冠分界线、外形高点、邻接点、牙尖、根尖。把上述标志点精确的转移到石膏棒上，并石膏棒上描绘近远中面的初步形态（图 5－59）（具体方法见第二节三倍大右上颌第一前磨牙的描绘）。

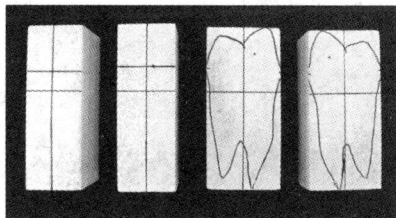

图 5－59　石膏块的邻面绘图后　　　　图 5－60　石膏块的邻面切割后

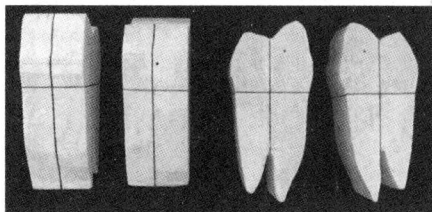

（1）根冠分界线　在石膏棒上做准确分割。上颌中切牙冠长冠长 23.7mm，画上冠根分界线有利于以后正确地确定牙颈线的位置，确保雕刻的石膏牙根冠协调。

（2）中轴　主要是用于在牙体四面画线时的参照用。

（3）外形高点位置线　此线垂直于中线，在切削两面体和四面体时，该线上下 1mm 区域可以保留。

（4）牙体轮廓标志线　在石膏棒上准确地描绘出牙体外形轮廓线。

（5）外形高点　牙冠各个面上最突出的部分，在雕刻前就要清楚地标示出来，并保留到牙体雕刻完成。

2. 按照近远中面形态，切割邻面，形成二面体

在准确地画完线后，把石膏棒放入水中浸泡 2~3 分钟。用石膏切刀切削石膏块的近远中面，形成唇舌面的初步轮廓。最后在切割面根据近远中面根冠分界的位置恢复唇舌面的冠根分界线，根据在外形高点上残留的中线恢复唇舌面上的中线（图 5-60）。

要求：切削好的两面体要能跟线图重合，同时切削的面要光滑平整，且为一个平面。在切削时要注意：

（1）手握石膏棒切削石膏时，不能碰到已经画好的近远中面的轮廓线，所以可以采用大拇指推石膏刀削石膏，其余四只手指托住石膏颊舌面的方法。

（2）为了能准确地按照已经画好的轮廓线切削石膏棒，可以采用这样的方法。首先，用石膏刀的刀尖沿着轮廓线削掉边缘，确定切削的范围，然后再削除中间突起的石膏。在削除中间突起的石膏时，要使用刀体。在切削时应要以轮廓线的外侧线为准。

（3）在削石膏时，主要是推刀的左手大拇指用力，右手控制刀的方向，刀的走向要顺着轮廓线，并且用力要均匀，尽量每一刀都要推倒底，保持切削面的平整和连续性。外形高点线处要保留，但保留的量要尽量少，约上下 1mm 左右。

（4）在根分岔处，可以使用刀尖左右同时向下切削，如此有利于减少相对面的阻力。

（5）在切削有困难时也可以使用小雕刻刀进行雕刻。切忌用暴力而将牙根折断。

（二）雕刻三倍大右上颌第一前磨牙石膏牙形成四面体

1. 在切削过的三倍大右上颌第一前磨牙石膏棒颊舌面上描绘颊舌面形态

按照三倍大牙体线图，在石膏棒的颊舌面上准确地描绘出颊舌面牙体轮廓外形（图 5-61）。

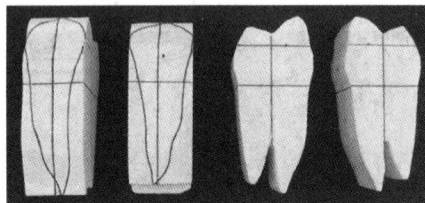

图 5-61　石膏块的颊舌面描绘后　　　　图 5-62　石膏块的颊舌面切割后

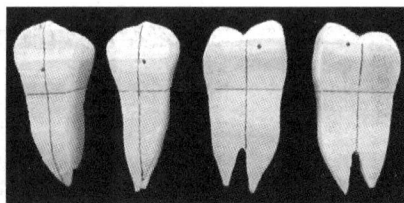

2. 按照颊舌面形态，切割颊舌面，形成四面体

用石膏切刀切削石膏块的颊舌面，形成邻面的初步轮廓，最终形成四面体。根据颊舌面根冠分界的位置准确清晰恢复被切削的冠根分界线，根据在外形高点上残留的中轴准确和清晰恢复近远中面上的中轴（图 5-62）。

（三）雕刻三倍大右上颌第一前磨牙石膏牙形成多面体

多面体的切削是把规则的四面体向不规则的牙体进行转化的重要的一步。从牙的切缘观察，其外形轮廓的大小和形状是多面体切削走向和范围的重要参照。

1. 描绘第 1 次 1/2 等分线图

（1）描绘轴嵴　在浮雕图上正确描绘各个轴面的轴嵴，即各轴面最突出部分。把浮雕图上的轴嵴正确转移到石膏棒上（5-63）。

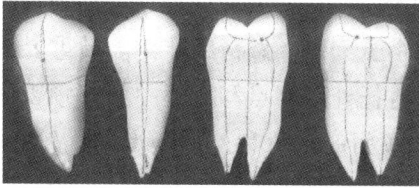

图 5-63　四个轴面图绘出最突出部分后

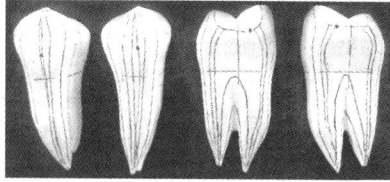

图 5-64　绘出第一次 1/2 等分线后的四个轴面图

（2）描绘第一次 1/2 等分线　在轴嵴与外形边缘之间，画第一次 1/2 等分线（5-64）。

2. 切割第 1 次 1/2 等分线

用石膏切刀沿两条第 1 次 1/2 等分线，切除之间所夹持的 90°轴面角，使之成斜面，同时补画根冠分界线（5-65）。

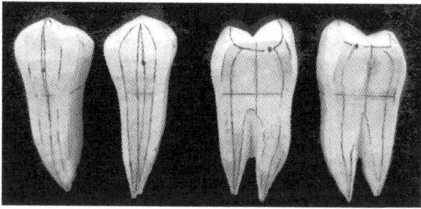

图 5-65　四个轴面切削后

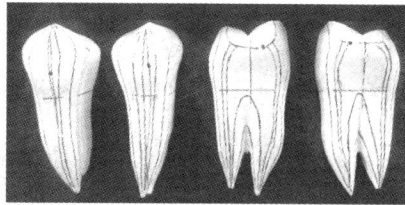

图 5-66　四个轴面描绘第二次 1/2 等分线后

3. 描绘第二次 1/2 等分线

在切削第 1 次 1/2 等分线后的新生斜面上，画第二次 1/2 等分线。在第一 1/2 等分线与轴嵴之间，也画第二次 1/2 等分线。呈 3 条等分线间夹持 2 个棱角（5-66）。

4. 多面体成形

用石膏切刀切除相邻的两条等分线之间的多余部分，形成多面体（5-67）。

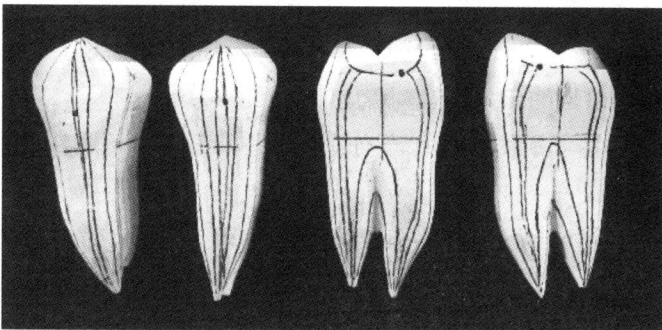

图 5-67　四个轴面多面体成形后

119

（四）雕刻三倍大右上颌第一前磨牙石膏牙形成外形轮廓

外形轮廓的修整包括四面成形、牙颈成形和𬌗面的形成。

1. 四面成形（图5-68）

（1）牙冠成形 雕刻时，先刮除前一步切削斜面得到的交线，然后准确地画出轴线，同时为颊舌沟做准确定位，最后就是选用小雕刻刀，做精细雕刻。最重要的表现在近远中面，近颈部的适当轻微凹陷正好可以衬托外形高点和近远中面跟颊舌面交界处的弧度。对于颊舌面，特别是颊面的雕刻。颊面的轴嵴和外形高点是比较突出的，而颊沟和外形高点偏牙冠中1/3的地方比较凹，它们之间不是绝对的，是相对的，是相互衬托、相互依存的。在进行雕刻的时候，要适当地选用雕刻刀的刀尖和刀的中部。具体为，修整颊沟时要大尽量使用刀尖，动作主要是刮修，不是在颊面刻凹槽。在精修过程中要仔细，用力要均匀，切削的幅度不能太大。修整外形高点和牙冠中1/3处时，主要使用雕刻刀的中部，利用雕刻刀的弧度横向刮修就可以达到牙冠中1/3内收的轻微内收，衬托外形高点的突出。

（2）牙根形成 在修整牙根时，主要是适当缩小牙根大小，加强牙根与牙冠间的和谐。值得注意的是上颌第一前磨牙有两个大的扁根，它们之间有两个明显的特征。

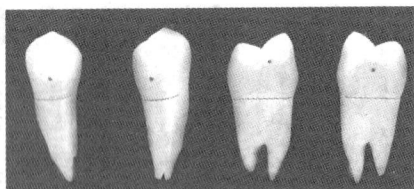

图5-68 四面成形后的四个轴面

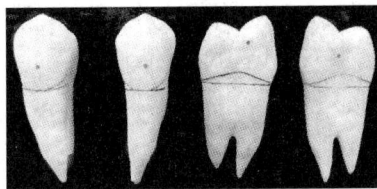

图5-69 牙颈线的四个轴面图

2. 牙颈线形成

雕刻牙颈线前，先要以冠根分界线为参照，根据三倍大牙体线图上牙颈线的形态正确地画出牙颈线的走向，然后按照画好的牙颈线进行雕刻，所以说，冠根分界线在雕刻中的还原和其正确位置的保留是非常重要。其实际情况是，牙根部位偏低，趋向牙冠处又相对高一些。因为牙颈线是牙根与牙冠的分界线，而根冠之间的过度是平缓的、和谐的，所以牙颈线不能雕刻成分界沟或者很明显的分界台阶。

（1）描绘、勾勒牙颈线 参照线图，在石膏棒上描绘牙颈线（图5-69）。检查合格后，用雕刻刀将描绘出的牙颈线勾勒一周。

（2）形成台阶 在牙颈线下方1mm处画线，用雕刻刀沿该线从根方向冠方沿着牙颈线切削，形成台阶。

（3）消除台阶 在牙颈线上方1mm处画线，用雕刻刀沿该线从冠方向根方沿着牙颈线轻轻切削，消除台阶。

（4）用雕刻刀使牙颈线上下部位连接流畅，勾勒出清晰的牙颈线。

3. 𬌗面的形成

在行使咀嚼功能时，牙齿的主要功能来自于牙尖和主三角嵴，而牙尖和主三角嵴位置的正确确定，又来源于牙体四面的准确和牙冠各面的协调，所以应该在石膏牙外形轮廓成形后再雕刻𬌗面，确定牙尖、主三角嵴、沟、窝的位置。𬌗面的雕刻可以分为牙尖位置和大小的划分，主三角嵴走向的确定，副沟的形成。

（1）修整牙尖斜度　参照线图形成牙尖斜度，并进一步修整成形（图5－70，71）。

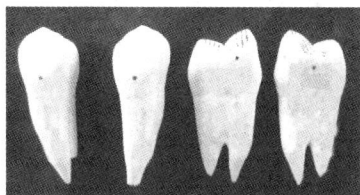 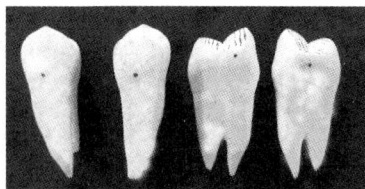

图5－70　在石膏块的四个　　　　图5－71　修整完牙尖斜度的

　　　轴面描绘牙尖斜度　　　　　　　　四个轴面图

（2）确定各个牙尖的大小　在石膏牙上画出主沟，用雕刻刀勾勒（图5－72）。

（3）近中点隙、远中窝的转移　按照中央窝最深、近中点隙最浅的原则，用雕刻刀形成窝、沟、点隙（图5－73）。

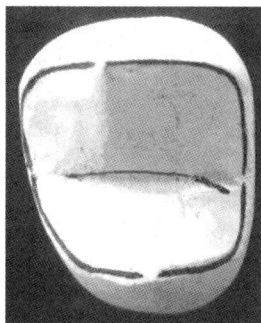 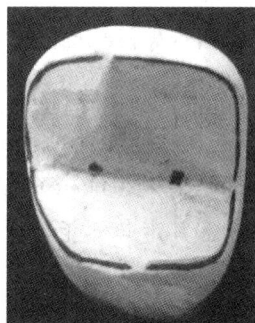

图5－72　画完主沟的图　　　图5－73　刻好窝、沟、点隙的图

（4）确定三角嵴的走向与形态　描绘各个三角嵴的走向，并用雕刻刀形成三角嵴。把刀刃置于副沟，刀刃卧在三角嵴的最突处附近，从𬌗缘向主沟方向用刀（图5－74）。

（5）副沟的雕刻　按主沟深于副沟的原则，用雕刻刀的刀尖勾勒副沟。副沟的长度应为三倍大线图上副沟长度的一半，靠近𬌗缘侧副沟，需用刀勾形成凹陷（图5－75）。

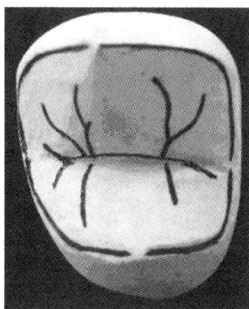 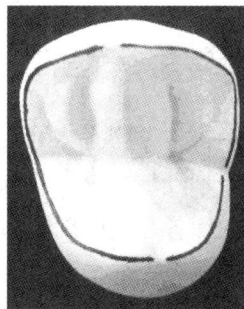

图5－74　画好𬌗面的图　　　图5－75　画好副沟和刻好副沟的图

（五）精修完成三倍大右上颌第一前磨牙石膏牙雕刻（图5-76）

1. 牙体表面的润饰

用雕刻刀的刃、背及勺润饰牙体表面，使各面光滑。

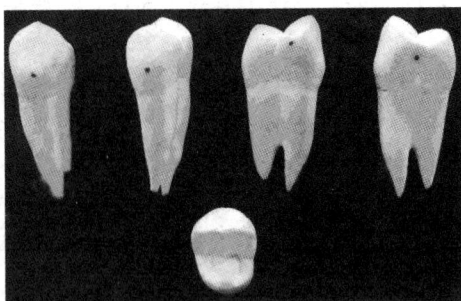

图5-76　成品图片

2. 勾勒牙颈线

用雕刻刀再次勾勒出清晰的牙颈线。

3. 检查流畅性

按浮雕图检查石膏牙各轴面的外形高点、邻接点、凹凸衔接程度，应流畅衔接。

五、注意事项

除三倍大右上颌中切牙石膏牙雕刻注意事项外，还应注意：

在雕刻副沟时，其走向不能过于平直，也不能太多，否则拾面就显的很机械。

六、思考题

1. 上颌第一前磨牙的牙冠解剖特征如何？与其他后牙有什么不同之处？

2. 在牙根部位进行多面体的成形时，用刀有哪些注意事项？

3. 在拾面雕刻时，牙尖的位置如何确定？

实训三　三倍大右上颌第一磨牙石膏牙雕刻技术

一、目的要求

1. 通过对三倍大右上颌第一磨牙石膏牙的雕刻，牢固掌握其解剖形态及生理特点。

2. 掌握牙冠各面外形高点、邻接点的确定和描绘方法。

3. 掌握牙冠拾面各牙尖的确定和描绘方法。

4. 掌握牙冠各面轮廓线的描绘方法。

5. 掌握石膏牙的雕刻方法、步骤、操作技术。

6. 掌握石膏牙雕刻工具的使用方法和注意事项。

二、实训内容

1. 雕刻三倍大右上颌第一磨牙石膏牙形成二面体。
2. 雕刻三倍大右上颌第一磨牙石膏牙形成四面体。
3. 雕刻三倍大右上颌第一磨牙石膏牙形成多面体。
4. 雕刻三倍大右上颌第一磨牙石膏牙形成外形轮廓。
5. 雕刻三倍大右上颌第一磨牙精修完成。

三、实训器材

三倍大石膏棒 U6、三倍大牙体线图、三倍大牙体投影薄膜、三倍大牙体浮雕图、直尺、铅笔、橡皮、石膏切刀、雕刻刀、储水盆、小毛巾、红蓝铅笔、垫板、牙刷等。

四、方法和步骤

（一）雕刻三倍大上颌第一磨牙石膏牙，形成二面体

1. 在三倍大上颌第一磨牙石膏棒近远中面上描绘近远中面形态

确定石膏棒的近、远中面和颊、舌面。分别在线图、透明线图和浮雕图的各个轴面上，描绘中轴、根冠分界线、外形高点、邻接点、切缘、根尖。把上述标志点精确地转移到石膏棒上，并石膏棒上描绘近远中面的初步形态（图 5-77）（具体方法见第二节三倍大右上颌第一磨牙的描绘）。

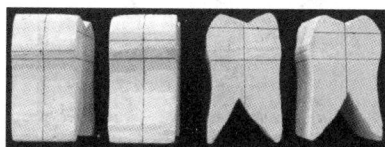

图 5-77　石膏块的邻面绘图后　　　　图 5-78　石膏块的邻面切割后

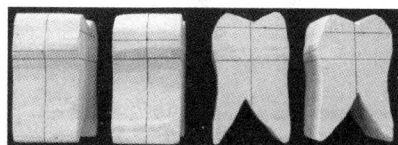

（1）根冠分界线　画上冠根分界线在石膏棒上做准确分割，这样有利于以后正确地确定牙颈线的位置，确保雕刻的石膏牙根冠协调。

（2）中轴　主要是用于在牙体四面画线时的参照用。

（3）外形高点位置线　此线垂直于中线，在切削两面体和四面体时，该线上下1mm 区域可以保留。

（4）牙体轮廓标志线　在石膏棒上准确地描绘出牙体外形轮廓线。

（5）外形高点　牙冠各个面上最突出的部分，在雕刻前就要清楚地标示出来，并保留到牙体雕刻完成。

2. 按照近远中面形态，切割邻面，形成二面体

在准确地画完线后，把石膏棒放入水中浸泡 2~3 分钟。用石膏切刀切削石膏块的近远中面，形成颊舌面的初步轮廓。最后在切割面根据近远中面根冠分界的位置恢复唇舌面的冠根分界线，根据在外形高点上残留的中线恢复颊舌面上的中线（图 5-78）。

要求：切削好的两面体要能跟线图重合，可以用三倍大牙体线图的透明薄膜来检查。同时切削的面要光滑平整，且为一个平面。在切削时要注意：

（1）手握石膏棒切削石膏时，不能碰到已经画好的近远中面的轮廓线，所以可以采用大拇指推石膏刀削石膏，其余四只手指托住石膏颊舌面的方法。

（2）为了能准确地按照已经画好的轮廓线切削石膏棒，可以采用这样的方法。首先，用石膏刀的刀尖沿着轮廓线削掉边缘，确定切削的范围，然后再削除中间突起的石膏。在削除中间突起的石膏时，要使用刀体。在切削时应要以轮廓线的外侧线为准。

（3）在削石膏时，主要是推刀的左手大拇指用力，右手控制刀的方向，刀的走向要顺着轮廓线，并且用力要均匀，尽量每一刀都要推倒底，保持切削面的平整和连续性。外行高点线处要保留，但保留的量要尽量少，约上下1mm左右。

（4）在根分岔处，可以使用刀尖左右同时向下切削，如此有利于减少相对面的阻力。在切削有困难时也可以使用小雕刻刀进行雕刻。切忌用暴力而将牙根折断。

（二）雕刻三倍大右上颌第一磨牙石膏牙形成四面体

1. 在切削过的三倍大上颌第一磨牙石膏棒颊舌面上描绘颊舌面形态

按照三倍大牙体线图，在石膏棒的颊舌面上准确地描绘出颊舌面牙体轮廓外形（图5-79）。

要求：在石膏上画的线要尽量的细，但要求清晰准确。牙体廓线要平滑，不要反复描绘。同时在画图和雕刻过程中，要以外侧线为准。

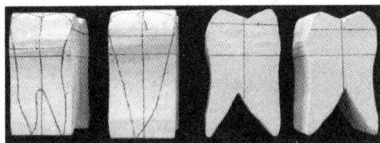

图5-79　石膏块的颊舌面描绘后　　图5-80　石膏块的颊舌面切割后

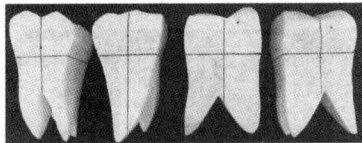

2. 按照颊舌面形态，切割颊舌面，形成四面体

用石膏切刀切削石膏块的近远中面，形成邻面的初步轮廓，最终形成四面体。根据颊舌面根冠分界的位置准确清晰恢复被切削的冠根分界线，根据在外形高点上残留的中轴准确和清晰恢复近远中面上的中轴（图5-80）。

（三）雕刻三倍大右上颌第一磨牙石膏牙形成多面体

多面体的切削是把规则的四面体向不规则的牙体进行转化的重要的一步。从牙的𬌗面观察，其外形轮廓的大小和形状是多面体切削走向和范围的重要参照。

1. 描绘第1次1/2等分线

（1）描绘轴嵴　在浮雕图上正确描绘各个轴面的轴嵴，即各轴面最突出部分。把浮雕图上的轴嵴正确转移到石膏棒上（图5-81）。

（2）描绘第一次1/2等分线　在轴嵴与外形边缘之间，画第一次1/2等分线（图5-82）。

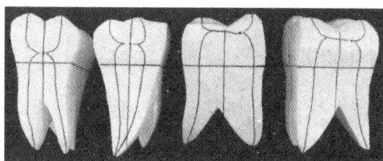

图 5 - 81　四个轴面绘出
最突出部分后图

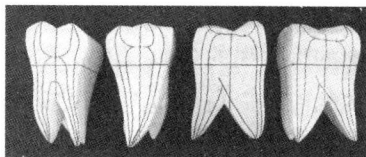

图 5 - 82　绘出第一次 1/2 等
分线后的四个轴面图

2. 切割第 1 次 1/2 等分线

用石膏切刀沿两条第 1 次 1/2 等分线，切除之间所夹持的 90° 轴面角，使之成斜面，同时补画根冠分界线（图 5 - 83）。

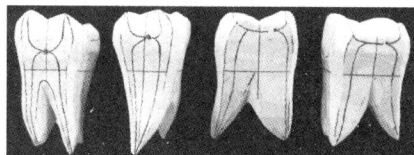

图 5 - 83　四个轴面切削后

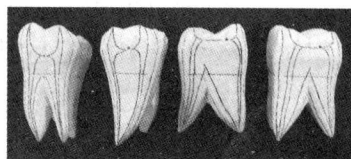

图 5 - 84　四个轴面描绘第二次 1/2 等分线后

3. 描绘第二次 1/2 等分线

在切削第 1 次 1/2 等分线后的新生斜面上，画第二次 1/2 等分线。在第一次 1/2 等分线与轴嵴之间，也画第二次 1/2 等分线。呈 3 条等分线间夹持 2 个棱角（图 5 - 84）。

4. 切割第 2 次 1/2 等分线，多面体成形

用石膏切刀切除相邻的两条等分线之间的多余部分（图 5 - 85）。

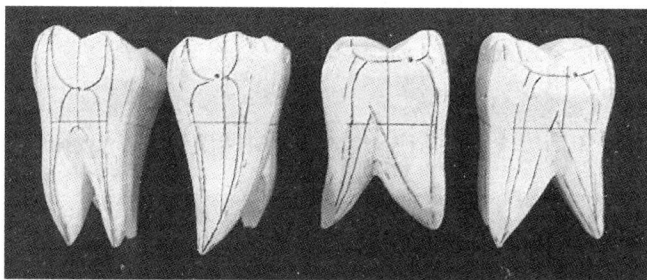

图 5 - 85　四个轴面多面体成形后

（四）雕刻三倍大右上颌第一磨牙石膏牙形成外形轮廓

外形轮廓修整包括四面成形、牙颈的成形和 面的成形。

1. 四面成形的方法和步骤（图 5 - 86）

（1）牙冠成形的方法和步骤　在浮雕图上正确描绘各个轴面的轴嵴。用红色耐水铅笔把浮雕图的轴嵴正确转移到石膏牙冠上。参照线图，调整各个牙尖的高度和顶端形态。参照浮雕图，用石膏切刀粗切，依次表现颊侧近中、舌侧近中、颊侧远中、舌侧远中轴嵴轴嵴、舌侧近中、远中轴嵴。参照线图的 面观，依次修整颊侧轴面轮廓、近中面轴面轮廓、舌侧轴面轮廓、远中面轴面轮廓，使之与线图的 面观的各轴面外

围轮廓一致。中衔接的轴面角、舌侧与远中衔接的轴面角、颊侧与远中衔接的轴面角，使之与线图的𬌗面观的各轴面角一致。参照线图的颊、舌面观，正确刻入颊、舌沟。修整后的各轴面外形与浮雕图的轮廓一致，流畅衔接，同时注重村托出各个外形高点和邻接点。

雕刻时，先刮除前一步切削斜面得到的交线，然后准确地画出轴线，同时为颊舌沟做准确定位，最后就是选用小雕刻刀，做精细雕刻。在雕刻时，需要注意的是，整个牙体表面上没有过分锐利的角或嵴，也没有过分的凹陷或沟。注意颊面近远中边缘嵴的差异，颈1/3突度的表现，颊沟的长短。在进行雕刻的时候，要适当地选用雕刻刀的刀尖和刀的中部。在精修过程中要仔细，用力要均匀，切削的幅度不能太大。

（2）牙根形成的方法和步骤　在修整牙根时，主要是适当缩小牙根大小，加强牙根与牙冠间的和谐。值得注意的是上颌第一磨牙有有三个大根，它们有明显的特征。按线图要求，雕刻舌根形态，雕刻舌根在近中、远中、舌侧的根冠连接形态。形成舌根的近远中轴嵴，形成近中、远中根的舌侧轴嵴。完成近中、远中、舌根内侧的轴嵴雕刻。完成舌根根尖形态的雕刻，分别在颊侧、近中、远中面形成分根处的凹陷和近中根上的凹陷。

2. 牙颈线形成的方法和步骤

（1）描绘、勾勒牙颈线　参照线图，在石膏棒上描绘牙颈线（图5-87）。检查合格后，用雕刻刀将描绘出的牙颈线勾勒一周，注意深度要适宜。

（2）形成台阶　在牙颈线下方1mm处画线，用雕刻刀沿该线从根方向冠方沿着牙颈线切削，形成台阶。

（3）消除台阶　在牙颈线上方1mm处画线，用雕刻刀沿该线从冠方向根方沿着牙颈线切削，消除台阶。

（4）用雕刻刀使牙颈线上下部位连接流畅，勾勒出清晰的牙颈线。

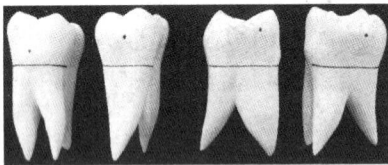

图5-86　四面成形后的四个轴面

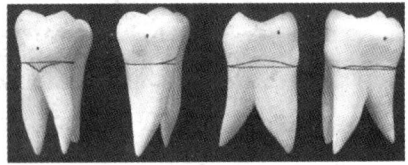

图5-87　牙颈线的四个轴面图

3. 𬌗面的形成

𬌗面的形成应该在石膏牙外形轮廓成形后再雕刻，确定牙尖、主三角嵴、沟、窝的位置。在𬌗面雕刻之前先将两侧的邻面进行衔接，并确定邻面边缘嵴的高度。𬌗面的雕刻可以分为牙尖位置和大小的划分（包括主沟的形成），主三角嵴走向的确定，副沟的形成。

（1）修整牙尖斜度　参照线图形成牙尖斜度，并进一步修整成形（图5-88，89）。

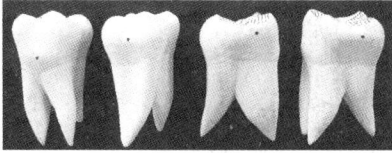

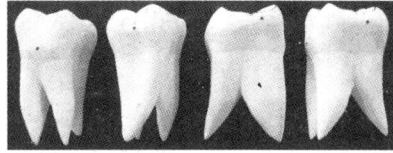

图 5-88　在四个轴面描绘牙尖斜度　　　图 5-89　修整完牙尖斜度的四个轴面图

（2）确定各个牙尖的大小　在石膏牙上画出中央沟、颊沟、舌沟，并勾勒（图5-90）。

（3）近中点隙、中央窝、远中窝的转移　按照中央窝最深、近中点隙最浅的原则，形成窝、沟、点隙（图5-91）。

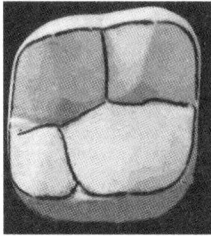

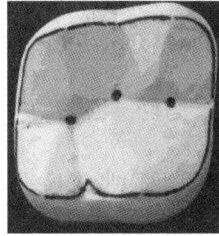

图 5-90　画完中央沟、　　　　　　　图 5-91　刻好窝、沟、
颊沟、舌沟的图　　　　　　　　　　　点隙的图

（4）确定三角嵴的走向与形态　描绘各个三角嵴的走向，用雕刻刀形成三角嵴。把刀刃置于副沟，刀刃卧在三角嵴的最突处附近，分别从𬌗缘向中央沟方向用刀（图5-92）。

（5）副沟的雕刻　按主沟深于副沟的原则，用雕刻刀的刀尖勾勒副沟。副沟的长度应为三倍大线图上副沟长度的一半，靠近𬌗缘另一半副沟，需用刀勾形成凹陷（图5-93）。

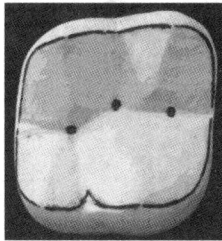

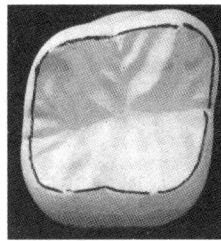

图 5-92　画好𬌗面的图　　　　图 5-93　刻好副沟的图

（五）修整完成（图5-94）

1. **牙体表面的润饰**　用雕刻刀的刃、背及勾润饰牙体表面，使各面光滑。

2. **勾勒牙颈线**　用雕刻刀再次勾勒出清晰的牙颈线。

3. **检查流畅性**　按浮雕图检查石膏牙各轴面的外形高点、邻接点、凹凸衔接程度，应流畅衔接。

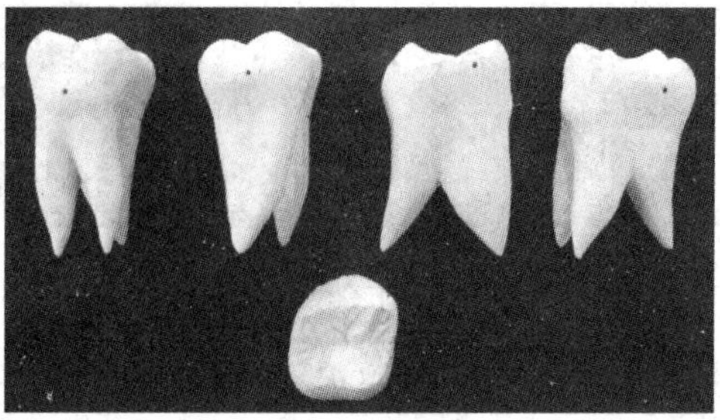

图 5-94　成品图片

五、注意事项

同三倍大右上颌中切牙石膏牙雕刻。

六、思考题

1. 上颌第一磨牙𬌗面形态特征有哪些？

2. 𬌗面雕刻时窝沟如何雕刻？主副沟的层次如何表现？

3. 牙颈线如何雕刻？雕刻时应哪些注意事项？

七、上颌第一磨牙三倍大标准牙牙体评分标准

（一）颊侧：合计20分。每项合适：2分；适中：1分；不合适：0分。

内　容	成　绩		
	合适（2分）	适中（1分）	不合适（0分）
牙冠长度	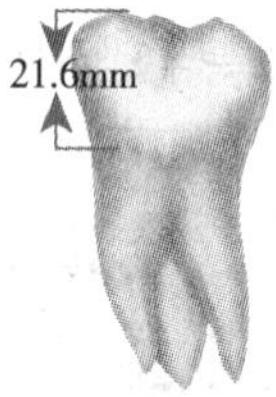 21.6mm	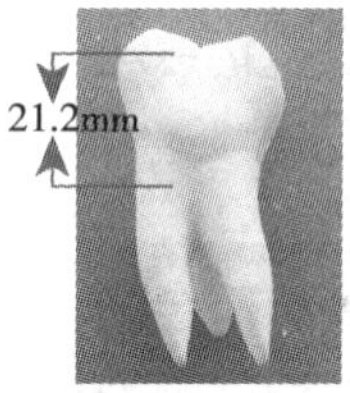 21.2mm	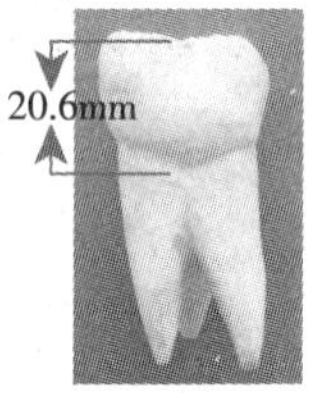 20.6mm
颊沟的位置	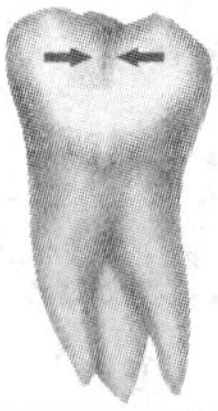	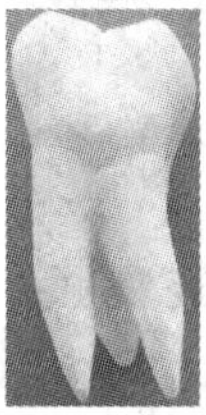	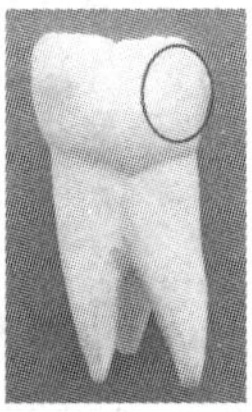
牙尖斜度	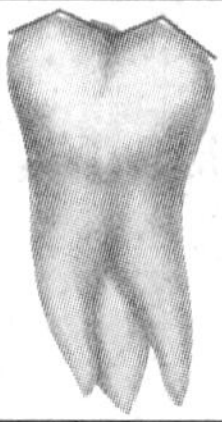	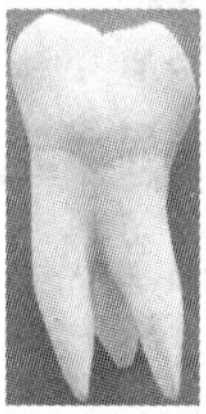	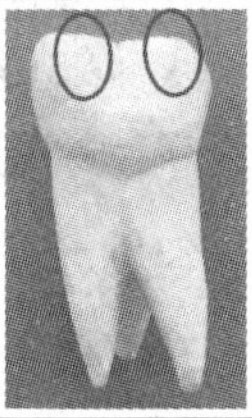

内 容	成 绩		
	合适（2分）	适中（1分）	不合适（0分）
近𬌗边缘嵴锐利 远𬌗边缘嵴圆钝			
颈部内收形态			
颊侧外形最突出部分			
近中平直 远中圆突有凹陷			
外形高点的位置			
牙颈线形态（含位置）			
牙颈突度			

（二）舌侧轮廓：合计 20 分，每项 4 分。合适：4 分；适中：2～3 分；不合适：0～1 分。

评分标题	成　绩		
	合适（4 分）	适中（2～3 分）	不合适（0～1 分）
各个牙尖的位置和高度			
舌侧外形最突出部分			
外形高点位置			
舌沟的位置			
牙颈线形态（含位置）			

（三）近中：合计 15 分。每项合适：3 分；适中：1～2 分；不合适：0 分

评分标题	成　绩		
	合适（3 分）	适中（1～2 分）	不合适（0 分）
舌侧外形宽大且平坦			

评分标题	成　绩		
	合适（3分）	适中（1~2分）	不合适（0分）
牙尖斜度			
边缘嵴位置			
邻接点			
外形最突出部分			

（四）远中：合计15分。每项合适：3分；适中：1~2分；不合适：0分。

评分标题	成　绩		
	合适（3分）	适中（1~2分）	不合适（0~3分）
小且圆突			
牙尖斜度			

评分标题	成　绩		
	合适（3分）	适中（1~2分）	不合适（0~3分）
边缘嵴位置			
邻接点			
外形最突出部分			

（五）𬌗面：合计20分，每项2分。合适：2分；适中：1分；不合适：0分。

评分标题	成　绩		
	合适（2分）	适中（1分）	不合适（0分）
固有𬌗面大小			
近中颊侧角锐角 远中颊侧角钝角			
主沟位置 （4个尖占据 的面积）			

评分标题	成 绩		
	合适（2分）	适中（1分）	不合适（0分）
主沟的深度 中央窝＞近中点隙 ＞远中窝			
三角嵴的走向			
斜嵴			
副沟的形态（浅于主沟）及其协调性			
窝、点隙的位置			
窝、点隙的深度 中央窝的深度＞ 远中窝的深度＞ 近中点隙的深度			
近中边缘嵴长 远中边缘嵴短			

（六）牙根形态合计10分，每项2分。合适：2分；适中：1分；不合适：0分。

评分标题	成　绩		
	合适（2分）	适中（1分）	不合适（0分）
近中根形态（含根尖）			
远中根形态（含根尖）			
舌根形态（含根尖）			
轴面角衔接（颊侧）四个轴面合一评分			
轴面角衔接（舌侧）四个轴面合一评分			
轴面角衔接（近中）四个轴面合一评分			
轴面角衔接（远中）四个轴面合一评分			

评分标题	成　　绩		
	合适（2分）	适中（1分）	不合适（0分）
分根位置 （颊侧） 颊侧、近、远中合 一评分			
分根位置 （近中） 颊侧、近、远中合 一评分			
分根位置 （远中） 颊侧、近、远中合 一评分			

实训四　三倍大右下颌第一磨牙石膏牙雕刻技术

一、目的要求

1. 通过对三倍大右下颌第一磨牙石膏牙的雕刻，牢固掌握其解剖形态及生理特点。
2. 掌握牙冠各面外形高点、邻接点的确定和描绘方法。
3. 掌握牙冠各面牙尖的确定和描绘方法。
4. 掌握牙冠各面轮廓线的描绘方法。
5. 掌握石膏牙的雕刻方法、步骤、操作技术。
6. 掌握石膏牙雕刻工具的使用方法和注意事项。

二、实训内容

1. 雕刻三倍大右下颌第一磨牙石膏牙形成二面体。
2. 雕刻三倍大右下颌第一磨牙石膏牙形成四面体。
3. 雕刻三倍大右下颌第一磨牙石膏牙形成多面体。
4. 雕刻三倍大右下颌第一磨牙石膏牙形成外形轮廓。
5. 雕刻三倍大右下颌第一磨牙石膏牙精修完成。

三、实训器材

三倍大石膏棒 L6、三倍大牙体线图、三倍大牙体投影薄膜、三倍大牙体浮雕图、直尺、铅笔、橡皮、石膏切刀、雕刻刀、储水盆、小毛巾、红蓝铅笔、垫板、牙刷等。

四、方法和步骤

（一）雕刻三倍大右下颌第一磨牙石膏牙，形成二面体

1. 在三倍大下颌第一磨牙石膏棒近远中面上描绘近远中面形态

确定石膏棒的近、远中面和颊、舌面。分别在线图、透明线图和浮雕图的各个轴面上，描绘中轴、根冠分界线、外形高点、邻接点、牙尖、根尖。把上述标志点精确的转移到石膏棒上，并在石膏棒上描绘近远中面的初步形态（图 5 - 95，96）（具体方法见第二节三倍大右下颌第一磨牙的描绘）。

（1）根冠分界线　在石膏棒上画上冠根分界线，有利于以后正确地确定牙颈线的位置，确保雕刻的石膏牙根冠协调。

（2）中轴　主要是用于在牙体四面画线时的参照用。

（3）外形高点位置线　此线垂直于中线，在切削两面体和四面体时，该线上下 1mm 区域可以保留。

（4）牙体轮廓标志线　在石膏棒上准确地描绘出牙体外形轮廓线。

（5）外形高点　牙冠各个面上最突出的部分，在雕刻前就要清楚地标示出来，并保留到牙体雕刻完成。

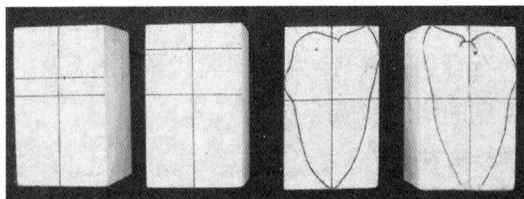

图 5 - 95　石膏块的邻面绘图后　　　　图 5 - 96　确定牙尖的位置

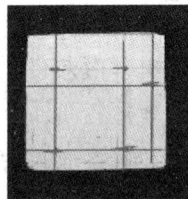

2. 按照近远中面形态，切割邻面，形成二面体

在准确地画完线后，把石膏棒放入水中浸泡 2 ~ 3 分钟。用石膏切刀切削石膏块的近远中面，形成颊舌面的初步轮廓。最后在切割面根据近远中面根冠分界的位置恢复颊舌面的冠根分界线，根据在外形高点上残留的中线恢复唇舌面上的中线（图 5 - 97）。

要求：切削好的两面体要能跟线图重合，同时切削的面要光滑平整，且为一个平面。在切削时要注意：

（1）手握石膏棒切削石膏时，不能碰到已经画好的近远中面的轮廓线，所以可以采用大拇指推石膏刀削石膏，其余四只手指托住石膏颊舌面的方法。

（2）为了能准确地按照已经画好的轮廓线切削石膏棒，可以采用这样的方法。首先，用石膏刀的刀尖沿着轮廓线削掉边缘，确定切削的范围，然后再削除中间突起的

石膏。在削除中间突起的石膏时，要使用刀体。在切削时应要以轮廓线的外侧线为准。在削石膏时，主要是推刀的左手大拇指用力，右手控制刀的方向，刀的走向要顺着轮廓线，并且用力要均匀，尽量每一刀都要推倒底，保持切削面的平整和连续性。外形高点线处要保留，但保留的量要尽量少，约上下1mm左右。

（3）在根分岔处，可以使用刀尖左右同时向下切削，如此有利于减少相对面的阻力。在切削有困难时也可以使用小雕刻刀进行雕刻。

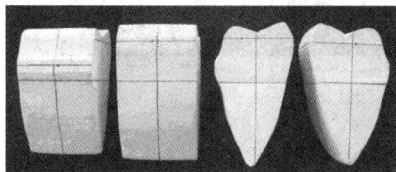

图5-97　石膏块的邻面切割后　　　　图5-98　石膏块的颊舌面描绘后

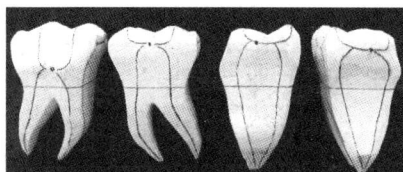

（二）雕刻三倍大右下颌第一磨牙石膏牙形成四面体

1. 在切削过的三倍大下颌第一磨牙石膏棒颊舌面上描绘颊舌面形态

按照三倍大牙体线图，在石膏棒的颊舌面上准确地描绘出颊舌面牙体轮廓外形（图5-98）。

要求：在石膏上画的线要尽量的细，但要求清晰准确。牙轮廓线要平滑，不要反复描绘。同时在画图和雕刻过程中，要以外侧线为准。

2. 按照颊舌面形态，切割颊舌面，形成四面体

用石膏切刀切削石膏块的唇舌面，形成邻面的初步轮廓，最终形成四面体。根据颊舌面根冠分界的位置准确清晰恢复被切削的冠根分界线，根据在外形高点上残留的中轴准确和清晰恢复近远中面上的中轴（图5-99）。

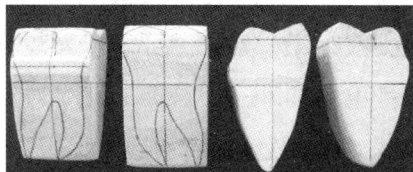

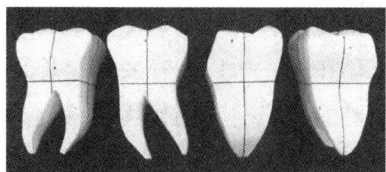

图5-99　石膏块的颊舌面切割后　　　　图5-100　绘出最突出部分后的四个轴面图

（三）雕刻三倍大右下颌第一磨牙石膏牙形成多面体

多面体的切削是把规则的四面体向不规则的牙体进行转化的重要的一步。从牙的殆面观察，其外形轮廓的大小和形状是多面体切削走向和范围的重要参照。

1. 描绘第1次1/2等分线：

（1）描绘轴嵴　在浮雕图上正确描绘各个轴面的轴嵴，即各轴面最突出部分。把浮雕图上的轴嵴正确转移到石膏棒上（图5-100）。

（2）描绘第一次1/2等分线　在轴嵴与外形边缘之间，画第一次1/2等分线（图5-101）。

2. 切割第 1 次 1/2 等分线

用石膏切刀沿两条第 1 次 1/2 等分线，切除之间所夹持的 90° 轴面角，使之成斜面，同时补画根冠分界线（图 5 – 102）。

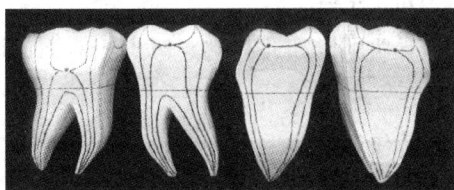

图 5 – 101　绘出第一次 1/2 等分线后的四个轴面图　　图 5 – 102　四个轴面切削后

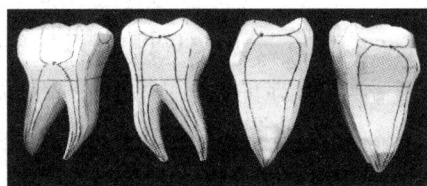

3. 描绘第二次 1/2 等分线

在切削第 1 次 1/2 等分线后的新生斜面上，画第二次 1/2 等分线。在第一次 1/2 等分线与轴嵴之间，也画第二次 1/2 等分线。呈 3 条等分线间夹持 2 个棱角（图 5 – 103）。

4. 多面体成形

用石膏切刀切除相邻的两条等分线之间的多余部分（图 5 – 104）。

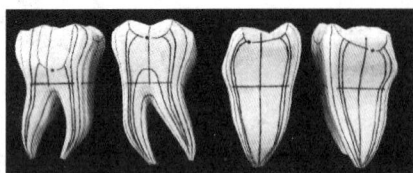

图 5 – 103　四个轴面描绘第二次 1/2 等分线后　　图 5 – 104　四个轴面多面体成形后

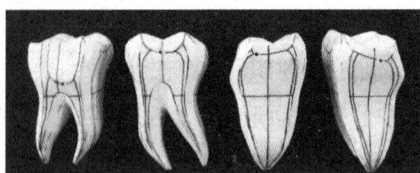

（四）形成外形轮廓

在上一步完成后，石膏棒虽然已经初有牙体的轮廓，但它的上面还残留着比较明显和尖锐的棱角，而事实上这些在牙体上是不应该存在的，所以现在要修整外形并最终成形。外形的形成是三倍大石膏牙雕刻中最为重要的一步，它的作用关系到牙体的最终形态，以及牙体各部分之间的协调性，同时一个良好的外形还能给人一种美的享受。外形轮廓的形成需要清晰准确地体现三倍大牙体浮雕图上所表现的凹和凸、平直和弯曲之间的对比和衬托关系。

外形轮廓修整包括四面成形、牙颈的成形和殆面的成形。

1. 四面成形的方法和步骤（图 5 – 105）

（1）牙冠成形的方法和步骤　参照放大三倍浮雕图各轴面图形，修整各轴面外形，使其与图形的轮廓一致，流畅衔接，注重衬托出各个外形高点和邻接点。在雕刻时，需要注意的是，整个牙体表面上没有过分锐利的角或嵴，也没有过分的凹陷或沟，它们之间是平缓过度、相互依存、互相衬托的。对于颊舌面，特别是颊面的雕刻。颊面观，近中颊尖、远中颊尖、远中尖的宽度比例为 2∶2∶1，颊舌尖的高度从高到低为近中舌尖、远中舌尖、近中颊尖、远中颊尖、远中尖，颊面观根冠连接处，近中平直向外

138

侧倾斜，远中圆突，有凹陷，颊面牙颈线平直，近中略高，中央形成 V 形，V 形深度深与舌面的牙颈线。牙颈部的近远中径显著变窄。

（2）牙根成形的方法和步骤　按线图要求，雕刻舌根形态、雕刻舌根在近中、远中、舌侧的根冠连接形态。按浮雕图要求，形成舌根的近远中轴嵴和近中、远中根的舌侧轴嵴。按浮雕图要求，完成近中、远中、舌根内侧的轴嵴雕刻。按线图要求，完成舌根根尖形态的雕刻。按浮雕图要求，分别在颊侧、近中、远中面形成分根处的凹陷和完成近中根上的凹陷。

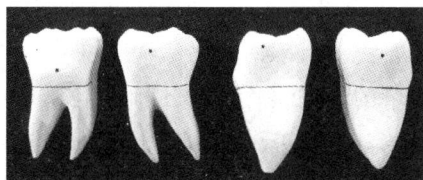

图 5-105　四面成形后的四个轴面

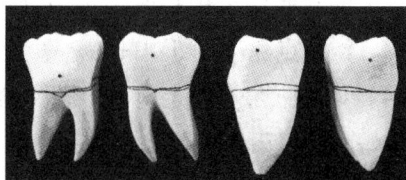

图 5-106　牙颈线的四个轴面图

2. 牙颈线形成的方法和步骤

（1）描绘、勾勒牙颈线　参照线图，在石膏棒上描绘牙颈线（图 5-106）。检查合格后，用雕刻刀将描绘出的牙颈线勾勒一周，注意深度要适宜。

（2）形成台阶　在牙颈线下方 1mm 处画线，用雕刻刀沿该线从根方向冠方沿着牙颈线切削，形成台阶。

（3）消除台阶　在牙颈线上方 1mm 处画线，用雕刻刀沿该线从冠方向根方沿着牙颈线切削，消除台阶。

（4）用雕刻刀使牙颈线上下部位连接流畅，勾勒出清晰的牙颈线。

3. 𬌗面的形成

在行使咀嚼功能时，牙齿的主要功能来自于牙尖和主三角嵴，而牙尖和主三角嵴位置的正确确定，又来源于牙体四面的准确和牙冠各面的协调，所以应该在石膏牙外形轮廓成形后再雕刻𬌗面，确定牙尖、主三角嵴、沟、窝的位置。

𬌗面的雕刻可以分为牙尖位置和大小的划分（包括主沟的形成），主三角嵴走向的确定，副沟的形成。

（1）修整牙尖斜度　参照线图形成牙尖斜度，并进一步修整成形（图 5-107，108）。

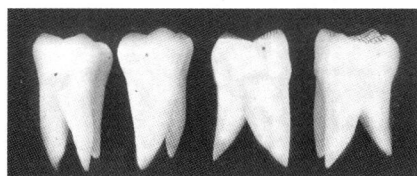

图 5-107　在四个轴面描绘牙尖斜度

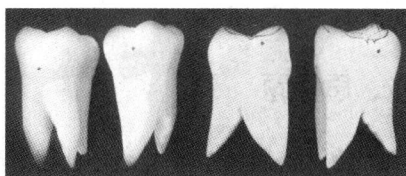

图 5-108　修整完牙尖斜度的四个轴面图

（2）确定各个牙尖的大小　在石膏牙上画出中央沟、颊沟、舌沟，并勾勒（图5-109）。

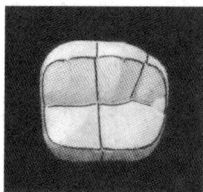
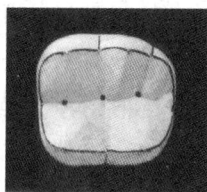
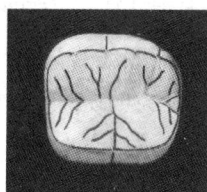

图 5 – 109　刻好窝、　　　　图 5 – 110　画完中央沟、　　　　图 5 – 111　画好三

　　沟、点隙　　　　　　　　　颊沟、舌沟　　　　　　　　　角嵴走向

（3）近中点隙、中央窝、远中窝的转移　按照中央窝最深、近中窝最浅的原则，形成窝、沟、点隙（图 5 – 110）。

（4）确定三角嵴的走向与形态　绘各个三角嵴的走向（图 5 – 111），用雕刻刀形成三角嵴。把刀刃置于副沟，刀刃卧在三角嵴的最突处附近，分别从边缘向中央沟方向用刀。

（5）副沟的雕刻　用雕刻刀的刀尖勾勒副沟，注意主沟应深于副沟（图 5 – 112）。副沟的长度应为三倍大线图上副沟长度的一半，靠近殆缘另一半副沟，需用刀勺形成凹陷。

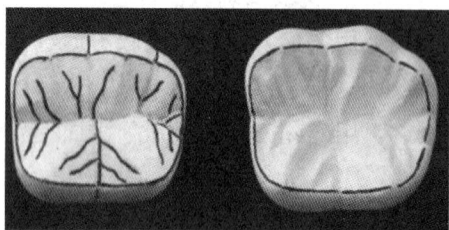
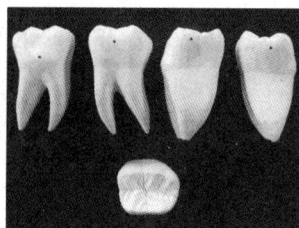

图 5 – 112　画好副沟和刻好副沟的图　　　　　　图 5 – 113　成品

（五）修整完成（图 5 – 113）

1. 牙体表面的润饰　用雕刻刀的刃、背及勺润饰牙体表面，使各面光滑。

2. 勾勒牙颈线　用雕刻刀再次勾勒出清晰的牙颈线。

3. 检查流畅性　按浮雕图检查石膏牙各轴面的外形高点、邻接点、凹凸衔接程度，应流畅衔接。

五、注意事项

同三倍大右上颌中切牙石膏牙雕刻。

六、思考题

1. 下颌第一磨牙殆面形态特征有哪些？

2. 在进行多面体雕刻时，牙根如何雕刻？如何使用工具？

3. 在雕刻时为何要将中线和冠根分界线一直保留？

七、下颌第一磨牙三倍大标准牙牙体评分标准

1. 颊侧：合计 20 分。每项合适：2 分；适中：1 分；不合适：0 分。：

评分标题	成　绩		
	合适（2 分）	适中（1 分）	不合适（0 分）
牙冠长度	23.7mm	23.5mm	23.1mm
颊沟、远颊沟的位置			
牙尖斜度			
近𬌗边缘嵴锐利 远𬌗边缘嵴圆钝			
颈部内收形态			
颊侧外形最突出部分			

续表

评分标题	成　　绩		
	合适（2分）	适中（1分）	不合适（0分）
近中平直 远中圆突有凹陷			
外形高点的位置			
牙颈线形态（含位置）			
牙颈突度			

2. 舌侧轮廓：合计20分，每项4分。合适：4分；适中：2~3分；不合适：0~1分。

评分标题	成　　绩		
	合适（4分）	适中（2~3分）	不合适（0~1分）
各个牙尖的高度			
舌侧外形最突出部分			

评分标题	成　绩		
	合适（4分）	适中（2~3分）	不合适（0~1分）
外形高点的位置			
舌沟的位置	舌沟		
牙颈线形态 （含位置）			

3. 近中：合计15分。每项合适：3分；适中：1~2分；不合适：0分。

评分标题	成　绩		
	合适（3分）	适中（1~2分）	不合适（0分）
宽大且平坦			
牙尖斜度			
近中边缘嵴高于 远中边缘嵴			

评分标题	成　绩		
	合适（3分）	适中（1~2分）	不合适（0分）
邻接点			
外形最突出部分			

4. 远中：合计15分。每项合适：3分；适中：1~2分；不合适：0分。

评分标题	成　绩		
	合适（3分）	适中（1~2分）	不合适（0分）
小且圆突			
牙尖斜度			
远中边缘嵴低于近中边缘嵴			
邻接点			

评分标题	成　绩		
	合适（3分）	适中（1~2分）	不合适（0分）
外形最突出部分			

5. 𬌗面：合计20分，每项2分。合适：2分；适中：1分；不合适：0分。

评分标题	成　绩		
	合适（2分）	适中（1分）	不合适（0分）
固有𬌗面大小			
近中颊侧角锐角			
远中颊侧角钝角			
主沟位置 （4个尖占据的面积）			
主沟的深度			

评分标题	成　绩		
	合适（2分）	适中（1分）	不合适（0分）
三角嵴的走向			
副沟的形态（浅于主沟）及其协调性			
窝、点隙的位置			
窝、点隙的深度：中央窝的深度＞远中点隙深度＞近中点隙的深度			
近𬌗边缘嵴短远𬌗边缘嵴长			

6. 牙根形态合计10分，每项2分。合适：2分；适中：1分；不合适：0分。

评分标题	成　绩		
	合适（2分）	适中（1分）	不合适（0分）
近中根形态			

评分标题	成 绩		
	合适（2分）	适中（1分）	不合适（0分）
远中根形态			
根尖形态			
轴面角衔接（颊侧）四个轴面合一评分			
轴面角衔接（舌侧）四个轴面合一评分			
轴面角衔接（近中）四个轴面合一评分			
轴面角衔接（远中）四个轴面合一评分			
分根位置（颊侧）颊、舌侧合一评分			

续表

评分标题	成　绩		
	合适（2分）	适中（1分）	不合适（0分）
分根位置（近中） 颊、舌侧合一评分			

第四节　等倍大石膏牙雕刻技术

实训一　等倍大右上颌中切牙石膏牙雕刻技术

一、目的要求

1. 通过对等倍大右上颌中切牙石膏牙的雕刻，牢固掌握其解剖形态及生理特点。

2. 掌握牙冠各轴面外形高点的确定和描绘方法。

3. 掌握牙冠切缘的确定和描绘方法。

4. 掌握牙冠各面轮廓线的描绘方法。

5. 掌握石膏牙的雕刻方法、步骤、操作技术。

6. 掌握石膏牙雕刻工具的使用方法和注意事项。

二、实训内容

1. 雕刻等倍大右上颌中切牙石膏牙框架成形。

2. 雕刻等倍大右上颌中切牙石膏牙二面体成形。

3. 雕刻等倍大右上颌中切牙石膏牙四面体成形。

4. 雕刻等倍大右上颌中切牙石膏牙多面体成形。

5. 雕刻等倍大右上颌中切牙石膏牙四面成形。

6. 雕刻等倍大右上颌中切牙石膏牙精修完成。

三、实训器材

1.5cm×1.5cm石膏棒、牙形尺或牙体浮雕图、牙体雕刻多面体图、直尺、铅笔、橡皮、石膏切刀、雕刻刀、储水盆、小毛巾、红蓝铅笔、垫板、牙刷、爽身粉等。

四、方法和步骤

（一）石膏框架成形

1. 描绘框架及标志物

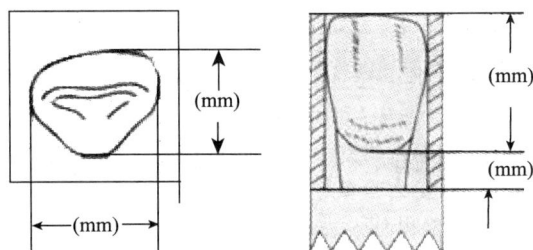

图 5 - 114　牙体规格表现方法

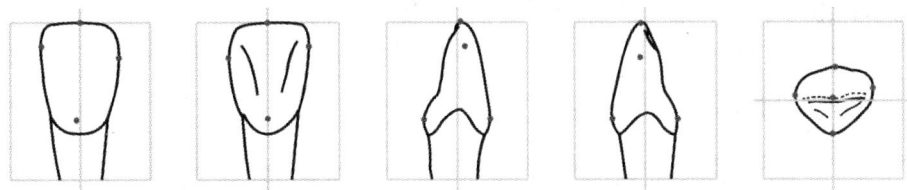

图 5 - 115　上颌中切牙五面观

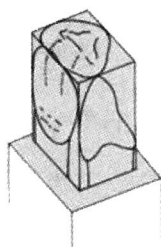

图 5 - 116　框架假想图　　　图 5 - 117　近中面牙体形态

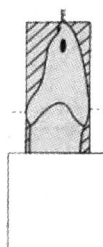

方法：参考图 5 - 114，115 把牙体规格及外形高点、邻接点、牙尖根冠分界线及四个轴面的中轴用耐水铅笔转移到石膏棒上。

要求：上述标志物应尽可能精确。

2. 石膏框架切削成形

方法：用石膏切刀从唇舌面、近远中面入手切削均可。先修整两侧，再修整另两侧。如有必要，可预先在石膏棒上记录方位（颊面、舌面、近中面、远中面）。底座四周应平整，见图 5 - 116。

要求：切削成形的框架应与牙体规格一致。

3. 刻入中轴、根冠分界线

方法：为防止后续操作中标志线消失，用小雕刻刀在四个轴面刻入中轴、根冠分界线。沟痕浅为好，不宜过深。

要求：刻入的中轴需与描记的中轴一致。

（二）二面体成形

1. 描绘近中面牙体形态

方法：参照线近中面线图，正确描绘近中面牙体形态，见图 5－117。因近中面大于远中面，远中面按近中面切削，故无需描绘远中面牙体形态。

要求：为防止沾水后，铅笔印痕消失，需使用耐水铅笔。绘图后，需用牙形尺检查。检查时，需使牙形尺和石膏牙的中轴和根冠分界线的"十字"相吻合。如出现形态偏差，应立即修改，否则将影响牙体整体的平衡感、协调感。

2. 二面体切削成形

方法：用石膏切刀上下推拉，切削到线。为提高工作效率尽量不用小雕刻刀。再次用牙形尺检查二面体形态。

要求：近远中牙体形态应与牙形尺一致，不多切，不少切。

（三）四面体成形

1. 唇舌面成形

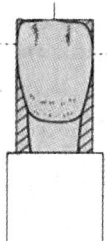

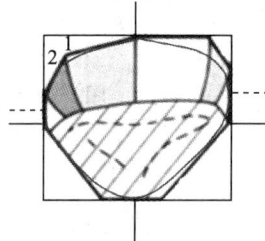

图 5－118　唇面形态　　　图 5－119　切缘多面体与线图的关系

方法：参照图 5－118，正确描绘唇侧牙体形态。因唇侧大于舌侧，故无需描绘舌侧形态。

要求：同近中面牙体形态的描绘。

2. 唇舌面切削成形

方法：用石膏切刀沿上述边缘线切削成形。

要求：轴面外形轮廓需与线图一致。近远中邻接点不应成为悬突。正确保留牙根部的形态。

（四）多面体成形

1. 多面体成形原理

切缘面观各轴面外形最突处连线及其轴面角以弧线的方式存在，多面体的成形原理是不仅用直线形式表现切缘面观的各个弧线，同时通过 1 个轴面角为 2 个斜面的形式，使牙体形态呈现出更多的斜面，使其更接近于牙体特征的弧线，见图 5－119。

2. 正确描绘各个轴面的多面体线条

方法：参照外形多面体图形（图 5－120）的边缘线（或按照切缘面观），估算该线与中轴、根冠分界线、外形高点之间的距离，将其正确转移到石膏棒上。雕刻技能熟练后，可不参考多面体图形，通过切缘面观推测多面体的合理位置。

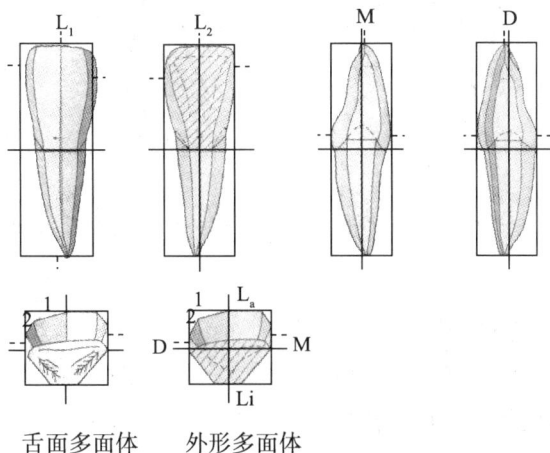

图 5 - 120　多面体形态图

要求：在正确理解多面体成形原理的基础上，尽可能使多面体边缘线与多面体图形（或与切缘面观图形的伸展）相一致。

3. 切削多面体

方法：按照多面体边缘线切削各斜面，见图 5 - 121。

要求：切削多面体时，不得损坏唇侧牙颈突度。如同一轴面角有 2 个以上的角度，可预先形成其一，再形成其二。

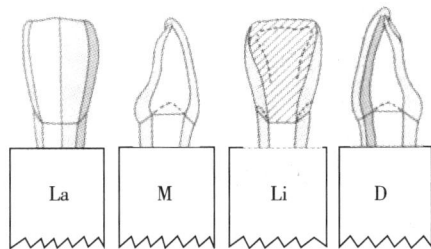

图 5 - 121　各轴面外形多面体图

（五）唇侧成形

唇侧成形的操作范围包括：唇侧牙根成形（至牙根的近远中轴面外形最突处连线）、唇侧颈缘突度、唇侧中 1/3 成形、近唇轴面角、远唇轴面角成形。

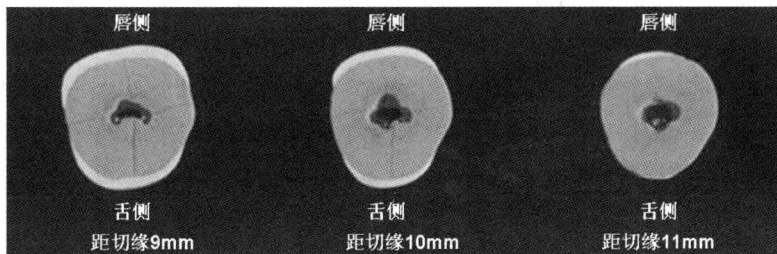

图 5 - 122　牙根截面图

151

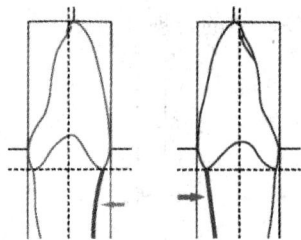

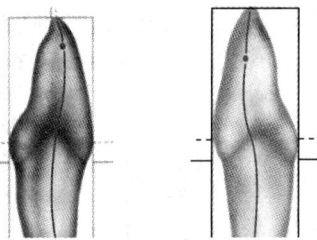

图 5 – 123　唇侧牙根轴面外形最突处连线　　图 5 – 124　近远中轴面外形最突处连线

1. 唇侧牙根成形

方法：假想牙根的形态为圆三角形，见图 5 – 122。用小雕刻刀修整唇侧牙根形态（至牙根的近远中轴面外形最突处连线），见图 5 – 123、图 5 – 124。

要求：牙根末端不要太内收。特别注意近中根冠连接的形态。因牙根较细，谨防牙根折断。

2. 形成唇侧颈缘突度

方法：参照图 5 – 125，在石膏牙上用铅笔正确描绘牙颈线。用小雕刻刀轻轻刻入牙颈线。参照图 5 – 125，用小雕刻刀形成唇侧牙颈突度。

要求：注意不要改变唇侧牙根的厚度。注意近远中面的根冠连接特征。此时的牙颈线仅为大致的位置。

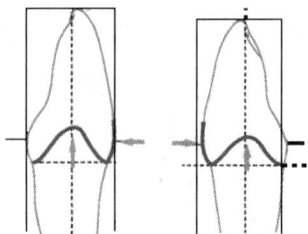

图 5 – 125　唇侧颈缘突度与近远中牙颈线　　图 5 – 126　唇侧边缘嵴与牙颈突度

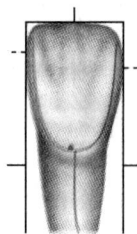

3. 形成唇侧中 1/3 外形

方法：参照浮雕图（图 5 – 126），在石膏牙上勾勒唇侧近远中缘。参照图 5 – 127，用小雕刻刀修整唇侧中 1/3 过剩的石膏，使之与唇侧牙颈衔接。

要求：从近远中面观察唇侧，需成三面体。唇侧近远中缘应成丰满的 U 字型。

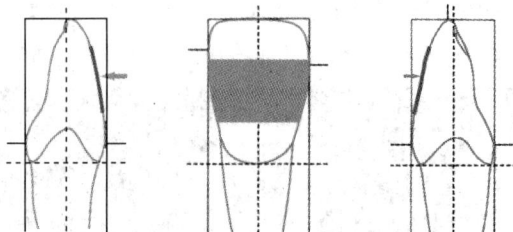

图 5 – 127　唇侧中 1/3 的形态模式图

4. 形成唇侧近远中缘（近唇及远唇轴面角）

方法：按图 5 – 128 观察唇侧近远中缘与邻接点的位置关系及近唇及远唇轴面角的

角度,用小雕刻刀形成近唇、远唇轴面角及根冠衔接的特征,见图5-129。

要求:从切缘面观察近中轴面角锐利,远中轴面角圆钝。唇侧近中缘高于远中缘。近唇及远唇轴面角需与唇侧颈缘流畅衔接。

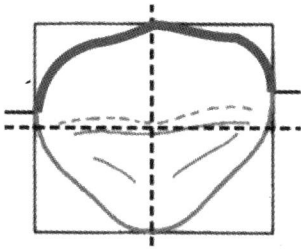

图5-128 唇侧近远中轴面角模式图　　　图5-129 唇侧根冠衔接模式图

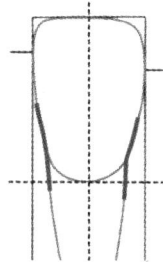

(六) 近中面成形

方法:按图5-130,在石膏牙的舌面描绘近中边缘嵴。按图5-131,用小雕刻刀从近唇轴面角起,沿邻接点下方,向舌侧平直内收,直到舌侧近中边缘嵴附近。

要求:此时不得切除舌侧近中边缘嵴和邻接点。近中邻接点上方暂不内收。牙根需与牙冠流畅衔接。

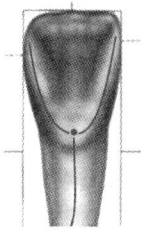

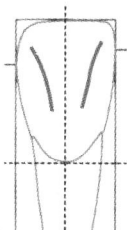

图5-130 舌侧近远中边缘嵴　　图5-131 近中平直　　图5-132 远中圆突

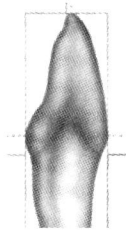

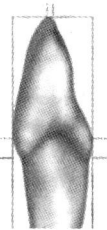

(七) 远中面成形

方法:按图5-130,在石膏牙的舌面描绘远中边缘嵴。按图5-132,用小雕刻刀从远唇轴面角起,沿邻接点下方,向舌侧成弧形内收,以此表现远中的圆突。内收到舌侧远中边缘嵴附近。

要求:此时不得切除舌侧远中边缘嵴和邻接点。远中邻接点上方暂不内收。牙根需与牙冠流畅衔接。

(八) 舌面成形

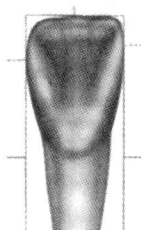

图5-133 舌侧近、　　　图5-134 舌窝模式图　　图5-135 切缘截面图
　　　 远中边缘嵴

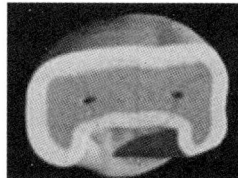

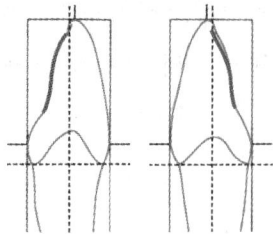

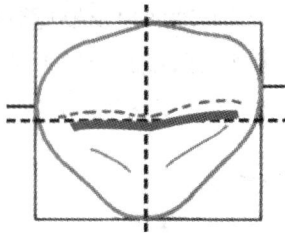

图 5 - 136　舌侧近远中边 　　　图 5 - 137　切缘形态 　　　图 5 - 138　切缘与舌窝
　　　　　缘嵴的形态 　　　　　　　　　　　　　　　　　　　　　的衔接图

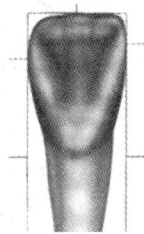

1. 舌面近远中边缘嵴的成形

方法：按图 5 - 133，在石膏牙的舌面描绘近远中边缘嵴的内侧边缘线。用小雕刻刀沿该边缘线刻入沟，使近远中边缘嵴都有一定的厚度。按图 5 - 134 及图 5 - 135，用小雕刻刀去除近远中边缘嵴内侧间过剩的石膏。用小雕刻刀雕刻舌侧近远中边缘嵴，从近远中面观察，使其轮廓线与图 5 - 136 一致，并与舌隆突流畅衔接。按图 5 - 134，用小雕刻刀恢复舌面近远中边缘嵴最突出部分的连线。

要求：舌面近中边缘嵴锐利，远中边缘嵴圆钝；舌面近中边缘嵴略窄，远中边缘嵴略宽，见图 5 - 135。舌面近远中边缘嵴的轴面外形最突处连线需与图 5 - 134 及图 5 - 136 一致。舌面近远中边缘嵴止于舌隆突之前（不到达舌隆突）。

2. 切缘成形

方法：用铅笔在唇舌面、近远中面、切缘面描绘中轴。参照图 5 - 137，在石膏牙的切缘面上描绘切缘形态（虚线和实线）。参照图 5 - 138，用小雕刻刀从舌侧切削，形成"鸟翅"型的实线，去除下方石膏的过剩部分，使其与舌窝流畅衔接。

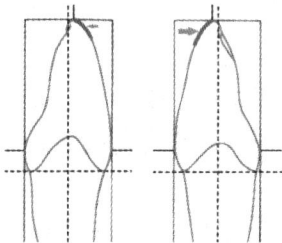

图 5 - 139　唇侧切 1/3 形态 　　　　　图 5 - 140　近、远中切角形态

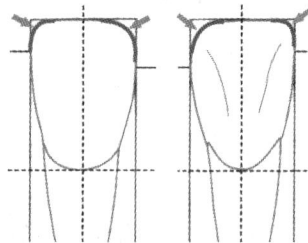

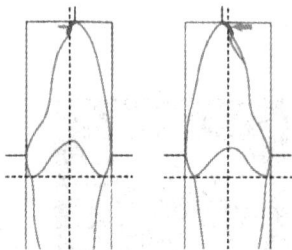

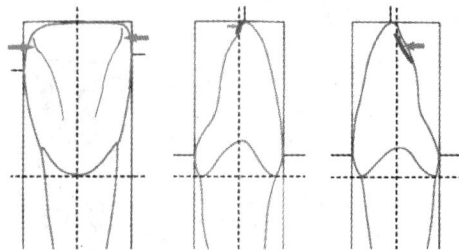

图 5 - 141　切缘厚度 　　　　　图 5 - 142　舌侧近远中边缘嵴起源

参照图 5 - 139，在唇侧切 1/3，用小雕刻刀沿"鸟翅"型虚线切除过剩的石膏。用小雕刻刀使唇侧切 1/3 与中 1/3 流畅衔接。参照图 5 - 140，用小雕刻刀在近远中邻

接点上方形成近远中切角形态。在舌侧，用小雕刻刀从实线往虚线方向修整成弧线形态，形成切缘厚度，见图 5-141。

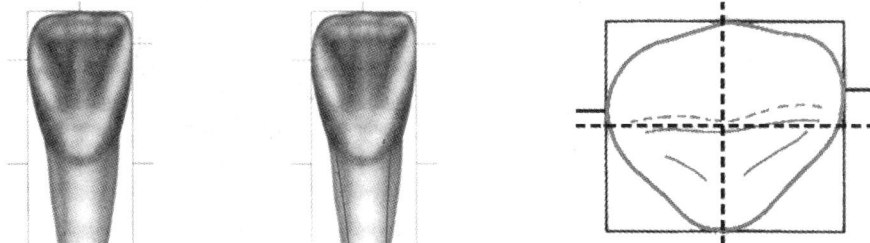

图 5-143　切缘下方的凹陷　　图 5-144　舌隆突与凹陷　　图 5-145　舌隆突的俯视观

参照图 5-142，在切缘下方的凹陷处用小雕刻刀的勺部，沿切缘下方修整舌侧近远中边缘嵴的起源处形态。参照图 5-143，在石膏牙切缘的下方描绘舌侧最凹处的连线，并用小雕刻刀的勺部雕刻成形。再用勺部使凹陷与其上下方的突起衔接。

要求：切嵴和中轴的位置关系需正确。"鸟翅"型虚线为切嵴，实线为切缘最厚处。近中切角锐利，远中切角圆钝。舌侧近中边缘嵴的起源高于舌侧远中边缘嵴的起源。唇侧切 1/3 的近中为唇侧切 1/3 最突处（切缘面观），原则上唇侧切 1/3 的近中除轴面角外不能切削过多。

（九）舌隆突和牙根成形

方法：参照图 5-144 和图 5-145 舌隆突下方的凹陷处，在石膏牙舌隆突下方的左右两侧，各画一条线。沿该线切削过剩的石膏，从切缘面观察舌隆突的大小，正确形成舌隆突形态，见图 5-145。参照近远中面、舌面线图，正确形成牙根形态。

要求：舌隆突需与牙根流畅衔接。舌隆突需与近远中面流畅衔接。舌隆突的厚度需与图 5-147 一致，不能过厚或过薄。舌窝不宜过深。

（十）牙颈线成形

方法：参照图 5-146 的牙颈线与根冠分界线的位置关系，将其描绘到石膏牙上。用小雕刻刀的刀腹沿该线勾勒成形。参照图 5-147，用小雕刻刀沿舌隆突下方形成舌侧牙颈突度。用小雕刻刀的刀腹再次勾勒舌侧牙颈线。

要求：近中牙颈线高，远中牙颈线低。唇侧牙颈线不得低于舌侧，至少需平齐。牙颈线各处的宽度、深度需一致。如轴面角的牙颈线无法正常衔接，表明该轴面角不协调，需先修改该轴面角。

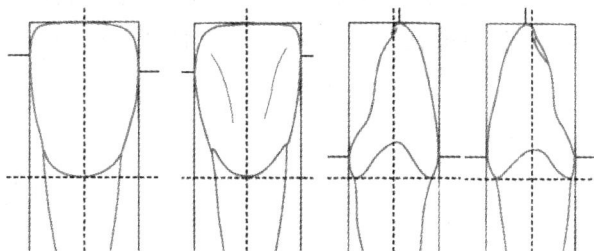

图 5-146　各轴面的牙颈线形态　　　　　图 5-147　舌侧牙颈突度

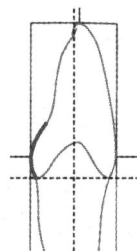

（十一）唇面发育沟的成形

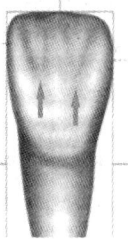

图5-148　唇侧发育沟的位置　　　图5-149　唇侧发育沟的切缘观

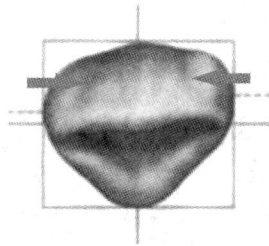

方法：参照图5-148，把唇侧发育沟阴影处的形态描绘到石膏牙上。用小雕刻刀的腹部，沿该线范围修整。发育沟切龈向中部的凹陷略大，切缘处的凹陷略小，见图5-149。发育沟的凹陷需与其周围的突出部分流畅衔接。

要求：凹陷的深度不宜过大，也不易过小。唇侧中1/3处发育沟的尖端由深渐窄、渐浅。凹陷不得损坏唇侧近远中缘和两条发育沟之间隆起处的形态。

（十二）作品提交的准备

方法：修整牙根附近的石膏底座，使其平整。在石膏棒的一端上用铅笔记录学号、姓名。用爽身粉等擦拭石膏牙，使其光洁。

要求：石膏牙应处于底座的中央位置。底座应与牙根流畅衔接。

五、注意事项

1. 雕牙时必须熟知该牙的解剖形态，按照比例进行操作。

2. 使用工具必须注意支点的掌握，只有支点稳定，用刀的力量才能有节制，以防刀滑脱误伤手和石膏牙。

3. 整个雕刻过程，均应在垫板上操作，以免损坏桌面，应养成不用口吹粉末的良好习惯。

4. 养成良好的工作习惯，桌面、工具整洁有序。雕刻碎屑，应放在固定的位置，到一定量时，集中放到指定地点，实验结束后将桌面及工具擦净。

5. 在石膏上画的线要尽量细，还要清晰准确。

6. 牙轮廓线要流畅，不要反复描绘。

7. 在二面体的画图和雕刻过程中，需以外侧线为准，切除轮廓线以外的石膏。

8. 石膏棒蘸水时，只需将雕刻部分的石膏浸入水中，且不能在水中放置太长时间。

六、思考题

1. 进行切缘雕刻应注意哪些事项？

2. 雕刻时如何表现唇侧的发育沟？

实训二 等倍大右上颌尖牙石膏牙雕刻技术

一、目的要求

1. 通过对等倍大右上颌尖牙石膏牙的雕刻，牢固掌握其解剖形态及生理特点。
2. 掌握牙冠各轴面外形高点的确定和描绘方法。
3. 掌握牙冠切缘的确定和描绘方法。
4. 掌握牙冠各面轮廓线的描绘方法。
5. 掌握石膏牙的雕刻方法、步骤、操作技术。
6. 掌握石膏牙雕刻工具的使用方法和注意事项。

二、实训内容

1. 雕刻等倍大右上颌尖牙石膏牙框架成形。
2. 雕刻等倍大右上颌尖牙石膏牙二面体成形。
3. 雕刻等倍大右上颌尖牙石膏牙四面体成形。
4. 雕刻等倍大右上颌尖牙石膏牙多面体成形。
5. 雕刻等倍大右上颌尖牙石膏牙四面成形。
6. 雕刻等倍大右上颌尖牙石膏牙精修完成。

三、实训器材

1.5cm×1.5cm 石膏棒、右上颌尖牙牙型尺或牙体浮雕图、牙体雕刻多面体图、直尺、铅笔、橡皮、石膏切刀、雕刻刀、一盆清水、小毛巾、红蓝铅笔、垫板、牙刷、爽身粉等。

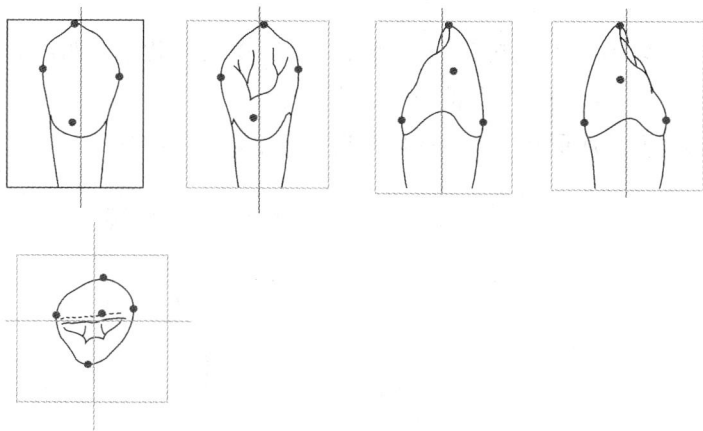

图 5-150 上颌尖牙五面观

四、方法和步骤

（一）石膏框架成形

1. 描绘框架及标志物

方法：参考图 5-150 把牙体规格及外形高点、邻接点、牙尖根冠分界线及四个轴面的中轴用耐水铅笔转移到石膏棒上。

要求：上述标志物应尽可能精确。

2. 石膏框架切削成形

方法：用石膏切刀从唇舌面、近远面中入手切削均可。先修整两侧，再修整另两侧。如有必要，可预先在石膏棒上记录方位（颊面、舌面、近中面、远中面）。底座四周应平整。

要求：切削成形的框架应与牙体规格一致。

3. 刻入中轴、根冠分界线

方法：为防止后续操作中标志线的消失，用小雕刻刀在四个轴面刻入中轴、根冠分界线。沟痕浅为好，不宜过深。

要求：刻入的中轴需与描记的中轴一致。

（二）二面体成形

1. 描绘近中面牙体形态

方法：参照图 5-151 近中面线图，正确描绘近中面牙体形态。因近中面大于远中面，远中面按近中面切削，故无需描绘远中面牙体形态。

要求：为防止沾水后，铅笔印痕消失，需使用耐水铅笔。绘图后，需用牙形尺检查。检查时，需使尺和石膏牙的中轴和根冠分界线的"十字"相吻合。如出现形态偏差，需立即修改，否则将影响牙体的平衡感、协调感。

2. 二面体切削成形

方法：用石膏切刀上下推拉，切削到线。为提高工作效率，两面体切削成形时，尽量不用小雕刻刀。再次用牙形尺检查二面体形态。

要求：近远中面牙体形态应与牙形尺一致，不多切，不少切。

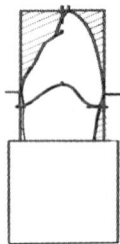

图 5-151　近中牙体形态　　　　图 5-152　唇面形态

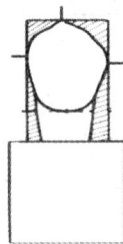

（三）四面体成形

1. 描绘唇面形态

方法：参照图 5-152，正确描绘唇面形态。因唇面大于舌面，故无需描绘舌面初步形态。参照图 5-153，需保留唇面远中牙尖嵴上的结节。该结节具有掩饰远中牙尖嵴过长的作用，有益于表现唇面近远中牙尖嵴的协调感。

要求：同二面体形态的描绘。

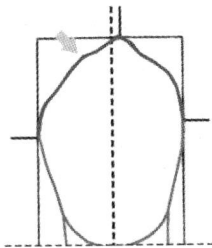

图 5-153 唇面远中牙尖嵴的结节　　　　图 5-154 切缘面与多面体的位置关系

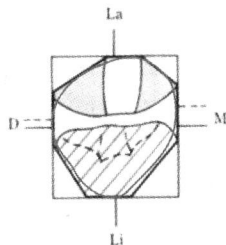

2. 唇面轮廓的成形

方法：用石膏切刀沿上述边缘线切削成形。

要求：轴面外形轮廓需与线图一致。近远中邻接点不应成为悬突。正确保持牙根部形态。

（四）多面体成形

通过图 5-154，可以了解切缘面观多面体与切缘线图的位置关系。原则上，多面体的各个轴面角略大于切缘面观线图；在切缘面观的其他位置，多面体线条与线图基本重叠。

1. 正确描绘各个轴面的多面体线条

方法：参照外形多面体图形（图 5-155）的边缘线（或按照切缘面观），估算该线与中轴、根冠分界线、外形高点之间的距离，并将其正确转移到石膏棒上。雕刻技能熟练后，可不参考多面体图形，通过切缘面观推测多面体的合理位置。

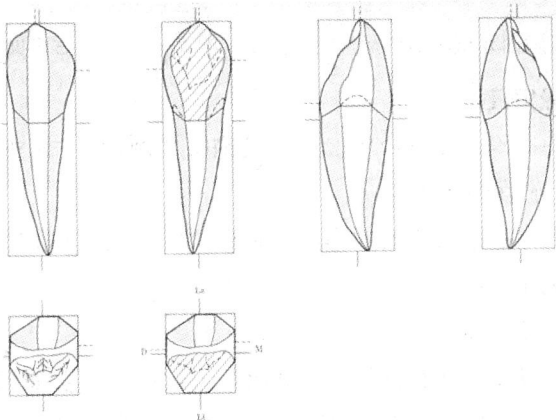

图 5-155 各轴面外形多面体图

要求：在正确理解多面体成形原理的基础上，尽可能使多面体边缘线与多面体图形（或与切缘观图形的伸展）相一致。

2. 切削多面体

方法：按照多面体边缘线切削各斜面，见图 5-156。

要求：切削多面体时，不得损坏唇侧牙颈突度。如同一轴面角有 2 个以上的角度，可预先形成其一，再形成其二。

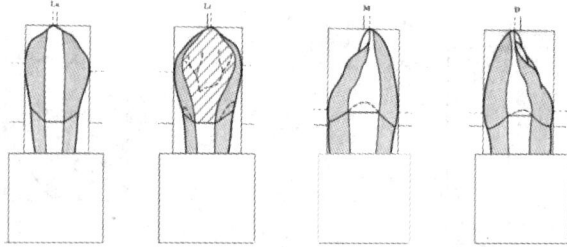

图 5-156 多面体形态图

（五）唇面成形

唇面成形的操作范围包括：唇面牙根成形（至牙根的近远中轴面外形最突处连线）、唇面颈缘突度、唇面中 1/3 成形、近唇轴面角、远唇轴面角成形。

1. 唇面牙根成形

方法：假想牙根的形态为圆三角形，用小雕刻刀修整唇侧牙根形态（至牙根的近远中轴面外形最突处连线处），见图 5-157，5-158。

要求：牙根末端不要内收。特别注意近中根冠连接的形态。

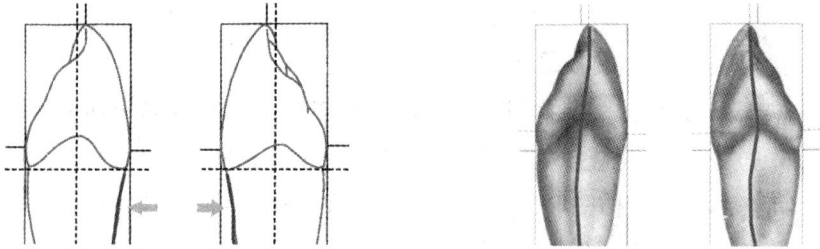

图 5-157 形成唇面牙根轴面外形最突处连线　图 5-158 近远中面外形最突处连线

2. 形成唇面颈缘突度

方法：参照图 5-159，在石膏牙上用铅笔描绘牙颈线。用小雕刻刀轻轻刻入牙颈线。并用小雕刻刀形成唇侧牙颈突度。

要求：注意不要改变唇侧牙根的厚度、宽度。注意近远中面的根冠连接特征。此时的牙颈线仅为大致的位置。

3. 形成唇面中 1/3 外形

方法：参照图 5-160，在石膏牙上勾勒唇面近远中缘。参照图 5-161，用小雕刻刀修整唇面中 1/3 过剩的石膏，使之与唇侧牙颈衔接。参照图 5-162，用小雕刻刀形成唇面轴嵴形态。

要求：从近远中面观察唇侧，需成三面体。唇侧近远中缘应成丰满的 U 字型。在切缘面观，唇面轴嵴不能过锐，需与唇侧近远中缘流畅衔接。

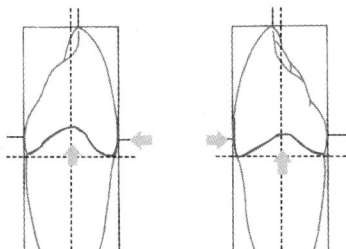

图 5 - 159　唇面颈缘突度与近远中牙颈线　　图 5 - 160　唇面近远中缘与牙颈突度

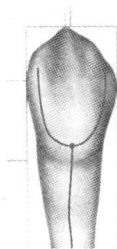

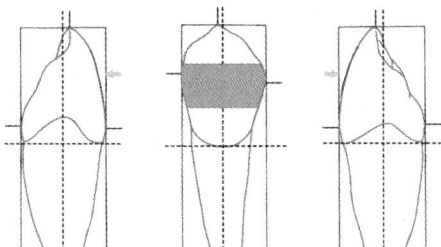

图 5 - 161　唇侧中 1/3 的形态模式图　　　图 5 - 162　唇面轴嵴模式图

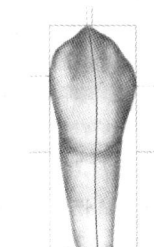

4. 形成唇面近远中缘

方法：参照图 5 - 163，在图上找到唇面近远中缘，观察近远中缘与邻接点的位置关系。参照图 5 - 164，用小雕刻刀形成近唇、远唇轴面角及根冠衔接的特征。

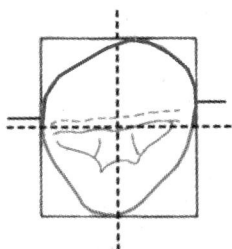

图 5 - 163　唇面近远中缘模式图　　　图 5 - 164　唇面根冠衔接模式图

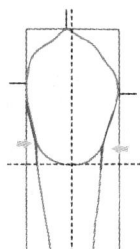

要求：从切缘面观察，近唇轴面角锐利，远唇轴面角圆钝。在切缘面观，唇侧近中缘高于远中缘。唇侧近、远中缘需与唇侧颈缘及唇侧轴嵴流畅衔接。

（六）近中面成形

方法：在石膏牙的舌面描绘近中边缘嵴，见图 5 - 165、166。用小雕刻刀从近唇轴面角起，沿邻接点下方，向舌侧平直内收，见图 5 - 166。直到舌侧近中边缘嵴附近，牙根需与牙冠流畅衔接。

要求：此时不得切除舌侧近中边缘嵴和邻接点。近中邻接点上方暂不内收。近中面需与唇侧流畅衔接。

（七）远中面成形

方法：在石膏牙的舌面描绘远中边缘嵴，见图 5 - 165、167。用小雕刻刀从远唇轴面角起，沿邻接点下方，向舌侧成弧形内收，以此表现远中的圆突。内收到舌侧远中边缘嵴附近，牙根需与牙冠流畅衔接。

要求：此时不得切除舌侧远中边缘嵴和邻接点。远中邻接点上方暂不内收。远中面需与唇侧流畅衔接。

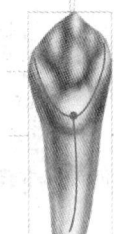
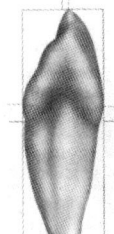
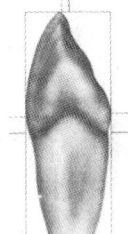

图 5 - 165　舌面近远　　　　图 5 - 166　近中面平直　　　　图 5 - 167　远中面圆突
中边缘嵴　　　　　　　　状态的示意图　　　　　　　状态的示意图

（八）舌面成形

1. 舌面近、远中边缘嵴、舌轴嵴的成形

方法：参照图 5 - 168，在石膏牙的舌面描绘近远中边缘嵴的内侧边缘线。用小雕刻刀沿该边缘线刻入沟，使舌侧近远中边缘嵴及舌轴嵴有一定的厚度。用小雕刻刀去除近远中边缘嵴及舌轴嵴间过剩的石膏，见图 5 - 169。用小雕刻刀雕刻舌侧近远中边缘嵴，从近远中面观察，使舌侧最突处连线与图 5 - 170 一致，并与舌隆突流畅衔接。注意舌轴嵴的走向及其宽度，使之与舌面近中边缘嵴流畅衔接。

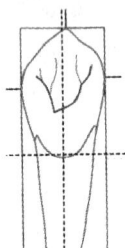
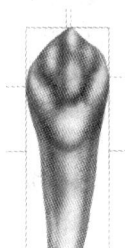
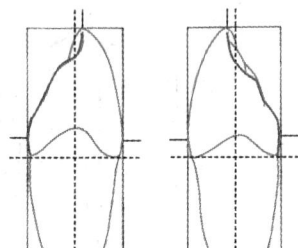

图 5 - 168　舌侧近远中边　　　　图 5 - 169　舌窝模式图　　　　图 5 - 170　近远中面上舌
缘嵴的内侧边缘　　　　　　　　　　　　　　　　　　　　　侧最突处连线

要求：舌面近中边缘嵴锐利，远中边缘嵴圆钝。舌面近中边缘嵴窄，远中边缘嵴略宽。注意恢复舌面近远中边缘嵴最突出部分的连线，见图 5 - 165。舌面近远中边缘嵴止于舌隆突之前（不到达舌隆突）。

2. 切缘成形

方法：用铅笔在唇舌面、近远中面、切缘面描绘中轴。参照切缘线图，在石膏牙的切缘面上描绘切缘形态（虚线和实线），见图 5 - 171。用小雕刻刀从舌侧切削，形成"鸟翅"型的实线，去除下方石膏的过剩部分，使其与舌窝、舌侧近远中边缘嵴、近远中邻面、舌侧轴嵴流畅衔接，见图 5 - 172。

参照图 5 - 173，在唇侧切 1/3，用小雕刻刀沿"鸟翅"型虚线切除过剩的石膏，并使唇侧的切 1/3 与中 1/3 流畅衔接。参照图 5－174，用小雕刻刀在近远中邻接点上方形成近远中切角形态，使邻面与切缘流畅衔接。在舌侧，用小雕刻刀从虚线往实线方向修整成弧线形态，形成切缘厚度，见图 5－175。

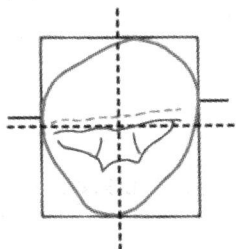

图 5－171　切缘形态

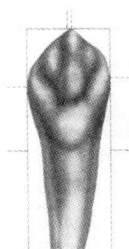

图 5－172　切缘与舌窝的衔接模式图

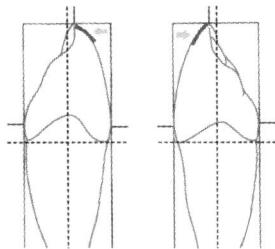

图 5－173　唇侧切 1/3 形态

　　参照图 5－176，用小雕刻刀的勺部，沿切缘修整舌侧近远中边缘嵴的起源处形态，并与舌侧近远中边缘嵴流畅衔接。参照图 5－177，在石膏牙切缘的下方描绘舌侧最凹处的连线，并用小雕刻刀的勺部雕刻成形。再用勺部使凹陷与其上下方的突起衔接。

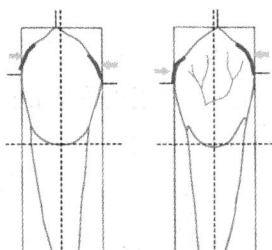

图 5－174　唇侧近远中切角形态

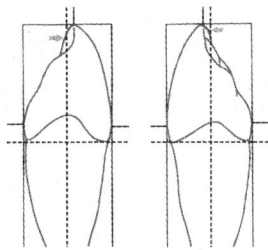

图 5－175　切缘厚度

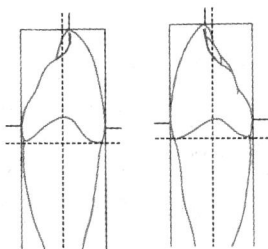

图 5－176　舌侧近远中边缘嵴起源

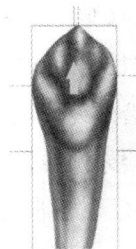

图 5－177　切缘下方的凹陷

　　要求："鸟翅"型虚线为切嵴，实线为切缘最厚处。近中切角锐利，远中切角圆钝。舌侧近中边缘嵴的起源高于舌侧远中边缘嵴的起源。在切缘观，唇侧切 1/3 的近中为唇侧切 1/3 最突处（切缘面观），原则上唇侧切 1/3 的近中除轴面角外不能切削过多。切缘和中轴的位置关系需正确。正确表现切缘的厚度。

（九）舌隆突和牙根成形

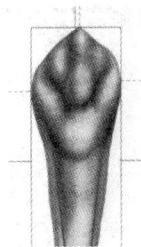

图 5 - 178　舌隆突与牙根的凹陷　　　　图 5 - 179　舌隆突的俯视形态

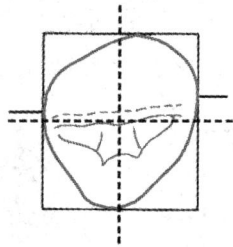

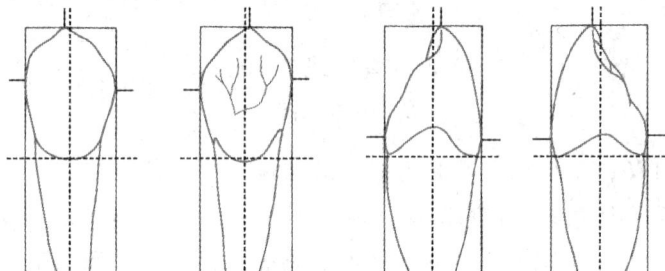

图 5 - 180　各轴面牙颈线的形态

方法：参照图 5 - 178，判断舌隆突的大小，在舌隆突下方的左右两侧，各画一条线。沿该线切削过剩的石膏。从切缘面观观察舌隆突的大小，正确形成舌隆突的形态，见图 5 - 179。参照近远中面、舌面线图及浮雕图，正确形成牙根形态。

要求：舌隆突需与牙根流畅衔接。舌隆突需与近远中面流畅衔接。正确控制舌隆突的范围，不能过大或过小，过厚或过薄。舌隆突需与舌侧近、远中边缘嵴及舌侧轴嵴、近远中牙颈线流畅衔接。舌窝不易过深。

（十）牙颈线成形

方法：参照图 5 - 180 牙颈线与根冠分界线的位置关系，将其描绘到石膏牙上。用小雕刻刀的刀腹沿该线勾勒成形。用小雕刻刀沿舌隆突下方形成舌侧牙颈突度。用铅笔在石膏牙上描绘牙颈线，经检查无误后，再次用小雕刻刀的刀腹勾勒舌侧牙颈线。

要求：近中牙颈线高，远中牙颈线低。唇舌牙颈线不得低于舌侧，至少需平齐。牙颈线各处的宽度、深度需协调一致，流畅衔接。如各轴面角处的牙颈线无法正常衔接，表明该轴面角的形态不协调，需先修改轴面角。

（十一）唇面发育沟的成形

方法：参照图 5 - 181，把唇侧发育沟阴影处的形态描绘到石膏牙上。用雕刻刀的刀腹，沿该线范围修整。发育沟切龈向中部的凹陷略大，切缘处的凹陷略小，见图 5 - 182。发育沟的凹陷需与其周围的突出部分流畅衔接。

要求：凹陷的深度不宜过大，也不易过小。靠近唇侧中 1/3 处发育沟的尖端由深变窄、变浅。凹陷不得损坏唇侧近远中缘和两条发育沟之间隆起的形态。唇侧发育沟不得损坏唇侧牙颈突度。通过唇侧发育沟，有效的衬托牙颈突度和唇侧外形高点。

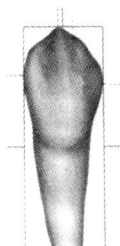

图 5-181　唇侧发育沟的位置

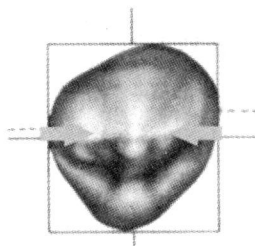

图 5-182 唇侧发育沟的切缘观

（十二）提交作品的准备

同实训一等倍大右上颌中切牙石膏牙雕刻技术。

五、注意事项

同实训一等倍大右上颌中切牙石膏牙雕刻技术。

六、思考题

1. 雕刻切缘有哪些注意事项？
2. 雕刻时如何表现唇侧的发育沟？
3. 为何上颌尖牙的舌隆突很发达？
4. 为何上颌尖牙远中邻接点的位置很高？

实训三　等倍大右上颌第一前磨牙石膏牙雕刻技术

一、目的要求

1. 通过对等倍大的上颌第一磨牙石膏牙的雕刻，牢固掌握其解剖形态及生理特点。
2. 掌握牙冠各轴面外形高点的确定和描绘方法。
3. 掌握牙冠各面牙尖的确定和描绘方法。
4. 掌握牙冠各面轮廓线的描绘方法。
5. 掌握石膏牙的雕刻方法、步骤、操作技术。
6. 掌握石膏牙雕刻工具的使用方法和注意事项。

二、实训内容

1. 雕刻等倍大右上颌第一前磨牙石膏牙框架成形。
2. 雕刻等倍大右上颌第一前磨牙石膏牙二面体成形。
3. 雕刻等倍大右上颌第一前磨牙石膏牙四面体成形。
4. 雕刻等倍大右上颌第一前磨牙石膏牙多面体成形。
5. 雕刻等倍大右上颌第一前磨牙石膏牙四面成形。
6. 雕刻等倍大右上颌第一前磨牙石膏牙精修完成。

三、实训器材

1.5cm×1.5cm 石膏棒、右上颌第一前磨牙等倍大牙形尺或牙体线图、等倍大牙形尺、牙体浮雕图、牙体雕刻多面体图、直尺、铅笔、橡皮、石膏切刀、雕刻刀、一盆清水、小毛巾、红蓝铅笔、垫板、牙刷、爽身粉等。

四、方法和步骤

（一）石膏框架成形

1. 描绘框架及标志物

方法：参照图 5-183 把牙体规格及外形高点、邻接点、牙尖根冠分界线，及 4 个轴面的中轴用耐水铅笔转移到石膏棒上。

要求：上述标志物应尽可能精确。

2. 石膏框架切削成形

方法：用石膏切刀从唇舌面、近远中面入手切削均可，图 5-184。先切削两侧，再切削另两侧。如有必要，可预先在石膏棒上记录方位（颊面、舌面、近中面、远中面）。底座四周应平整。

要求：切削成形的框架应与牙体规格一致。

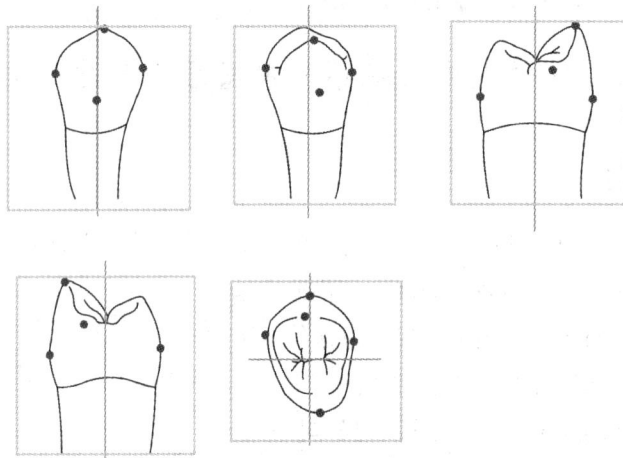

图 5-183　上颌第一前磨牙五面观

3. 刻入中轴、根冠分界线

方法：为防止后续操作中标志线消失，用小雕刻刀在四个轴面刻入中轴、根冠分界线。沟痕浅为好，不宜过深。

要求：刻入的中轴需与描记的中轴一致。

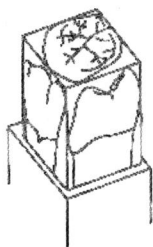

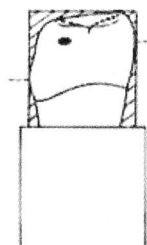

图 5 - 184　框架形成　　　图 5 - 185　描绘近中面形态

（二）二面体成形

1. 描绘近中面牙体形态

方法：因近中面面积大于远中面，本步骤可按照近中面切削远中面。参照图 5 - 185 在石膏棒上正确描绘近中面牙体形态。

要求：为防止沾水后，铅笔印痕消失，需使用耐水铅笔。描绘图近中面牙体形态后，需用牙形尺检查。

检查时需使尺和石膏牙的中轴和根冠分界线的"十字"相吻合。如出现形态偏差，需立即修改，否则将影响牙体平衡感、协调感。

2. 二面体切削成形

方法：用石膏切刀沿上述边缘线刀上下推拉，切削到线。为提高工作效率尽量不用小雕刻刀。再次用牙形尺检查二面体形态。

要求：近远中面牙体形态应与牙形尺一致，不多切，不少切。𬌗面的主沟位置无偏差。正确保持牙根的形态。

（三）四面体成形

1. 描绘颊面牙体形态

方法：因颊侧面积大于舌侧面积，本步骤可按照颊侧面积切削舌侧。参照线图正确描绘颊侧牙体形态。

要求：与前述二面体的成形相同。

2. 颊面切削成形

方法：同二面体切削成形。

要点：颊舌侧牙体外形需与牙形尺的颊侧线图一致。近远中邻接点不应成为悬突。正确保留牙根的形态。

（四）多面体成形

1. 多面体成形原理

通过图 5 - 186，可了解𬌗面多面体与切缘线图的位置关系。同时通过 1 个轴面角为 2 个斜面的形式，使牙体形态呈现出更多的斜面，使其更接近于牙体特征的弧线。原则上，多面体的各个轴面角略大于𬌗面线图；在𬌗面观的其他位置，多面体线条与线图基本重叠。

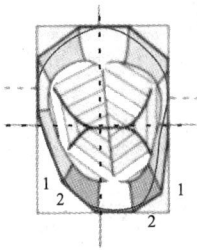

图 5 – 186　殆面多面体
与线图的关系

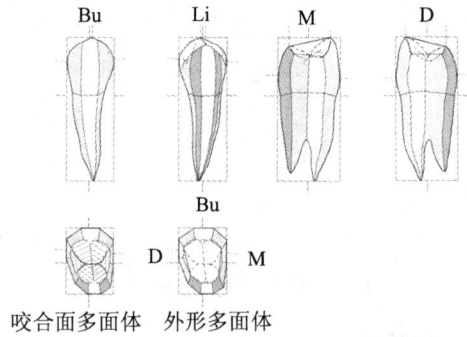

咬合面多面体　　外形多面体

图 5 – 187　各轴面外形多面体图

2. 正确描绘各个轴面的多面体线条

方法：参照图 5 – 186 及图 5 – 187 多面体图形的边缘线（或按照殆面观），估算该线与中轴、根冠分界线、外形高点之间的距离，并将其正确转移到石膏棒上。雕刻技能熟练后，可不参考多面体图形，通过殆面观推测多面体的合理位置。

要点：在正确理解多面体成形原理的基础上，尽可能使多面体边缘线与多面体图形（或与殆面观图形的伸展）相一致。

3. 切削多面体

方法：按照多面体边缘线切削各斜面。

要点：不得损坏颊侧牙颈的突度。

（五）颊面成形

颊面成形的操作范围包括：整个颊侧、近颊轴面角、近中面上的外形最突处连线、远颊轴面角、远中面上的外形最突处连线、颊侧牙尖嵴、颊根的形态。

1. 修整颊侧近远中邻面外形最凸处连线的轮廓

方法：参照图 5 – 188，用小雕刻刀修整颊侧近远中邻面外形最凸处的轮廓。修整的范围是两侧邻接点下方和根冠连接处。

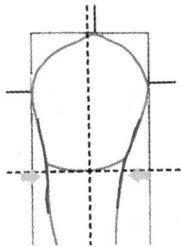

图 5 – 188　邻面根冠连接处
外形最突处连线

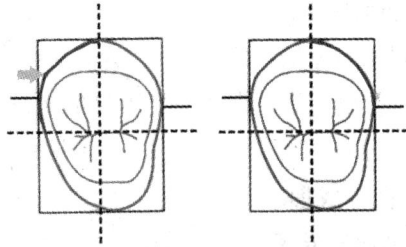

图 5 – 189　殆面观近、远颊轴面角形态

要点：近中面较圆突，远中面较平直。通过收腰，在确保颈宽的前提下，需正确体现平直与圆突的形态对比。如四面体切削正确，近远中缘的形态无异常，可省略本步骤。

2. 颊面切削成形

方法：参照图 5 – 190 颊侧轴面外形及图 5 – 191 颊轴嵴的走向，用小雕刻刀形成颊侧轴嵴。参照图 5 – 188 及图 5 – 189，用小雕刻刀形成近、远颊轴面角形态，使其与邻面流畅衔接。

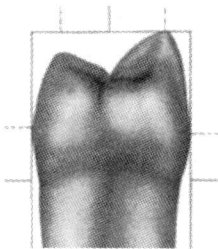

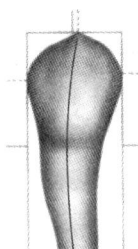

图 5 – 190　颊侧轴面外形　　　　　图 5 – 191　颊轴嵴的走向

要求：预先充分理解近颊、远颊轴面角的形态及颊侧轴嵴的走向。从三维的角度检查近颊、远颊中轴面角的形态及颊侧轴嵴的走向是否正确。近颊轴面角为钝角，远颊轴面角为锐角。

3. 形成颊侧牙尖斜度

方法：参照图 5 – 192，用小雕刻刀形成颊侧近远中牙尖嵴和牙尖斜度。同时还需兼顾近远中面上的牙尖斜度。

要点：颊侧牙尖斜度的角度和形态需与颊侧线图相一致。近中牙尖嵴长，远中牙尖嵴短。

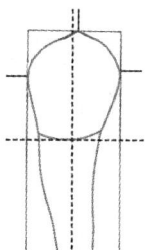

图 5 – 192　颊侧牙尖形态　　　图 5 – 193 颊侧形态　　　图 5 – 194 颊侧近远中牙尖嵴

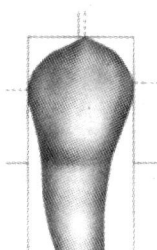

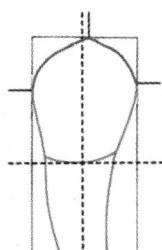

4. 形成颊根

方法：参照图 5 – 193，在近、远中面外形最凸处连线之间，用小雕刻刀形成颊根的宽度。

要求：颊根不得过宽、过窄。颊根需与近、远中面外形最突处连线一致，并与颊侧轮廓相协调。由于牙根较细，雕刻的过程中需谨防牙根折断。

（六）近中面成形

近中成形的操作范围包括：颊根的颊侧轴面外形突度、舌面外形最凸处连线的形态、近中面牙冠和牙根的凹陷、近舌轴面角、近颊轴面角。

1. 形成近中轴面外形最凸处连线

方法：参照图 5 – 197，用小雕刻刀修整近中面外形最突处连线；并用小雕刻刀形成牙冠近中和近中根上的凹陷。

要点：需与近中面外形最突出处连线一致。通过正确、适度的凹陷，衬托近中面外形最突处连线。

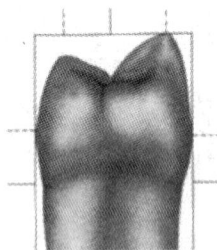 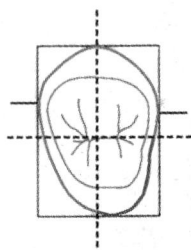 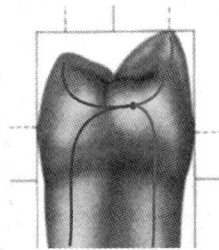

图 5 - 195　近中面形态　　图 5 - 196　近舌轴面角　　图 5 - 197　近中面外形最
　　　　　　　　　　　　　　　　　　　　　　　　　　　　突处连线

2. 形成舌面外形最凸处连线

方法：参照图 5 - 195，用小雕刻刀修整舌面外形最突处连线的形态，特别是殆缘形态。参照殆面线图，用小雕刻刀顺势形成近舌轴面角。

要求：应与舌侧轴面外形最突处连线的形态相一致。舌侧殆缘为弧线。注意近舌轴面角的衔接形态及其扭曲度。

3. 形成分根

方法：参照图 5 - 198，用小雕刻刀在近中面形成近颊、舌根之间的分根形态。

要点：近中面舌根的轴面外形最突处连线不得突出于颊根。通过正确、适度的凹陷，衬托近中面最突处连线。分根的凹陷不得过深。

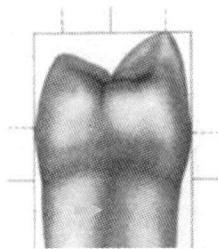 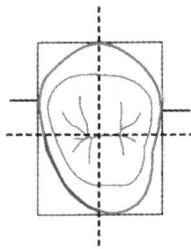

图 5 - 198　近中分根形态　　　　图 5 - 199　远舌轴面角

（七）远中面成形

远中面成形操作包括：颊根的颊侧轴面外形突度、舌面外形最突处连线的形态、远中面牙冠和牙根的凹陷、远舌轴面角、远颊轴面角。

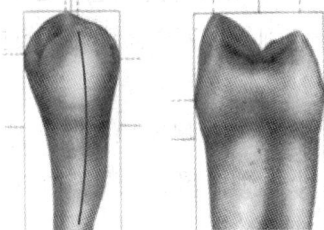

图 5 - 200　舌面外形最突处部分连线和远中分根

1. 形成远中面外形最凸处连线

方法：参照图5-199，用小雕刻刀修整远舌轴面角。参照图5-200，用小雕刻刀修整舌面外形最突处连线。参照图5-198，用雕刻刀形成牙冠颊、舌根上的凹陷。

要点：需与远中面最突出处连线一致。通过正确、适度的凹陷，衬托远中面外形最突处连线。舌根的轴面外形最突处连线不得突出于颊根。

（八）舌面成形

舌面成形操作范围包括：舌面外形最突处连线的成形、舌侧牙尖嵴、舌根的形态。

1. 形成舌侧牙尖斜度

方法：参照图5-201，方法同颊侧牙尖斜度的形成。

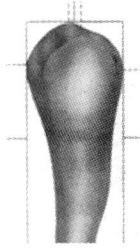

要点：与颊侧牙尖斜度成形的要求相同。

2. 形成牙根

方法：参照图5-202，用小雕刻刀形成舌根形态。

要求：与颊侧牙根成形的要求相同。舌根比颊根略细。

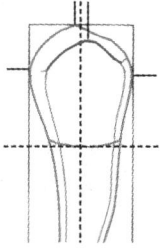

图5-201 舌侧牙尖形态　　　图5-202 舌面形态

3. 形成舌面近舌、远舌轴面角

方法：参照𬌗面观图形，用小雕刻刀形成舌面近舌、远舌轴面角。

要求：需使近舌、远舌轴面角与近远中面流畅衔接，并与舌根相协调。

（九）𬌗面成形

1. 确定𬌗面近远中边缘嵴的高度

方法：𬌗面成五边型，近颊轴面角为钝角，远颊轴面角为锐角；远中边缘嵴长，近中边缘嵴短，见图5-203。参照图5-204，测量线图上近远中邻接点距边缘嵴的位置，将其转移到石膏牙上。描记近远中边缘嵴的高度，用小雕刻刀沿该线去除过剩处。

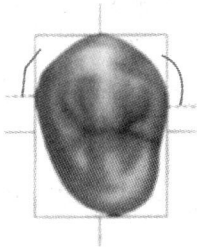

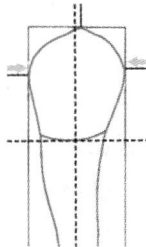

图5-203 𬌗面形态　　　图5-204 𬌗面近远中边缘嵴的高度对比

要点：虽然近远中边缘嵴有一定的凹凸，不是直线形式，在视觉上取其中段（不低不高处），将其假想为一条直线，在此基础上描绘突出部。𬌗面近远中边缘嵴的高度应与图 5 - 204 一致。

2. 确定三角嵴的走向

方法：参照图 5 - 205，描记各个牙尖内斜面高光处的连线，将其正确转移到石膏牙上。用小雕刻刀沿该线形成一个三角嵴为二个斜面的方式，形成三角嵴的走向。

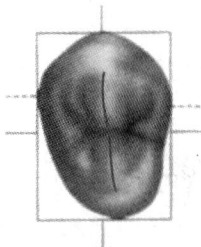

图 5 - 205　三角嵴的走向　　　　　　图 5 - 206　副沟的位置及其走向

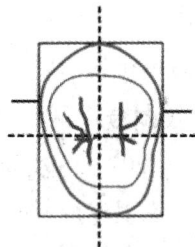

要点：需仔细检查三角嵴走向的协调性（弧线的形态）。颊尖与舌尖在𬌗面中央相连，构成中央沟。

3. 确定牙尖斜度

方法：参照四个轴面的线图，仔细核对各个牙尖斜度。如牙尖斜度过小，用铅笔描记后，再以小雕刻刀去除过剩的石膏。

要点：各个牙尖斜度与线图的四个轴面一致，牙尖斜度不能过大，也不能过小。

4. 近远中窝的形成

方法：用尺分别测量线图上近中窝、远中窝的位置，并将其标注在石膏牙上。用小雕刻刀形成近远中窝，近中窝略深于远中窝。

要点：窝的位置需正确。远中边缘嵴比近中结节略厚。需正确表现窝的深度。

5. 确定副沟的位置及其走向

方法：参照图 5 - 206，用纤细的铅笔记录副沟的位置、走向。经用牙形尺检查，符合要求后，用小雕刻刀的刀尖轻轻刻入副沟。

要点：为检查副沟与三角嵴的协调性，先用铅笔在石膏牙上描绘三角嵴的走向，再用铅笔在石膏牙上描绘副沟的位置、走向为宜。需仔细检查石膏牙上副沟的位置、走向是否与线图一致。三角嵴、副三角嵴的位置形态是否协调。刻入副沟时，在目视能观察到副沟的前提下，宜浅不宜深。否则会不经意的加大牙尖斜度。

6. 形成三角嵴

方法：用小雕刻刀的刀刃分别沿副沟和三角嵴的走向线，形成带曲度的斜面。用勺修整三角嵴，使其锐利。

要点：刀的作用是锐化；勺的作用是钝化为主，在牙尖嵴上也能起到锐化作用。雕刻三角嵴时，不得加大牙尖斜度。

7. 形成副三角嵴

方法：用铅笔在石膏牙上描绘副三角嵴的走向。用勺沿该走向修整，所有副三角嵴需从高处走往低处，形成一个副三角嵴为两个带圆弧的斜面的形式。

要点：副三角嵴及其锐利度不得大于或等于三角嵴。副三角嵴应具备一定的宽度。必要时可删减副三角嵴。

8. 形成主沟

方法：参照图5-207、208、209，用铅笔描绘主沟，并检查其协调性。用小雕刻刀的刀尖朝左或朝右，用左手拇指推形成主沟，并延伸到近中，顺势形成近中沟。用小雕刻刀在近中沟的两侧形成凹陷。

要点：𬌗面上的主沟需与近中沟流畅衔接。为防止牙尖斜度过大，应注意成形的力度，主沟不宜过深。

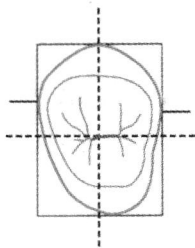

图5-207　主沟与中轴
的位置关系

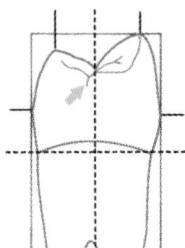

图5-208　近中沟

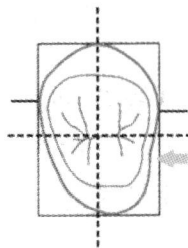

图5-209　近中沟附
近的凹陷

9. 形成副沟

方法：副沟的起源为主沟及近、远中窝。参照图5-210，用纤细的刀尖勾勒副沟。

要点：原则上副沟的长度不得超过主沟靠近𬌗面一侧长度的一半，副沟从主沟起源后逐渐朦胧，在𬌗缘附近成为凹陷。为此，需控制好副沟成形的力度。靠近𬌗缘的一半用勺形成凹陷，并与𬌗缘（三角嵴、副三角嵴）流畅衔接。颊舌侧线图牙尖嵴上最高的部分为牙尖顶端，突出的部分为副三角嵴的起源处，凹陷为副沟的终结处。

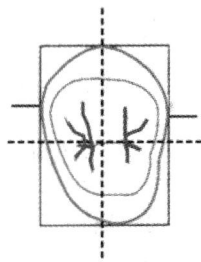

图5-210　副沟
的位置

10. 𬌗面的润饰

方法：再次确认𬌗面的协调性。用小雕刻刀或勺润饰𬌗面，使其与线图基本一致的前提下，更富有自然感、协调感，使其成为完整的整体。

要点：通过合理的体现固有𬌗面的面积及各个牙尖所占据的面积、各个牙尖的高低、合适的牙尖斜度及锐利度，窝及点隙的深浅对比，主沟及副沟的深浅对比，三角嵴和副三角嵴的走向及其锐利、圆钝的对比，近远中边缘嵴的厚度及高度的落差，才能生动的表现𬌗面的生命力。

（十）作品提交的准备

同实训一等倍大右上颌中切牙石膏牙雕刻技术。

五、注意事项

同实训一等倍大右上颌中切牙石膏牙雕刻技术。

六、思考题

1. 如何正确表现近颊轴面角圆钝，远颊轴面角锐利？
2. 如何正确表现近𬌗轴面角圆钝，远𬌗轴面角锐利？
3. 如何正确表现颊、舌尖不同的锐利度？
4. 为何上颌第一前磨牙的牙体解剖特征与其他牙位截然相反？
5. 为何上颌第一前磨牙的近中邻接点底，远中邻接点高？

实训四 等倍大右上颌第一磨牙石膏牙雕刻技术

一、目的要求

1. 通过对等倍大的上颌第一磨牙石膏牙的雕刻，牢固掌握其解剖形态及生理特点。
2. 掌握牙冠各面外形高点的确定和描绘方法。
3. 掌握牙冠各面牙尖的确定和描绘方法。
4. 掌握牙冠各面轮廓线的描绘方法。
5. 掌握石膏牙的雕刻方法、步骤、操作技术。
6. 掌握石膏牙雕刻工具的使用方法和注意事项。

二、实训内容

1. 雕刻等倍大右上颌第一磨牙石膏牙框架成形。
2. 雕刻等倍大右上颌第一磨牙石膏牙二面体成形。
3. 雕刻等倍大右上颌第一磨牙石膏牙四面体成形。
4. 雕刻等倍大右上颌第一磨牙石膏牙多面体成形。
5. 雕刻等倍大右上颌第一磨牙石膏牙四面成形。
6. 雕刻等倍大右上颌第一磨牙石膏牙精修完成。

三、实训器材

1.5cm×1.5cm石膏棒、右上颌第一磨牙牙形尺或等倍大牙体线图、等倍大牙体投影薄膜、牙体浮雕图、牙体雕刻多面体图、直尺、铅笔、橡皮、石膏切刀、雕刻刀、一盆清水、小毛巾、红蓝铅笔、垫板、牙刷、爽身粉等。

四、方法和步骤

(一) 石膏框架成形

1. 描绘框架及标志物

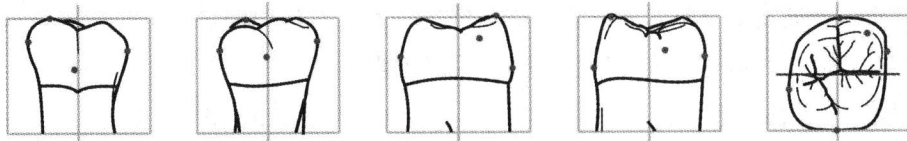

图 5－211 上颌第一磨牙五面观

方法：参照图 5－211，把牙体规格及外形高点、邻接点、牙尖根冠分界线，四个轴面的中轴用耐水铅笔转移到石膏棒上。

要求：上述标志物应尽可能精确。

2. 石膏框架切削成形

方法：用石膏切刀从颊舌面、近远面中入手切削均可。先修整两侧，再修整另两侧。如有必要，可预先在石膏棒上记录方位（颊面、舌面、近中面、远中面）。底座四周应平整。

要求：切削成形的框架应与牙体规格一致。

3. 刻入中轴、根冠分界线

方法：为防止后续操作中标志线消失，用小雕刻刀在四个轴面刻入中轴、根冠分界线。沟痕浅为好，不宜过深。

要求：刻入的中轴需与描记的中轴一致。

(二) 二面体成形

1. 描绘近中牙体形态

方法：参照线图正确描绘近中、远中面牙体形态。

要求：为防止沾水后，铅笔印痕消失，需使用耐水铅笔。描绘近中面牙体形态后，需用牙形尺检查。检查时需使尺和石膏牙的中轴和根冠分界线的"十字"相吻合。如出现形态偏差，需立即修改，否则将影响牙的整体平衡感、协调感。

2. 二面体切削成形

方法：用石膏切刀上下推拉，切削到线。为提高工作效率尽量不用小雕刻刀。再次用牙形尺检查二面体形态。

要求：近远中面牙体形态应与牙形尺一致，不多切，不少切。

(三) 四面体成形

1. 描绘颊舌面形态及𬌗面主沟形态

方法：参照线图正确描绘颊侧牙体形态及舌侧牙尖（邻接点以上）形态。因颊侧大于舌侧，舌侧按颊侧切削（除舌侧牙尖外），故无需描绘舌侧近远中缘形态。需正确描绘𬌗面的主沟形态。

要求：同实训三等倍大右上颌第一前磨牙石膏牙雕刻技术

2. 颊舌面切削成形

方法：用石膏切刀沿上述边缘线切削成形。用小雕刻刀沿殆面主沟形态，在四个轴面正确形成牙尖斜度。使殆面上的主沟成为各斜面的交界处。

要点：颊面及部分舌面外形轮廓需与线图一致。近远中邻接点不应成为悬突。正确保留牙根底部的形态。殆面的主沟位置不应出现偏差。

（四）多面体成形

1. 多面体成形原理

殆面观各轴面外形最突处连线及其轴面角以弧线的方式存在，多面体的成形原理是不仅用直线形式表现殆面观的各个弧线，同时通过1个轴面角为2个斜面的形式，使牙体形态呈现出更多的斜面，使其更接近于牙体特征的弧线，见图5-212。

2. 正确描绘各个轴面的多面体。

方法：参照图5-213，估算该线与中轴、根冠分界线、外形高点之间的距离，并将其正确转移到石膏棒上。雕刻技能熟练后，可不参考多面体图形，通过殆面观推测多面体的合理位置。

要点：在正确理解多面体成形原理的基础上，尽可能使多面体边缘线与多面体图形（或与殆面观图形的伸展）相一致。

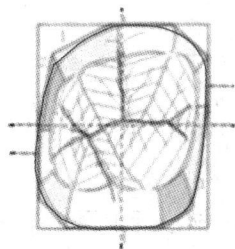

图5-212 殆面多面体与线图的关系

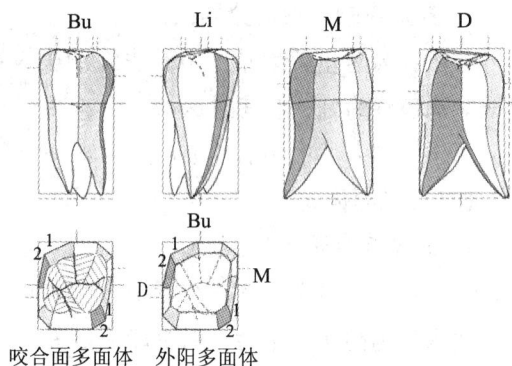

图5-213 各轴面外形多面体图

3. 切削多面体

方法：按照多面体边缘线切削各斜面。

要点：不得破坏颊侧牙颈的突度。

（五）颊侧成形

颊侧成形的操作范围包括：整个颊侧、近颊轴面角、近中轴面外形最突处连线、远颊轴面角、远中轴面外形最突处连线、颊侧所有牙尖嵴、颊侧近远中根的内、外侧形态。

1. 修整颊侧近远中邻面外形最突处连线的轮廓

方法：参照图5-214，用小雕刻刀修近远中邻面外形最突处连线的轮廓。修整的范围是两侧邻接点下方和根冠连接处。

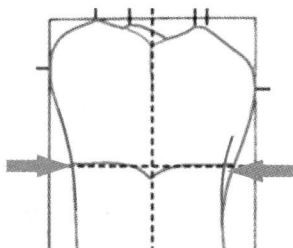

图 5 - 214　根冠连接处轴面外形
最突处连线

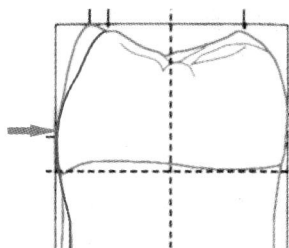

图 5 - 215　远中面远颊
轴面角的形态

要点：近中缘较平直。远中缘圆突有凹陷。远中邻面突度大。通过收腰，在确保颈宽的前提下，需正确体现平直与圆突的形态对比。如四面体切削正确，近远中面外形最突处连线的轮廓无异常，可省略本步骤。

2. 形成远颊轴面角

方法：参照图 5 - 215、图 5 - 216、图 5 - 217，用小雕刻刀形成修整远颊轴面角，使其与远中颊尖及远中面流畅衔接。

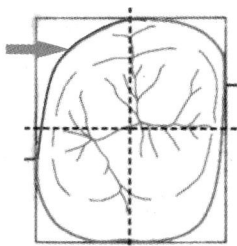

图 5 - 216　𬌗面观远颊轴
面角的形态

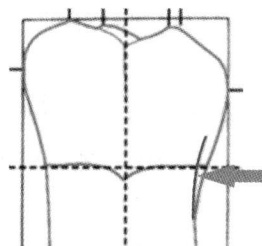

图 5 - 217　颊面观远颊轴
面角的形态

要求：预先充分理解远中轴面角的形态。从三维的各个角度检查远中轴面角的形态是否流畅。远颊轴面角为钝角。

3. 形成颊侧的凹陷

方法：参照图 5 - 218 及图 5 - 219，用铅笔在颊侧描绘出凹陷范围。颊侧，凹陷的最低处高于颊侧外形高点。用小雕刻刀沿凹陷的两侧边缘线，形成凹陷。

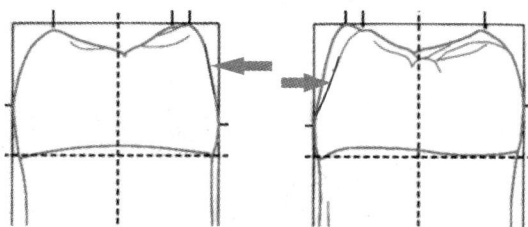

图 5 - 218　颊侧的凹陷（邻面观）

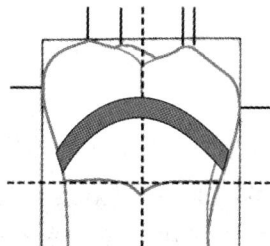

图 5 - 219　颊侧的凹陷（颊面观）

要点：注意凹陷的弧度和高度。凹陷的中间深，两侧浅。该凹陷需与远中面颈部的凹陷流畅衔接。

4. 修整颊面外形最突出处连线

方法：参照图 5 - 220 在颊侧描绘近中颊尖和远中颊尖的轴面外形最突处连线和颊沟；参照图 5 - 221，在石膏牙的𬌗面描绘颊侧固有𬌗面边缘的连线。参照图 5 - 220，用小雕刻刀沿近远中颊尖最突处连线修整，使近远中颊尖的轴面外形最突处连线真正成为颊侧最突处部分。用小雕刻刀参照图 5 - 222，顺势形成近颊轴面角的形态。

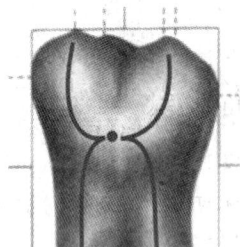

图 5 - 220　颊面外形
最突处连线

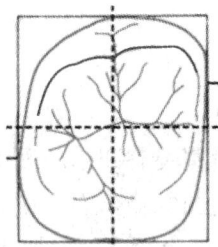

图 5 - 221　颊侧固
有𬌗面

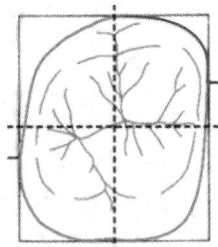

图 5 - 222　近颊轴面
角俯视观

要点：颊侧两条外形最突出处连线的侧面观，需与近远中面观的颊侧外形最突出处连线一致；并与近颊轴面角流畅衔接，且符合锐角的要求。不得削除颊侧外形高点。

5. 形成颊沟

方法：参照图 5 - 211，用小雕刻刀形成颊沟。

要点：颊沟与石膏棒颊侧中轴的位置一致。颊沟不易过深，往牙根方向渐浅。颊沟总长度不超过颊侧冠长的一半。不能改变近中颊尖和远中颊尖 1：1 的比例关系。

6. 形成颊侧牙尖斜度

方法：参照图 5 - 223，用小雕刻刀形成近远中颊尖的牙尖斜度。修改牙尖斜度后，因改变了固有𬌗面的边缘形态，会使固有𬌗面变大。为此，需再次参照𬌗面观，修整颊侧𬌗缘，恢复固有𬌗面的边缘形态。

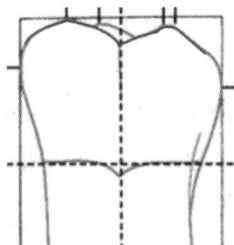

图 5 - 223　颊侧牙尖形态

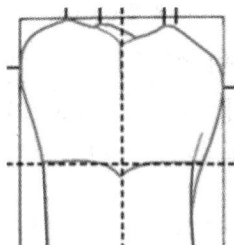

图 5 - 224　牙根的颊面观

要点：两个颊尖嵴的长度要协调。不得改变牙尖斜度、𬌗缘形态、固有𬌗面形态、颊沟的位置。仔细观察牙尖嵴，充分表现其特有的凹凸效果。

7. 形成近颊根和远颊根

方法：参照图 5 - 224、225、226，形成近远中面外形最突处连线形态。参照图 5 - 224 用雕刻刀形成颊侧近远中根的分根形态。

要点：必须先修整近远中面外形最突处连线，即先确定牙根外侧的厚度，再修整分根。参照根冠分界线及其舌侧中轴，确定分根的位置，保持协调感，以此正确表现牙根的凹凸。

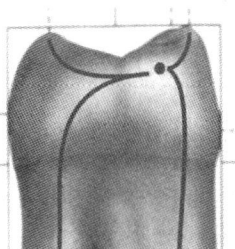

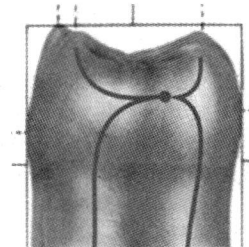

图 5 – 225　近中面外形最突处连线　　图 5 – 226　远中面外形最突处连线

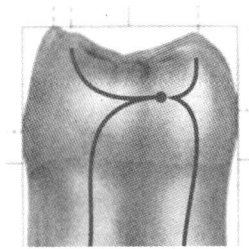

（六）近中面成形

近中面成形的操作范围包括：近颊根的颊侧轴面外形突度、舌面外形最突处连线的形态、近中牙冠和牙根的凹陷、近舌轴面角、近颊轴面角。

1. 形成近中面外形最突处连线

方法：参照图 5 – 227，用小雕刻刀修整近中轴面外形最突处连线；并用小雕刻刀形成牙冠和近中根上的凹陷，顺势形成近颊轴面角。

要点：需与近中面最突出部分连线一致。近中面的凹陷不易过深。通过正确、适度的凹陷，衬托近中面外形最突处连线。

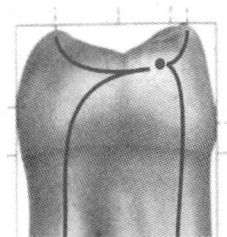

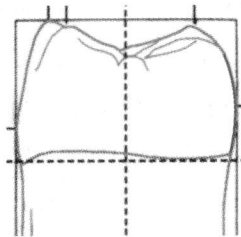

图 5 – 227　近中形态　　图 5 – 228　舌侧轴面最突处连线　　图 5 – 229 近舌轴面角

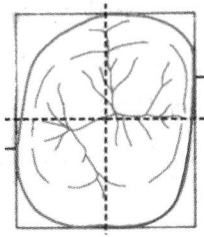

2. 形成舌侧近中外形最突处连线

方法：参照图 5 – 228，用小雕刻刀修整舌侧近中外形最突处连线的形态，特别是𬌗缘形态。参照图 5 – 229，用小雕刻刀顺势形成近舌轴面角。

要求：应与近中线图的舌侧近中外形最突处连线一致。舌侧𬌗缘为弧线。注意近舌及近颊轴面角的衔接形态。

3. 形成近中分根

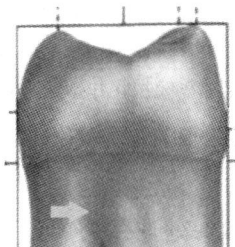

图 5 – 230　近中分根形态　　图 5 – 231　远中面外形最突处连线

方法：参照图5-230，用小雕刻刀在近中面形成近颊根和舌根之间的分根形态。

要点：近中面舌根的轴面外形最突处连线不得超过近中颊根的突度。分根的凹陷不得过深。

（七）远中面成形

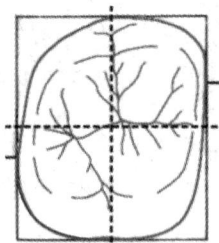

图5-232　远舌轴面角　　　　图5-233　远中分根形态

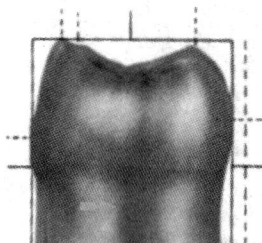

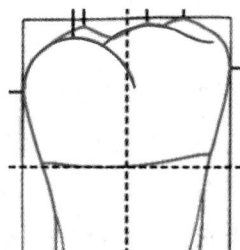

远中面成形操作包括：远颊根的颊面最突处连线的形态、舌侧远中外形最突处形态、远中面牙冠和牙根的凹陷、远舌轴面角、远颊轴面角。

1. 形成远中面外形最突处连线

方法：参照图5-231、图5-232，修整远中面外形最突处连线形态。参照图5-233，用雕刻刀形成牙冠和牙根上的凹陷，势形成远颊轴面角。

要点：需与远中面最突出处连线一致。通过正确、适度的凹陷，衬托远中面外形最突处连线。形成舌侧远中外形最突处连线。远颊轴面角需与远中面和颊面流畅衔接。

方法：参照图5-228和图5-234，用小雕刻刀修整舌侧远中外形最突处连线的形态，特别是殆缘形态。参照图5-232远舌轴面角，用小雕刻刀顺势形成远舌轴面角。

要求：应与远中线图的舌面外形最突处连线一致。舌侧殆缘为弧线。注意近舌轴面角的衔接形态。

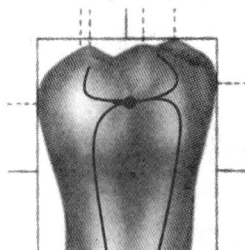

图5-234　舌侧轴面
最突处连线　　　图5-235　远中分根形态　　　图5-236　舌侧牙尖形态

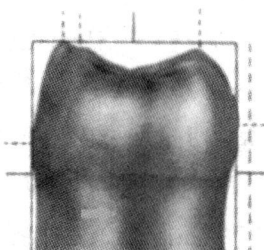

2. 形成远中分根

方法：参照图5-235，用小雕刻刀在远中面形成远颊根和舌根之间的分根形态。

要点：远中面舌根的外形最突处连线不得突于远颊根。分根的凹陷不得过深。

（八）舌面成形

舌面成形操作范围包括：舌沟成形、舌面外形最突处连线的成形、舌侧所有牙尖嵴、舌根内侧的形态、近舌轴面角、远舌轴面角。

1. 形成舌侧牙尖斜度

方法：参照图 5 - 236，形成舌尖的牙尖斜度，方法与颊侧牙尖斜度的形成相同。

要点：与颊侧牙尖斜度的成形相同。

2. 形成舌根

方法及要求：与前上述颊侧牙根的成形相同，不同之处为舌侧无分根。

（九）殆面成形

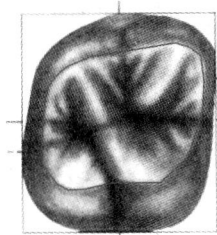

图 5 - 237　殆面形态　　　图 5 - 238　近远中边缘嵴　　　图 5 - 239　近远中边
　　　　　　　　　　　　　　　　　　　高度的对比　　　　　　　　　缘嵴的位置

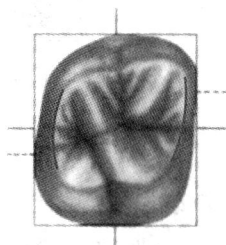

1. 确定近远中边缘嵴的高度

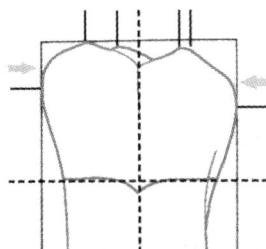

方法：参照图 5 - 238，描记近远中边缘嵴的高度，用小雕刻刀沿该线去除过剩部分。参照图 5 - 239，在视觉上取其厚度的中段，在石膏牙上描绘近远中边缘嵴突出部的连线。

要点：测量线图上近远中邻接点距边缘嵴的位置，将其转移到石膏牙上。近远中边缘嵴呈弧线形式，不是直线形式。近远中边缘嵴的高度和位置应与近远中线图一致，使殆面成菱形。近殆轴面角为锐角，远殆轴面角是钝角。近中边缘嵴长，远中边缘嵴短。

2. 确定牙尖斜度

方法：参照图 5 - 240 仔细核对邻面观各个牙尖的斜度。如牙尖斜度过小，用铅笔描记后，再以小雕刻刀去除过剩处。

要点：各个牙尖斜度需与线图的近远中面观一致。

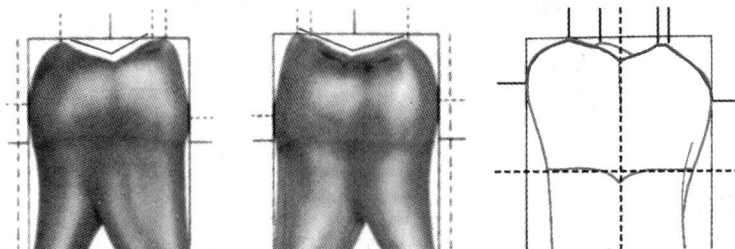

图 5 - 240　确定定牙尖斜度

3. 确定三角嵴的走向

方法：参照图 5 - 241 描记各个牙尖内斜面高光处的连线，将其正确转移到石膏牙上。用小雕刻刀沿该线形成一个三角嵴为二个斜面的方式，形成三角嵴的走向。

要点：仔细检查三角嵴走向的协调性（弧线的形态）。近中舌尖与远中颊尖在𬌗面中央斜行相连，构成斜嵴。

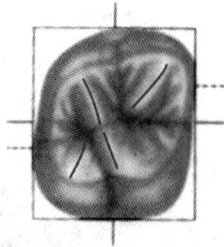

图 5 - 241　三角嵴的走向　　　　图 5 - 242　主沟的位置

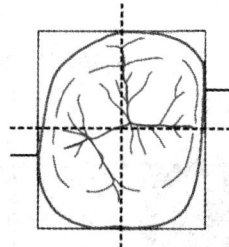

4. 确定主沟的位置

方法：参照图 5 - 242，用小雕刻刀的刀尖轻轻勾勒主沟。

要求：主沟的位置需与图 5 - 241 一致。主沟不易过深，否则会不必要的加大牙尖斜度。主沟应该成为各个三角嵴内斜面下方边缘线的交界处。在斜嵴形成主沟时，不能使远中颊尖和近中舌尖完全断开。

5. 窝的形成

方法：参照图 5 - 243，用尺分别测量图上中央窝、远中窝、近中点隙的位置，并将其标注在石膏牙上。如位置及其协调性无误，则按上述排序形成窝的深度。因中央窝、远中窝已与𬌗面上的斜面协调，此时应使近中点隙成为近中颊尖近中内斜面、近中舌尖近中内斜面、近中边缘嵴斜面的衔接点。

要点：中央窝的深度 > 远中窝的深度 > 近中点隙的深度。近中点隙和远中窝的成形，将决定近远中边缘嵴的厚度；近中边缘嵴应有一定的厚度，但不能过厚；；远中边缘嵴的厚度大于近中边缘嵴。

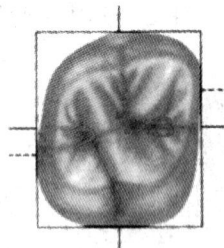

图 5 - 243　窝的位置　　　　图 5 - 244　副沟的位置

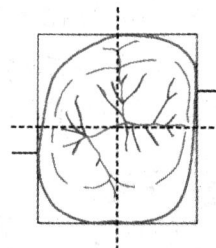

6. 确定副沟的位置

方法：参照图 5 - 244，用纤细的铅笔记录副沟的位置、走向。经用牙形尺检查正确无误后，用小雕刻刀的刀尖轻轻刻入副沟。

要点：副三角嵴的两侧必然存在副沟。为确定副沟与三角嵴的协调性，先用铅笔在石膏牙上描绘三角嵴的走向，再用铅笔在石膏牙上描绘副沟的位置、走向为宜。需仔细检查石膏牙上副沟的位置、走向是否与线图一致；三角嵴、副三角嵴的位置形态是否协调。刻入副沟时，在目视能观察到副沟的前提下，宜浅不宜深，否则会不必要的加大牙尖斜度。

7. 形成三角嵴

方法：用小雕刻刀的刀刃沿副沟和三角嵴的走向线，形成带曲度的斜面。用勺修整三角嵴，可使其锐利，也能适度修改其走向。

要点：刀刃的作用是锐化三角嵴；勺的作用是钝化为主，在牙尖嵴上也能起到适度的锐化作用。雕刻三角嵴时，不得加大牙尖斜度。

8. 形成副三角嵴

方法：用铅笔在石膏牙上描绘副三角嵴的走向。用勺沿该走向修整，所有副三角嵴需从高处走往低处，形成每个副三角嵴为两个带圆弧的斜面。

要点：所有副三角嵴的面积及其锐利度不得大于、等于三角嵴。副三角嵴应具备一定的宽度。必要时可删减某些不必要的副三角嵴。

9. 勾勒主沟

方法：用铅笔描绘主沟，并检查其协调性。主沟的起源均为中央窝。使小雕刻刀的刀刃朝颊侧或舌侧，用左手拇指推形成主沟。

要点：𬌗面上近中沟、远中沟、颊沟及舌沟的深度、粗细需保持一致。为防止牙尖斜度过大，应注意成形的力度，主沟不宜过深。主沟需以一条线的形式存在，不能有多条同时存在。勾勒主沟时，手指需做好指点。

10. 形成副沟

方法：副沟的起源为主沟。用纤细的刀尖轻轻勾勒副沟。靠近𬌗缘的一半用勺形成凹陷，并与𬌗缘（三角嵴、副三角嵴）流畅衔接。

要点：原则上副沟的长度不得超过靠近主沟一侧长度的一半，副沟从主沟起源后逐渐朦胧，在𬌗缘附近成为凹陷，需控制好形成副沟的成形力度。颊舌侧线图牙尖嵴上最高的部分为三角嵴，各个三角嵴两侧的突出部分为副三角嵴的起源处，凹陷为副沟在𬌗缘附近的的终结处。

11. 𬌗面的润饰

与实训三等倍大右上颌第一前磨牙石膏牙雕刻技术相同。

（十）作品提交的准备

与实训一等倍大右上颌中切牙石膏牙雕刻技术相同。

五、注意事项

方法及要求：与实训一等倍大右上颌中切牙石膏牙雕刻技术相同。

六、思考题

1. 在雕刻中如何表现𬌗面的斜方形和斜嵴？

2. 雕刻 3 倍大与等倍大的上颌第一磨牙在多面体雕刻中有哪些不同？

实训五　等倍大右下颌第一磨牙石膏牙雕刻技术

一、目的要求

1. 通过对等倍大下颌第一磨牙石膏牙的雕刻，牢固掌握其解剖形态及生理特点。
2. 掌握牙冠各面外形高点的确定和描绘方法。
3. 掌握牙冠各面牙尖的确定和描绘方法。
4. 掌握牙冠各面轮廓线的描绘方法。
5. 掌握石膏牙的雕刻方法、步骤、操作技术。
6. 掌握石膏牙雕刻工具的使用方法和注意事项。

二、实训内容

1. 雕刻等倍大右下颌第一磨牙石膏牙框架成形。
2. 雕刻等倍大右下颌第一磨牙石膏牙二面体成形。
3. 雕刻等倍大右下颌第一磨牙石膏牙四面体成形。
4. 雕刻等倍大右下颌第一磨牙石膏牙多面体成形。
5. 雕刻等倍大右下颌第一磨牙石膏牙四面成形。
6. 雕刻等倍大右下颌第一磨牙石膏牙精修完成。

三、实训器材

1.5cm×1.5cm 石膏棒、右下颌第一磨牙的牙形尺或等倍大牙体线图、等倍大牙体投影薄膜、牙体浮雕图、牙体雕刻多面体图、直尺、铅笔、橡皮、石膏切刀、雕刻刀、一盆清水、小毛巾、红蓝铅笔、垫板、牙刷、爽身粉等。

四、方法和步骤

（一）石膏框架成形

1. 描绘框架及标志

方法：参照图 5-245，把牙体规格及外形高点、邻接点、牙尖根冠分界线，描绘四 4 个轴面的中轴用耐水铅笔转移到石膏棒上。

要求：上述标志物应尽可能精确。

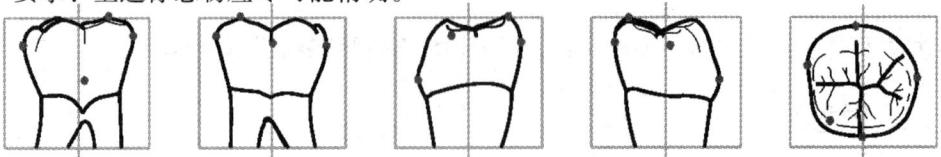

图 5-245　右下颌第一磨牙的五面观

2. 石膏框架切削成形

方法：用石膏切刀从颊舌面、近远中面入手切削均可。先修整两侧，再修整另两侧。如有必要，可预先在石膏棒上记录方位（颊面、舌面、近中面、远中面）。底座四周应平整，见图 5－246。

要求：切削成形的框架应与牙体规格一致。

3. 刻入中轴、根冠分界线

方法：为防止后续操作中标志线消失，现阶段用小雕刻刀在四个轴面刻入中轴、根冠分界线。沟痕浅为好，不宜过深。

要求：刻入的中轴需与描记的中轴一致。

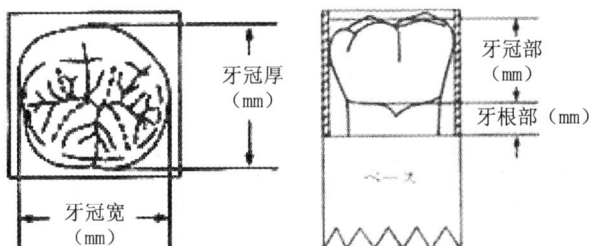

图 5－246　确定下颌第一磨牙牙冠高度、厚度

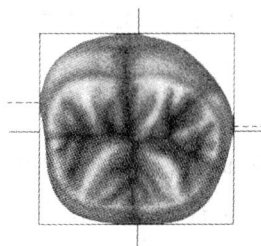

图 5－247　近中面积大于远中面积

（二）二面体成形

1. 描绘近中牙体形态

方法：如图 5－248 正确描绘近中面牙体形态。因近中面大于远中面，远中面按近中面切削，故无需描绘远中面牙体形态。绘图后，如图 5－248。

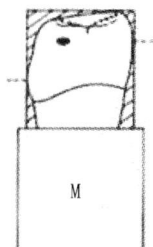

图 5－248　描绘近中面牙体形态

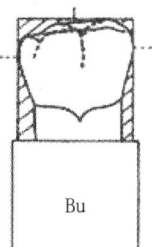

图 5－249　描绘颊面形态

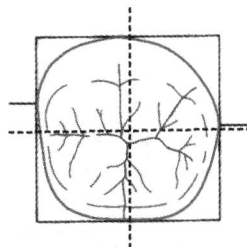

图 5－250　𬌗面主沟的形态

要求：为防止沾水后，铅笔印痕消失，需使用耐水铅笔。描绘近中面牙体形态后，需用牙形尺检查。检查时需使尺和石膏牙的中轴和根冠分界线的"十字"相吻合。如出现形态偏差，需立即修改，否则将影响牙的整体平衡感、协调感。

2. 二面体切削成形

方法：用石膏切刀上下推拉，切削到线。为提高工作效率尽量不用小雕刻刀。再次用牙形尺检查二面体形态。

要求：近远中面牙体形态应与牙形尺一致，不多切，不少切。

（三）四面体成形

1. 描绘颊舌面外形及𬌗面主沟形态

方法：参照图 5 - 245，在石膏牙上正确描绘颊面及舌面牙体形态。参照图 5 - 250，在石膏牙的𬌗面，正确描绘主沟的形态。

要求：同二面体成形。

2. 颊舌面切削成形

方法：用石膏切刀沿上述边缘线切削成形。用小雕刻刀沿𬌗面主沟形态，在四个轴面正确形成牙尖斜度。使𬌗面上的主沟成为各牙尖内斜面的交界线。

要点：轴面外形轮廓需与线图一致。近远中邻接点不应成为悬突。正确保留牙根形态。𬌗面的主沟位置不应出现偏差。

（四）多面体成形

1. 多面体成形原理

𬌗面观各轴面外形最突处连线及其轴面角以弧线的方式存在，多面体的成形原理是不仅用直线形式表现𬌗面观的各个弧线，同时通过 1 个轴面角为 2 个斜面的形式，使牙体形态呈现出更多的斜面，使其更接近于牙体特征的弧线。

2. 正确描绘各个轴面的多面体

方法：参照图 5 - 251，估算多面体的边缘线与中轴、根冠分界线、外形高点之间的距离，将其正确转移到石膏棒上。雕刻技能熟练后，可不参考多面体图形，通过𬌗面观推测多面体的合理位置。

要点：在正确理解多面体成形原理的基础上，尽可能使多面体边缘线与多面体图形（或与𬌗面观图形的伸展）相一致。

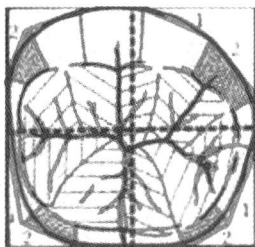

图 5 - 251　𬌗面多面体与线图的关系　　　图 5 - 252　多面体成型后的𬌗面观

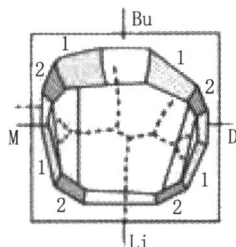

3. 切削多面体

方法：按照多面体边缘线切削各斜面，图 5 - 252 为多面体成型后的𬌗面观；其他四个轴面的形态见图 5 - 253、图 5 - 254、图 5 - 255。

要点：不得破坏颊侧牙颈的突度。如同一轴面角有两个以上的轴角，可预先形成其一，再形成其二。

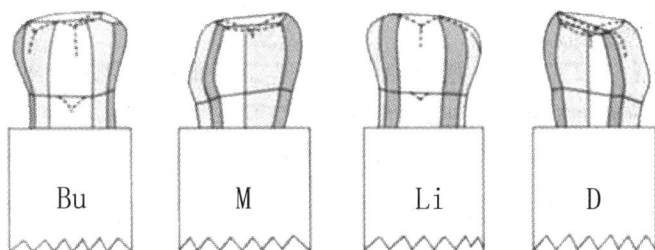

图 5 – 253　各轴面多面体形成后的形态

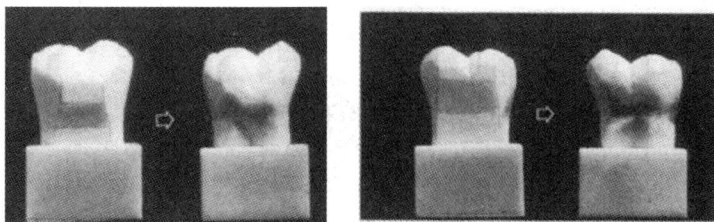

图 5 – 254　颊、舌侧多面体与颊、舌成形的形态关系

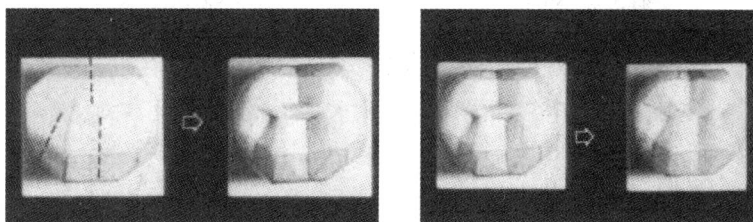

图 5 – 255　𬌗面多面体的成型流程

（五）颊侧成形

颊侧成形的操作范围包括：整个颊侧、近颊轴面角、近中面外形最突处连线、远颊轴面角、远中面外形最突处连线、颊侧所有牙尖嵴、颊侧近远中根的内侧形态。

1. 修整近远中邻面外形最突处连线的轮廓

方法：参照图 5 – 256，用小雕刻刀修整近远中邻面外形最突处连线的轮廓，类似收腰。修整的范围是两侧邻接点下方和两侧邻面的根冠连接处。

要点：通过收腰，在确保颈宽的前提下，正确体现近中面平直与远中面圆突的形态对比。如四面体切削正确，近远中面外形最突处连线的轮廓无异常，可省略本步骤。

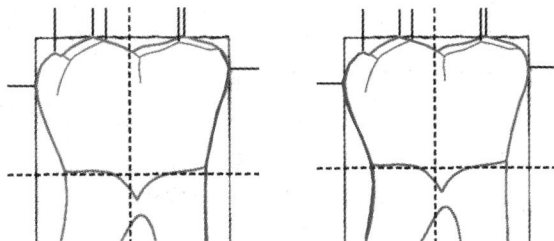

图 5 – 256　近远中面外形最突处连线

2. 形成远颊尖

方法：参照图 5 – 257，用小雕刻刀形成远颊尖的颊面外形最突出部分，同时形成远颊沟。正确的远颊沟为凹陷，不应成沟状。远颊沟需与远中面牙颈部的凹陷衔接。参照图 5 – 257，用小雕刻刀形成远颊尖的固有𬌗面边缘线，去除过剩部分。参照图 5 – 258，用小雕刻刀形成颊侧远中轴面外形最突处部分的连线，止于颊侧外形高点，顺势形成远颊轴面角。

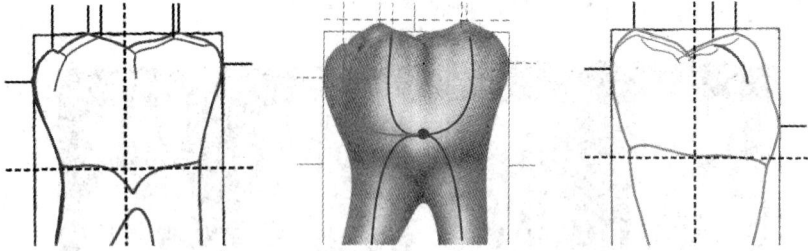

图 5 – 257　远颊尖的不同面观

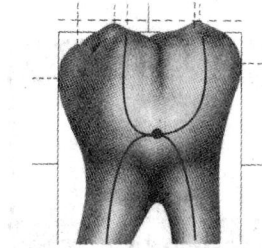

图 5 – 258　颊侧外形
最突处连线

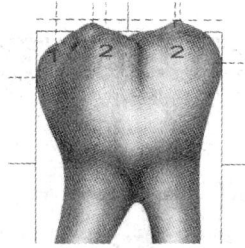

图 5 – 259　近中颊尖：远中
颊尖：远颊尖 = 2：2：1

要点：如图 5 – 259 所示，不能改变近中颊尖 2：远中颊尖 2：远颊尖 1 的比例关系。注意远颊沟的走向。不得损坏颊侧外形高点。远颊轴面角的衔接应流畅，符合钝角的要求。远颊沟需与远中面的凹陷相衔接。

3. 形成颊侧的凹陷

方法：参照图 5 – 260，用铅笔在颊侧描绘出凹陷范围。在颊侧，该凹陷成半圆形，最低处高于颊侧外形高点。用小雕刻刀沿凹陷的两侧边缘线，形成凹陷。

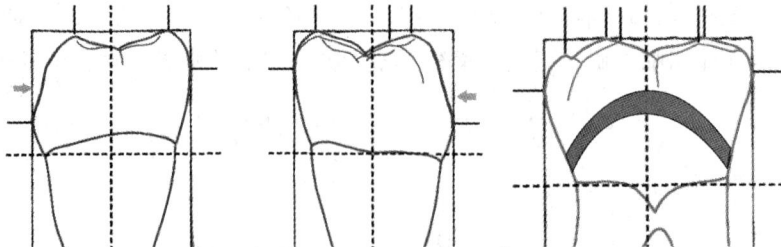

图 5 – 260　颊侧的凹陷位置

要点：注意凹陷的弧度和高度。凹陷的中间深，两侧边缘线处浅。该凹陷需与远中面牙颈部的凹陷衔接。

4. 修整颊侧外形最突出处连线

方法：在颊侧描绘近中颊尖和远中颊尖的轴面外形最突处连线和颊沟；参照图 5 - 262，在𬌗面描绘固有𬌗面颊侧段的连线。用小雕刻刀沿该线修整，去除过剩的石膏。参照图 5 - 260 和图 5 - 261，修整近远中颊尖的轴面外形最突处连线，使上述连线真正成为颊侧最突处部分。顺势形成近颊轴面角的形态。用小雕刻刀形成颊沟。

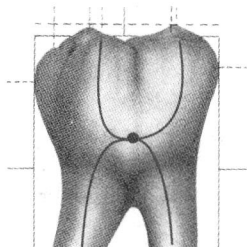

图 5 - 261　颊面外形最突处连线　　　图 5 - 262　固有𬌗面的颊侧边缘线

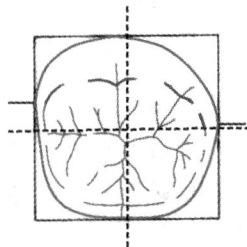

要点：颊侧 2 条外形最突出处连线的侧面观，需与近远中面观上的颊侧外形最突出处连线一致。颊侧与近颊轴面角的衔接应流畅，符合锐角的要求。不得损坏颊侧外形高点。形成颊沟时不能改变近中颊尖 2：远中颊尖 2 的比例关系。

5. 形成颊侧牙尖斜度

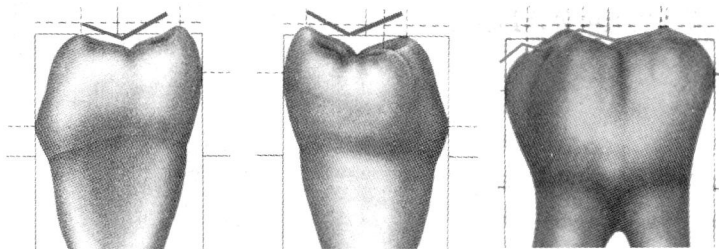

图 5 - 263　颊侧的牙尖斜度

方法：参照图 5 - 263，用小雕刻刀形成近远中颊尖、远颊尖的牙尖斜度。修改牙尖斜度后，因改变了固有𬌗面的边缘形态，会使固有𬌗面变大。为此，需再次参照𬌗面观，修整颊侧𬌗缘，恢复固有𬌗面的边缘形态。

要点：颊侧牙尖嵴的长度、高度及牙尖斜度要协调。不得改变牙尖斜度、𬌗缘形态、固有𬌗面形态、颊沟的位置。仔细观察牙尖嵴，充分表现其凹凸效果。

6. 形成牙根

方法：参照图 5 - 264，用雕刻刀先形成近远中面牙根轴面外形最突处连线形态，然后再形成内侧分根。

要点：必须先修整近远中根外缘，再修整分根。参照根冠分界线及其舌面中轴，确定分根的位置及其协调感。需正确表现牙根的凹凸形态。

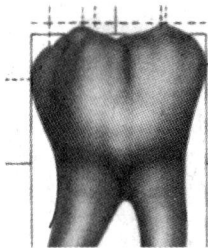

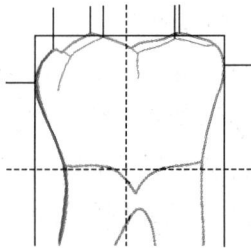

图 5-264　颊面的牙根　　　图 5-265　近中面外形最突处连线的位置及其走向

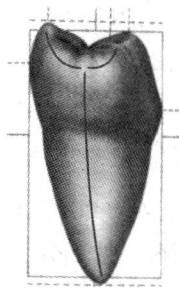

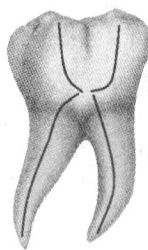

（六）近中面成形

近中成形的操作范围包括：近中根的颊侧外形突度、舌面上的近中外形最突处连线的形态、近中面的轴面外形最突处连线、近中面上牙冠和牙根的凹陷、近舌轴面角、近颊轴面角。

1. 形成近中面外形最突处连线

方法：参照图 5-265，用小雕刻刀修整近中面外形最突处连线。再参照图 5-266，用小雕刻刀形成牙冠近中面和近中根上的凹陷。

要点：近中面最突处连线需与图形一致。通过正确、适度的凹陷，衬托近中面外形最突处连线。凹陷不宜过深。

2. 形成舌面上的近中外形最突处连线

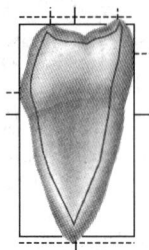

图 5-266　近中面外形最突处连线　　　图 5-267　颊侧近远中外形最突处连线

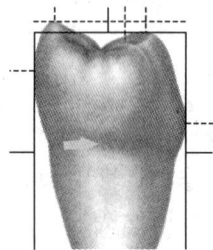

方法：参照图 5-266，用小雕刻刀修整舌面上的近中外形最突处连线的形态，特别是𬌗缘形态，顺势形成近舌轴面角。

要求：需与近中线图的舌面外形最突处连线一致。舌侧𬌗缘为弧线。注意近舌轴面角的衔接形态。

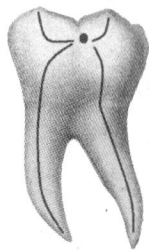

图 5-268　舌侧近远中外形最突处连线　　　图 5-269　远中面的凹陷

（七）远中成形

远中成形操作包括：远中根的颊侧外形突度、远中面的轴面外形最突处连线、舌面上的的远中外形最突处连线的形态、远中面牙冠和牙根的凹陷、远舌轴面角、远颊轴面角。

1. 形成远中面外形最突处连线

方法：参照图 5 - 265、266、267，同小雕刻刀形成远中面及远颊轴面角、远舌轴面角。参照图 5 - 269，用小雕刻刀形成远中面牙冠和远中根上的凹陷。

要点：需与图形上的远中面最突出处连线一致，。通过正确、适度的凹陷，衬托远中面外形最突处连线。

2. 形成舌面上的远中外形最突处连线

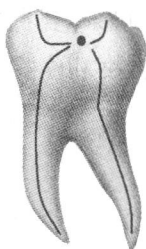

图 5 - 270　舌面近远中外形最突处连线　　图 5 - 271　斜边

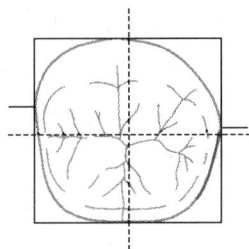

方法：参照图 5 - 270，用小雕刻刀修整舌面上的远中外形最突处连线的形态，特别是龆缘形态。参照龆面线图，用小雕刻刀顺势形成远舌轴面角。

要求：需与远中面线图的舌侧外形最突处连线一致。舌侧龆缘为弧线。注意近舌轴面角的衔接形态。

3. 形成斜边

方法：参照图 5 - 271，用小雕刻刀在龆面观远中邻接点后方形成斜边，并与远中舌尖的轴面外形最突处连线及远中面流畅衔接。再次检查远颊及远舌轴面角的协调性。

要点：注意斜边的长度、斜度。不得切除远中邻接点。需与远颊及远舌轴面角流畅衔接。

（八）舌面成形

舌侧成形操作范围包括：舌沟成形、舌侧轴面外形最突处连线的成形、舌侧所有牙尖嵴、舌侧近远中根的分根形态。

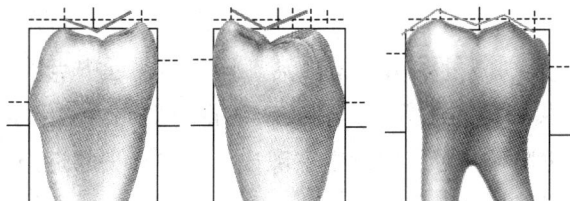

图 5 - 272　舌侧牙尖斜度　　　　　图 5 - 273　近远中边缘嵴高度

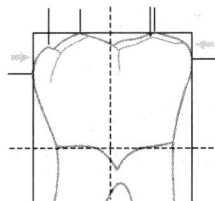

1. 形成舌侧牙尖斜度

方法：参照图5－272，方法同颊侧牙尖斜度。

要点：同颊侧牙尖斜度。

2. 形成牙根

方法和要求：同近远中颊根成形。

（九）𬌗面成形

1. 确定近远中边缘嵴的高度

方法：参照图5－273，描记近远中边缘嵴的高度，用小雕刻刀沿该线去除过剩部分。在视觉上取𬌗面观浮雕图边缘嵴处最亮处厚度的中段，在石膏牙上描绘近远中边缘嵴的突出部。

要点：测量线图上近远中邻接点距边缘嵴的位置，将其转移到石膏牙上。近远中边缘嵴呈弧线形式，不是直线形式存在。近远中边缘嵴的高度和位置应与近远中线图一致。近𬌗轴面角为锐角，远𬌗轴面角是钝角。近中边缘嵴长，远中边缘嵴短。

2. 确定三角嵴的走向

方法：参照图5－274仔细核对邻面观各个牙尖的斜度。如牙尖斜度过小，用铅笔描记后，再以小雕刻刀去除。

要点：各个牙尖斜度与线图的近远中面、颊面、舌面观一致。

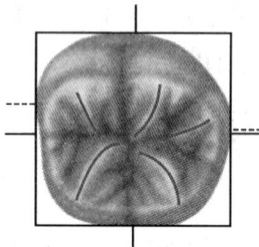

图5－274 三角嵴的走向　　图5－275 窝的位置及其深度　　图5－276 副沟的位置及其走向

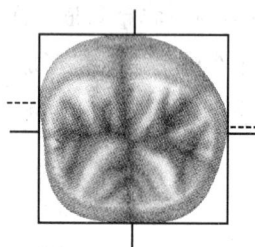

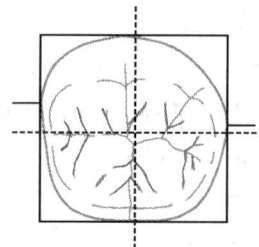

3. 确定牙尖斜度

方法：参照四个轴面的线图，核对各个牙尖的斜度。如牙尖斜度过小，用铅笔描记后，再以小雕刻刀去除。

要点：各个牙尖斜度与线图一致。

4. 窝的形成

方法：参照图5－275，用尺分别测量线图上中央窝、远中窝、近中点隙的位置，并将其标注在石膏牙上。如位置及其协调性无误，则按上述排序形成窝的深度。因中央窝、远中窝已与𬌗面上的斜面协调，此时应使近中点隙成为近中颊尖的近中内斜面、近中舌尖的近中内斜面、近中边缘嵴斜面的衔接点。

要点：中央窝的深度＞远中窝的深度＞近中点隙的深度。近中点隙和远中窝成形，将决定近远中边缘嵴的厚度；近中边缘嵴应有一定的厚度，但不能过厚；勿使近中边缘嵴的厚度过薄；远中边缘嵴的厚度大于近中边缘嵴。

5. 确定副沟的位置

方法：参照图 5-276，用纤细的铅笔记录副沟的位置、走向。经用牙形尺检查正确无误后，用小雕刻刀的刀尖轻轻刻入副沟。

要点：副三角嵴的两侧必然存在副沟。为确定副沟与三角嵴的协调性，先用铅笔在石膏牙上描绘三角嵴的走向，再用铅笔在石膏牙上描绘副沟的位置、走向为宜。需仔细检查石膏牙上副沟的位置、走向是否与线图一致；三角嵴、副三角嵴的位置形态是否协调。刻入副沟时，在目视能观察到副沟的前提下，宜浅不宜深，否则会不必要的加大牙尖斜度。

6. 形成三角嵴

方法：用小雕刻刀的刀刃沿副沟和三角嵴的走向线，形成带曲度的斜面。用勺修整三角嵴，可使其锐利，也能适度修改其走向。

要点：刀刃的作用是锐化三角嵴；勺的作用是钝化为主，在牙尖嵴上也能起到适度的锐化作用。雕刻主三角嵴时，不得加大牙尖斜度。

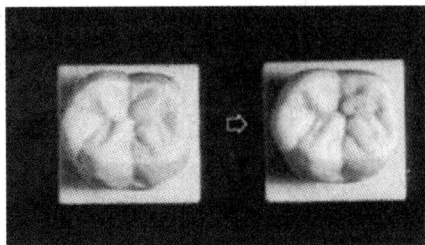

图 5-277　形成三角嵴

7. 形成副三角嵴

方法：用铅笔在石膏牙上描绘副三角嵴的走向。用勺沿该走向修整，所有副三角嵴需从高处走往低处，形成每个副三角嵴为两个带圆弧的斜面。

要点：所有副三角嵴的面积及其锐利度不得大于、等于三角嵴。副三角嵴应具备一定的宽度。必要时可删减某些不必要的副三角嵴。

8. 勾勒主沟

方法：用铅笔描绘主沟，并检查其协调性。主沟的起源均为中央窝。使小雕刻刀的刀刃朝颊侧或舌侧，用左手拇指推形成主沟。

要点：𬌗面上近中沟、远中沟、颊沟、远颊沟及舌沟的深度、粗细需保持一致。为防止牙尖斜度过大，应注意成形的力度，主沟不宜过深。主沟需以一条线的形式存在，不能有多条同时存在。勾勒主沟时，手指需做好指点。

9. 形成副沟

方法：副沟的起源为主沟。用纤细的刀尖轻轻勾勒副沟。靠近𬌗缘的一半用勺使之形成凹陷，并与𬌗缘（三角嵴、副三角嵴）流畅衔接。

要点：原则上副沟的长度不得超过靠近主沟一侧长度的一半，副沟从主沟起源后逐渐朦胧，在𬌗缘附近成为凹陷，需控制好形成副沟的成形力度。颊舌侧线图牙尖嵴上最高的部分为三角嵴，各个三角嵴两侧的突出部分为副三角嵴的起源处，凹陷为副沟在𬌗缘附近的终结处。需仔细检查石膏牙上副沟的位置、走向是否与线图一致；检查三角嵴、副三角嵴的位置形态是否协调。刻入副沟时，在目视能观察到副沟的前提下，宜浅不宜深。

10. 殆面的润饰

与实训三等倍大右上颌第一前磨牙石膏牙雕刻技术相同。

（十）作品提交的准备

与实训一等倍大右上颌中切牙石膏牙雕刻技术相同。

五、注意事项

与实训一等倍大右上颌中切牙石膏牙雕刻技术相同。

六、思考题

1. 雕刻放大 3 倍与雕刻等倍大的下颌第一磨牙在雕刻手法和步骤上有什么区别？

2. 在进行四个轴面雕刻时有哪些要点需要注意？

3. 如何表现远颊尖的协调性？

第六章

可塑材料牙体形态雕刻技术

第一节 蜡牙冠雕刻技术

一、概述

在口腔修复工艺技术中常用的可塑材料牙体形态雕刻技术大致分为二种，即蜡牙雕刻技术和滴蜡塑形技术。蜡牙冠雕刻技术是指口腔技术人员根据牙齿的外形解剖特点，按一定程序切除多余的蜡块，从而恢复缺失牙形态和生理功能的方法。蜡牙冠雕刻技术是口腔技术人员最重要的基本功之一。

二、基本要求

首先要求我们认真观察牙齿的解剖特性。抓住其形态特点，在心中塑造一相应的三维形态，找到关键性的点、线、面及它们之间的有机连接、空间关系。其次要选择一些专用工具、蜡材、加热器及其他一些辅助材料。

1. 雕刻工具　切削刀、各种型号的雕刻刀、红蓝铅笔、煤气灯或酒精灯、棉花等。

2. 雕刻材料　常用蜡片，石膏模型。

3. 雕刻训练　将红蜡片用酒精灯加热到变软后折叠融合成长方体块，待冷却后用雕刻刀在蜡块的各面均画上牙各面的外形。然后用切削刀将外形线外多余的蜡体切下并用刮刀刮平滑，再用雕刻刀将蜡牙各面相交棱角修整圆钝。最后用雕刻刀仔细雕刻出牙体的尖、嵴、沟、窝、隙、缘等特征，操作刀雕刻时应注意做好支点。

4. 操作过程　根据石膏牙列模型上缺失牙的大小，用红蜡片在酒精灯上分区加热折叠成相应大小的蜡块（注意各层间要充分融合），然后按压在石膏牙列模型的缺牙区。并趁蜡块处于软态时用对颌模按牙尖交错位进行咬合。初步确认咬合关系，等蜡块冷却到常温后可进行牙体形态的雕刻。

实训一 左上颌中切牙蜡牙冠雕刻技术

一、目的要求

1. 通过左上中切牙蜡牙冠的雕刻，掌握上颌中切牙牙冠的解剖形态。
2. 掌握上颌中切牙蜡牙冠的雕刻方法和步骤。
3. 熟悉基托蜡的性能及使用方法。

二、实训内容

1. 练习雕刻蜡牙的基本方法。
2. 练习雕刻左上颌中切牙的蜡牙冠。

三、实训器材

全口 1:1 石膏牙列模型、基托蜡、切削刀、雕刻刀、酒精灯、红蓝铅笔、棉花等。

四、方法和步骤

1. 检查石膏牙列模型的完整性，取牙尖交错位，用红蓝铅笔分别在上、下颌石膏模型的中线、尖牙、第二磨牙处画纵形的咬合标志线。以便在操作过程中随时检查咬合关系（图 6 - 1）。

2. 用切削刀将模型左上中切牙的牙冠刻去（注意不要损伤邻牙），并做修整，使其形成比较自然的缺牙形态，中央略凹（图 6 - 2）。

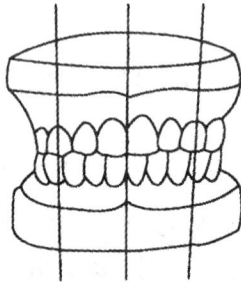

图 6 - 1 画咬合标志线   图 6 - 2 模型准备

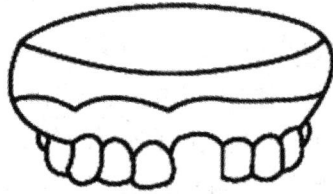

3. 取约 15mm×80mm 的基托蜡条，在酒精灯上均匀烤软，捏成适当的形状插入缺隙区。趁蜡尚软时，按模型上牙尖交错位关系的咬合标记，将上下模型对准咬紧。待蜡冷却后打开上下颌模型，用雕刻刀修去唇、舌面多余的蜡，并将蜡刀烤热后插入蜡型基底部和邻接点区域，使该处与模型能够密切贴合。

4. 确定冠长、冠宽、冠厚及楔状隙和邻间隙：以缺隙的近远中径为界，修去多余的蜡，定出冠宽；再以对侧的同名牙唇、舌面最突出点为界，削去多余的蜡，定出冠厚；以邻牙切缘水平为界，削去切缘以外多余的蜡，定出冠长。然后用雕刻刀初步形成楔状隙和邻间隙（图 6 - 3）。

5. 初步雕刻蜡牙冠形态：根据上下中切牙咬合关系定出的位置，结合雕刻石膏的方法，初步雕刻牙冠的唇舌面、切缘，形成蜡牙冠形态（图 6 - 4）。

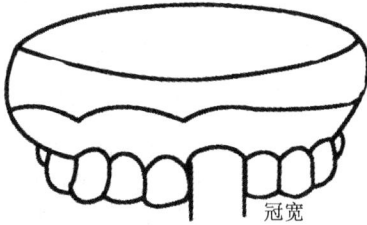

图 6 - 3　确定冠宽

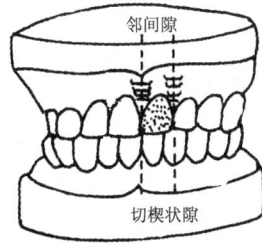

图 6 - 4　形成楔状隙和邻间隙

6. 完成蜡牙的雕塑：细致雕塑出牙冠形态，要求与对侧的同名牙、邻牙的位置、形态相协调，颈缘线的位置与前后邻牙相一致。经仔细检查合乎要求后，用酒精灯抛光牙冠表面，或用棉花擦光。

五、注意事项

1. 用切削刀将模型左上中切牙的牙冠时注意不要损伤邻牙。

2. 左上中切牙的牙冠去除后，该处的龈缘形态也应一并去除，因为牙齿缺失后龈缘自然也消失了。

3. 蜡牙冠在牙弓内的位置、形态应与对侧的同名牙、邻牙相协调。

4. 蜡牙冠完成后用酒精喷灯吹光时，火焰不能太靠近蜡牙冠否则将会因为过高的温度而导致蜡牙冠的融化。

六、思考题

蜡牙冠雕刻中应注意的事项有哪些?

实训二　右下颌第一磨牙蜡牙冠雕刻技术

一、目的要求

1. 通过右下颌第一磨牙蜡牙冠雕刻，掌握下颌第一磨牙牙冠的解剖形态。

2. 掌握下颌第一磨牙蜡牙冠的雕刻方法和步骤。

3. 进一步熟悉基托蜡的性能及其使用方法。

4. 进一步熟悉雕刻刀等器材的使用方法和注意事项。

二、实训内容

1. 掌握雕刻蜡牙的基本方法。

2. 雕刻右下颌第一磨牙的蜡牙冠。

三、实训器材

全口1:1石膏牙列模型、基托蜡、切削刀、雕刻刀、酒精灯、红蓝铅笔、棉花等。

四、方法和步骤

（一）石膏牙列模型的准备

1. 石膏牙列模型的准备 检查牙膏牙列模型的完整性，取牙尖交错位，用红蓝铅笔分别在上、下颌石膏模型的中线、尖牙、第二磨牙处画咬合标志线。以便在操作过程中随时检查咬合关系。必要时可上牙合架（图6-5）。

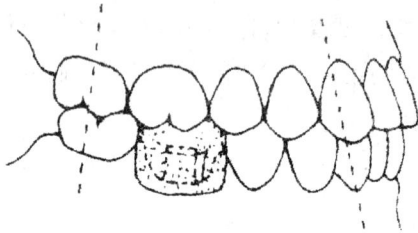

图6-5 画咬合标志线

2. 削去右下颌第一磨牙颊、舌面部分模型石膏 将石膏模型浸水，用雕刻刀沿右下颌第一磨牙的牙颈线垂直延伸0.5mm~1.0mm（图6-6），再用切削刀或雕刻刀削去该牙的颊、舌面1/3石膏，保留中1/3部分。

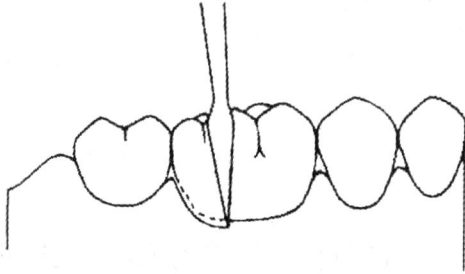

图6-6 牙颈线延伸

3. 削去右下颌第一磨牙近、远中面部分模型石膏 分别削去右下颌第一磨牙近、远中面1/3石膏，保留中1/3部分。注意不要磨损两侧邻牙接触区，颊、舌面及两邻面形成的颈部断面要与龈缘平齐。

4. 削去牙𬌗面部分模型石膏 从冠长的1/2处至𬌗面石膏削去。

5. 完成模型的准备 最终使右下颌第一磨牙剩余部分，为一居中的长方体固位桩，要求剩余部分的相对应轴面彼此平行，各轴面的轴面线角及轴𬌗线角圆钝并且无倒凹。

（二）用基托蜡雕刻冠部形态

1. **安插蜡块**　取约15mm×80mm的基托蜡条，在酒精灯上加热变软，捏成适当的形状插入缺隙内，使之与固位桩颈部断面及邻牙密切接触。

2. **作牙尖交错位咬合**　趁蜡尚软，对准模型上标志线作牙尖交错位的咬合（图6-5）。

3. **确定冠宽、冠厚、颊舌楔状隙、冠长及𬌗楔状隙和邻间隙**　方法与左上中切牙雕刻相同。

4. **确定牙尖交错位时的咬合标志**　根据牙尖交错位咬合时的标志，并参照对侧上、下第一磨牙咬合的关系，定出右下颌牙第一磨牙的近中颊尖、远中颊尖、远中尖、近中舌尖、远中舌尖和颊沟、远颊沟及舌沟的位置。右下颌第一磨牙的牙𬌗面（相当于右上颌第一磨牙的近中舌尖）可见位居中央的较大凹陷为中央窝（远中窝）；右上颌第一磨牙的近中颊尖、远中颊尖相对应的为右下颌第一磨牙的颊沟及远颊沟；右上颌第一磨牙的近中𬌗外展隙、颊沟和远中𬌗外展隙，相对应的分别为右下颌第一磨牙的近中颊尖、远中颊尖、远中尖。这样初步可以确定右下颌第一磨牙𬌗面的尖、沟、窝、嵴等解剖标志。

5. **初步雕刻右下颌第一磨牙的颊舌面**　根据所确定的位置雕刻颊舌面的颊舌沟、外形高点等，修出大致形态。

6. **初步雕塑𬌗面形态**　根据确定的位置雕刻颊舌尖形态，𬌗面窝沟点隙的形态。

7. **修整邻面**　初步形成蜡牙冠形态后，取下蜡牙冠雕刻邻面，将两侧石膏牙接触区以下部分修整完成，暴露其邻面并形成倒凹，再插回蜡牙冠，检查邻间隙的形状。

8. **完成雕刻**　细致雕刻牙冠形态，使其与对颌牙有适当的接触，有适当的颊、舌、𬌗楔状隙，与邻牙接触密合，颈曲线与邻牙相协调，经仔细检查符合要求后，用酒精喷灯吹光蜡牙冠表面，或用棉花擦光表面。

五、注意事项

1. 雕刻后的蜡牙各面应圆钝光滑，各轴面应相互平行或略内聚。
2. 蜡牙冠在牙弓内的位置应与对侧的同名牙、邻牙相协调。
3. 蜡牙冠完成后用酒精喷灯吹光时，火焰不能太靠近蜡牙冠否则将会因为过高的温度而导致蜡牙冠的融化。

六、思考题

如何确定正确的咬合关系？

第二节　滴蜡塑形技术

一、概述

滴蜡塑形技术是指口腔技术人员根据牙的外形将熔蜡逐渐按一定顺序滴到模型上牙体缺失的位置以恢复该牙的正确解剖形态的方法。蜡牙雕刻技术通常用于技工室的训练；而滴蜡塑形技术多用于临床实验室操作。

二、基本要求

（一）工具的选择

一个或多个头部大小和角度不同的滴蜡器（图6-7）、小雕刻刀、软毛刷、两脚规或卡尺、煤气灯或酒精灯或能控温的浸蜡器（图6-8）等。

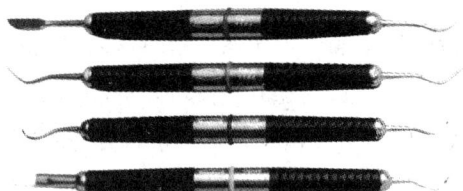

图6-7　滴蜡器

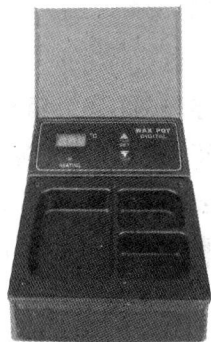

图6-8　数控浸蜡器

（二）蜡与分离剂的选择

通常采用红蜡片或者铸造蜡来制作。对于滴蜡塑形技术来说采用熔点较高又较韧的优质硬蜡效果比常用蜡好。分离剂应选用内冠用的稀薄液体状分离剂，使石膏和蜡隔离开，而且能保障蜡冠的精确度。

（三）堆蜡温度的控制及基本训练

1. 堆蜡温度的控制

首先用酒精灯加热滴蜡器头部的1/2，迅速蘸取少量蜡，然后再放到火焰处加热，以获得"准确的温度"。所谓"准确的温度"即：蜡在滴蜡器尖端形成小蜡滴，当滴蜡器尖端的小蜡滴接触到待滴点时，蜡可以流下去而且当滴蜡器尖端移动时，蜡滴还会被适当拉伸变形。如果蜡太热，会不受控制地从滴蜡器上流掉；如果蜡太凉，则它根

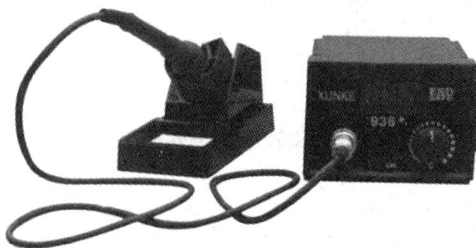

图6-9　电子滴蜡器

本不会滴下去。如果利用带温控的电子滴蜡器（图6-9）来控制所需的温度就方便操作了。

2. 基本训练

（1）图形训练：将滴蜡器在火焰上加热，蘸上适量的铸造蜡，在纸板或玻璃板上滴蜡成三角形、圆形、曲线等图形，以便在牙模上作各种缘、沟、嵴的形态。

（2）直立堆练习：将滴蜡器放在火焰上加热，蘸上适量的铸造蜡，然后将滴蜡器竖直，使蜡液缓缓地往尖端流成水滴状，此时立刻置于纸板或者玻璃板上，同时在蜡凝固前轻轻作小圆圈提升运动，形成类似于牙尖的锥体形蜡堆。

（四）制作过程

在已经修正好的代模（最好做成可摘代模）上用不含石墨的特殊铅笔画出牙体解剖颈缘的位置（图6-10-a），再在工作代模上涂布表面封闭硬化剂来增加代模强度（图6-10-b），待干后再涂布金、银色间隙保持剂（图6-10-c）。应注意表面间隙保持剂需涂布于颈缘上方1mm处，以保证将来修复冠的边缘密合性。晾干后用工作毛刷蘸取适量的分离剂，将整个代模（包括颈缘以下部位和相邻相对的牙齿）薄薄地涂上，以达到分离的作用。最后在滴蜡前先进行内层蜡制作，而后进行滴蜡成型牙齿。

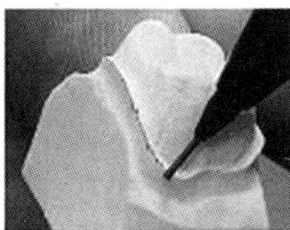
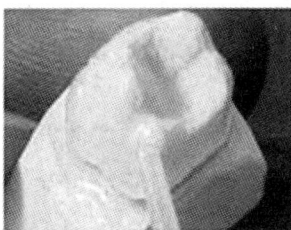
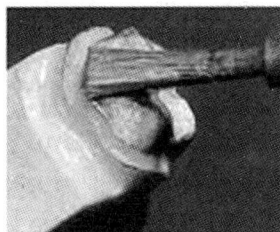

图6-10-a　勾画颈缘线　　　图6-10-b涂布硬化剂　　　图6-10-c涂布间隙保持剂

实训一　右上颌中切牙滴蜡塑形技术

一、目的要求

1. 通过右上颌中切牙滴蜡塑形，进一步掌握右上颌中切牙的解剖形态。
2. 熟悉上颌中切牙滴蜡塑形的方法和步骤。
3. 熟悉各类塑形工具的使用方法。
4. 了解铸造蜡的性能及使用方法。

二、实训内容

1. 练习滴蜡塑形的基本方法
2. 练习右上中切牙滴蜡塑形

三、实训器材

完整的石膏牙模型一副、铸造蜡、红蓝铅笔、酒精灯、小雕刻刀、蜡成型器、封闭硬化剂、间隙保持剂、棉花、手术刀片等。

四、滴蜡塑形右上颌中切牙的方法和步骤

(一) 检查工作模，并画出咬合标志线

与上颌中切牙蜡牙冠雕刻技术中检查工作模画出标志线相同。

(二) 牙体预备

1. **切斜面预备**　用铅笔在右上中切牙切缘上方约 1.5 mm ~ 2mm 处画一条标志线，用雕刻刀沿标志线去除石膏牙体组织。并将切端刻成与牙体长轴呈45°的舌斜面。

2. **邻面预备**　自切端向龈端方向去除牙体组织约 1.9 mm ~ 2.3mm，2个邻面轴壁方向相互平行或向切端聚合2° ~ 5°。

3. **唇面预备**　均匀刻去唇面 1.2mm ~ 1.5mm 石膏牙体组织。

4. **舌面预备**　沿舌面解剖外型均匀刻去舌面 1.2mm ~ 1.5mm 石膏牙体组织。

5. **肩台预备**　用雕刻刀往龈下 0.5mm 处将唇、邻、舌面的牙颈部预备成宽度约 1mm 的90°肩台。

(三) 涂布封闭硬化剂与分离剂

在已预备的右上颌中切牙牙体上用不含石墨的特殊铅笔画出牙体颈缘的位置，然后涂布表面封闭硬化剂来增加代模强度，待干后再涂布金、银色间隙保持剂。应注意表面间隙保持剂需均匀涂布于颈缘上方1mm处，以保证将来修复冠的边缘密合性。晾干后用毛刷蘸取适量的分离剂，将整个代模（包括颈缘以下部位和相邻相对的牙齿）薄薄地涂上，以达到分离的作用。

(四) 滴蜡塑形

1. **舌面**　根据对侧同名牙与对颌牙的咬合关系，将加热熔化的铸造蜡逐渐加在舌面。通常堆积厚度约 0.3mm ~ 0.5mm 左右。然后在近、远中边缘嵴、舌隆突部位滴蜡，形成舌面形态（图 6 - 11）。

2. **切缘**　根据对侧同名牙切缘高度与方向自切斜面形成切嵴。滴蜡时可先在切缘中点和两切角加蜡定位，再把三点连接成型（图 6 - 12）。

3. **邻面**　根据右上中切牙邻面特点用蜡建立近、远中邻面形态，并注意接触点的位置，要与邻牙形成良好的邻间隙。

4. **唇面**　用蜡按唇面外形用滴蜡法加出唇面形态，形成二条浅型的 V 字型纵向发育浅沟和颈嵴上几条横形釉质浅沟纹。修整近中切角成直角，远中切角成钝角。

5. **修整**　修整切嵴、边缘嵴、舌隆突、唇面之间的轮廓过渡，使其具有良好的延续性。

6. **颈缘**　用蜡刀沿牙冠颈缘将已形成的蜡形颈部刻切去 1 mm ~ 2 mm，再重新加

蜡液充满颈部，长 0.5 mm ~ 1 mm，待蜡冷却后用蜡刀修去多余部分，进行修整，注意与前后邻牙的协调一致关系。

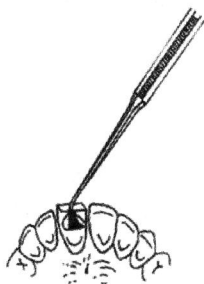

图 6 - 11　滴出舌面形态　　　　　图 6 - 12　加出切嵴

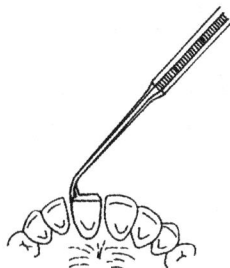

7. 修整完成　参照对侧同名牙的形态特点，反复检查修整，使之完全符合该牙的解剖特点，并与对颌石膏模型的咬合关系紧密，无咬合高点，近远中邻接点位置正确。取出蜡型检查各面是否光滑、是否与牙体组织密合。最后完成各面的解剖外形。

五、注意事项

1. 实验前，应按照实验步骤结合图谱熟悉实验内容。

2. 在教师的指导下学会正确使用雕刻器械加蜡、堆蜡、修整蜡型的方法，做好支点。

3. 蜡成形器使用时应注意用力的大小方向，以免在修形时造成蜡型移动、变形、脱落。

4. 蜡成形器的温度不可过高。从模型上取下蜡型时不可用力过大以防止蜡型变形。

5. 应按就位道相反方向取出蜡型，以避免蜡型折断。

6. 蜡牙冠完成后用酒精灯吹光时，火焰不能太靠近蜡牙冠否则将会因为过高的温度而导致蜡牙冠的融化。

7. 完成后的牙冠形态应与前后邻牙、对侧同名牙相协调，与对𬌗牙无咬合高点。

六、思考题：

1. 简述上颌中切牙滴蜡塑形的方法。

2. 简述上颌中切牙的牙体解剖特征。

实训二　右上颌第一前磨牙𬌗 1/3 滴蜡塑形技术

一、目的要求

1. 通过右上颌第一前磨牙滴蜡塑形，进一步掌握右上颌第一前磨牙的解剖形态。

2. 熟悉上颌第一前磨牙𬌗面滴蜡塑形的方法和步骤。

3. 熟悉蜡的性能及使用方法。

4. 熟悉各类塑形工具的使用方法。

二、实训内容：

1. 练习滴蜡塑形的基本方法

2. 练习右上颌第一前磨牙𬌗 1/3 滴蜡塑形

三、实训器材

同本章第二节实训一。

四、滴蜡塑形右上颌第一前磨牙𬌗 1/3 的方法和步骤

（一）检查工作模画咬合标志线

确定工作模的完整性后，将模型上𬌗架，在牙尖交错位时，用红蓝铅笔分别在上下颌石膏模型的中线、尖牙、第二磨近中颊尖牙处画咬合标志线。以便在操作过程中随时检查咬合关系。

（二）牙体预备

用铅笔在右上第一前磨牙𬌗面上方约 1.5 mm～2mm 处画一条横行标志线，用雕刻刀沿标志线去除石膏牙体组织。

（三）滴蜡塑形

1. **滴塑牙尖**　在所定的牙尖位置处，用蜡直立堆法分别堆出类似圆锥体形的颊尖和舌尖。用对颌模确定牙尖高度和位置（图 6－13）。

2. **加出三角嵴**　在𬌗面分别从颊、舌尖顶端到中央发育沟形成颊尖三角嵴和舌尖三角嵴。注意两个三角嵴的高度、方向和解剖形态，牙尖斜度与邻牙相协调与对𬌗牙相宜（图 6－14）。

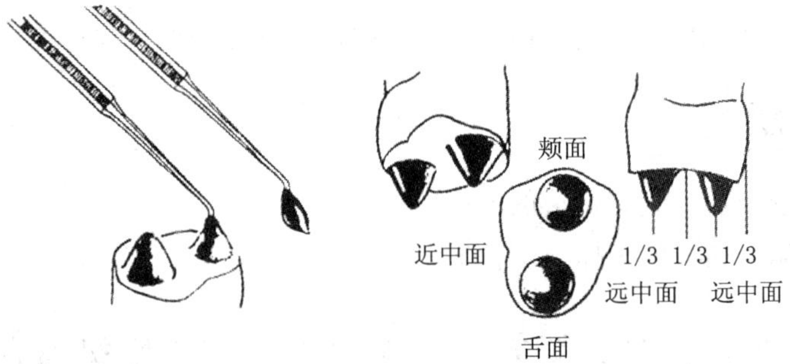

图 6－13　滴塑出锥体形牙尖

3. **加出边缘嵴**　在所确定的边缘嵴位置上，由颊尖近中边缘开始堆加蜡，然后依次堆加近中、舌侧、远中边缘嵴（图 6－15、图 6－16）。参照同名牙形态修整边缘嵴。

4. **形成窝沟**　用滴蜡器加热蘸上适量蜡，让蜡液滴流到窝沟正确位置。在中央部

分形成中央窝。窝中底部为中央沟，中央沟向近中、远中有近中沟、远中沟。沟的近、远中有点隙（图6－17）。

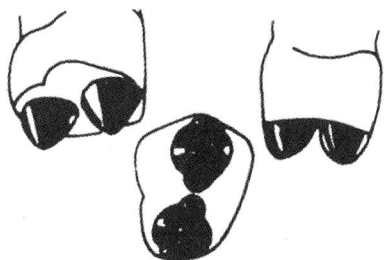

图6－14　滴塑出三角嵴　　　　　图6－15　滴塑出近远中牙尖嵴

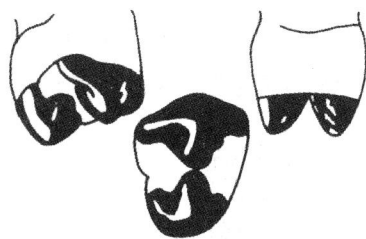

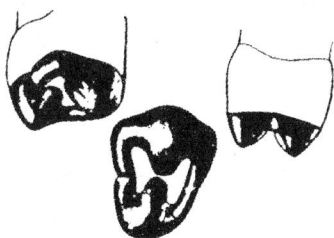

图6－16　滴塑出边缘嵴　　　　图6－17　形成窝与沟

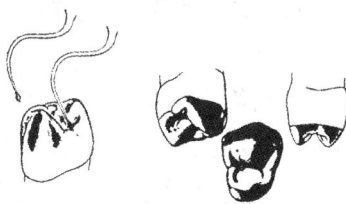

5. 完成蜡型　用蜡成型器根据颊面、舌面、近中面、远中面的解剖特征，参照同名牙完成外形雕刻。

五、注意事项

除前一实训中已提及的注意事项外，还要注意：

1. 在纸板上反复练习用蜡堆塑的方法，形成牙尖、三角嵴、边缘嵴的步骤。熟练后再在石膏牙模型上操作。

2. 𬌗面形态雕塑完成后应注意近中窝和远中窝的深浅有差异。

六、思考题

1. 上颌第一前磨牙的牙体特征。

2. 上颌第一前磨牙与其他后牙的牙体特征的区别。

实训三　右上颌第一磨牙滴蜡塑形技术

一、目的要求

1. 通过右上颌第一磨牙滴蜡塑形，进一步掌握第一磨牙的解剖形态。

2. 熟悉磨牙冠滴蜡塑形的方法，

3. 掌握各种蜡型材料的性能、使用方法及注意事项。

4. 掌握各类塑形工具的使用方法。

二、实训内容

1. 掌握滴蜡塑形的基本方法。

2. 掌握右上颌第一磨牙滴蜡塑形。

三、实训器材

同本章第二节实训一。

四、滴蜡塑型右上颌第一磨牙的方法和步骤：

（一）检查工作模画咬合标志线

同本章第二节实训二。

（二）牙体预备

1. **骀面预备** 用铅笔在右上第一磨牙骀面上方约 1.5 mm～2mm 处画一条横行标志线，用雕刻刀沿标志线去除石膏牙体组织。

2. **邻面预备** 自骀面向龈端方向去除牙体组织约 1.9 mm～2.3mm，使各邻面轴壁方向相互平行或向切端聚合 2°～5°。

3. **颊面预备** 均匀刻去颊面 1.2 mm～1.5mm 石膏牙体组织。

4. **舌面预备** 沿舌面解剖外型均匀刻去 1.2 mm～1.5mm 石膏牙体组织。

5. **肩台预备** 用雕刻刀往龈下 0.5mm 处将颊、邻、舌面牙颈部预备成宽度约 1mm 的 90°肩台。

（三）涂布封闭硬化剂与分离剂

在已经进行牙体预备的右上颌第一磨牙的各面、邻牙的邻接面及对颌牙的骀面上按滴蜡塑形右上中切牙相同的方法涂布封闭硬化剂与分离剂。

（四）滴蜡塑形

把已牙备的代模用浸蜡法或用滴蜡法均匀地加蜡，形成内层蜡冠，通常厚度约为 0.3 mm～0.5mm（图 6－18）。

1. **滴塑牙尖** 在已确定的牙尖位置上，用专用蜡直立法堆高牙尖，形似圆锥体，分别按近中颊尖、远中颊尖、近中舌尖、远中舌尖滴堆，堆完后用对颌模型确定牙尖咬合高度与平衡性。添加或修整多余部分完成牙尖的形态（图 6－19）。

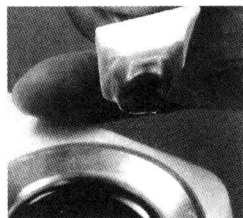

图 6－18 形成内层蜡冠

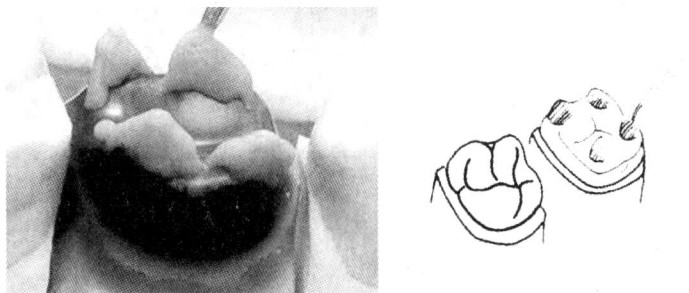

图 6 – 19　滴塑牙尖

2. 加出边缘嵴和颊舌面轴嵴　边缘嵴的形成类似双尖牙的形成方法，沿所确定的边缘嵴的位置，从近中颊尖的近中边缘嵴开始，按近中边缘、舌侧边缘、远中边缘、远中颊侧边缘加蜡，再参考同名牙边缘嵴特点修正完成其外形（图 6 – 20）。在颊、舌面分别加出颊侧和舌侧的轴嵴。注意与牙齿长轴平行度。

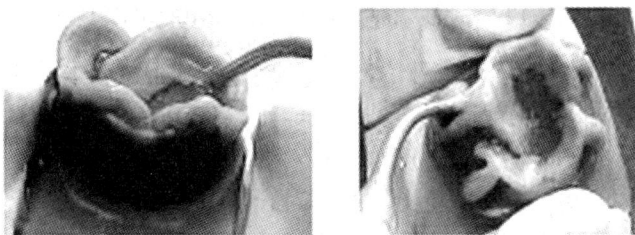

图 6 – 20　加出边缘嵴和轴嵴

3. 形成轴面　采用铸造蜡从颊轴线角、舌轴线角、近远中边缘嵴添加蜡，然后形成轴面和邻面（图 6 – 21），以达到恢复与邻牙协调的外形突度和邻接关系，修整外形及颈缘。要求颊面的外形高点在颈 1/3 处，舌面的外形高点在中 1/3 处。

4. 加出三角嵴　按同名牙颊尖三角嵴的高度、方向和解剖外形，结合已形成的牙尖、边缘嵴，从尖顶开始沿三角嵴方向和位置向窝的方向滴蜡，形成三角嵴。添加或修整多余部分。完成三角嵴和斜嵴的形态（图 6 – 22）。

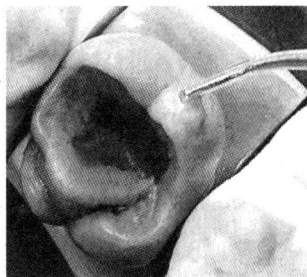

图 6 – 21　形成轴面

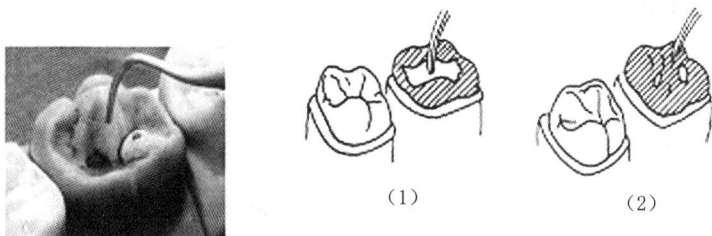

（1）　　　　　　　（2）

图 6 – 22　形成三角嵴和斜嵴

5. 窝和沟的形成　用加热的滴蜡器蘸少量蜡，使其缓缓滴流到窝、沟的正确位置。形成近中窝和远中窝，参照同名牙窝、沟的方向，修整完成颊沟、远舌沟、近中沟和远中沟的外形完成沟的雕塑（图6－23）。

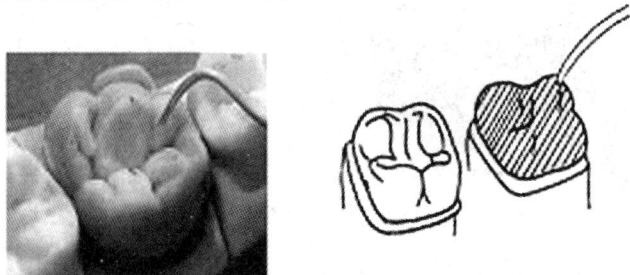

图6－23　形成窝与沟

6. 完成外型　参照同名牙的形态特点，完成各面的外形雕刻。使之完全符合该牙的解剖特点。

7. 颈缘修整　用蜡刀沿牙冠颈缘将已经形成蜡形颈部的蜡切去1mm左右。再重新加蜡液充满颈部，并延长0.5mm～1mm，待蜡冷却后用蜡刀去掉多余部分并整体修整合适（图6－24）。

8. 修整完成　参照对侧同名牙的形态特点，反复检查修整，使之完全符合该牙的解剖特点，并与对牙合石膏模型的咬合关系紧密，无咬合高点，近远中邻接点位置正确。取出蜡形检查各面是否光滑、是否与牙体组织密合。最后完成各面的外形雕刻，并吹光（图6－25）。

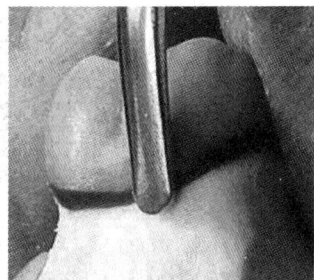

图6－24　颈缘修整

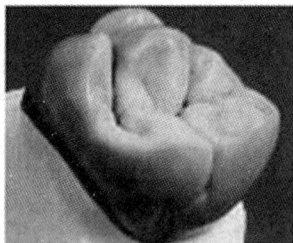

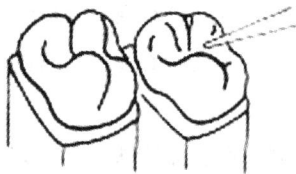

图6－25　修整完成

五、注意事项

同前一实训中的注意事项。

六、思考题

1. 上颌第一磨牙牙合面的斜嵴该如何塑形？应注意哪些？
2. 简述上颌第一磨牙牙合面四个牙尖的大小顺序。

实训四 左下颌第一磨牙滴蜡塑形技术

一、目的要求

1. 通过左下颌第一磨牙牙冠的滴蜡塑形，进一步掌握下颌第一磨牙牙冠的基本形态。

2. 掌握下颌第一磨牙牙冠 滴蜡塑形的步骤和方法。

3. 熟悉各类蜡型材料的性能、使用的方法及注意事项。

4. 掌握各类塑形工具的使用方法。

二、实训内容

1. 练习滴蜡塑形的基本方法

2. 练习左下颌第一磨牙滴蜡塑形

三、实训器材

同本章第二节实训一。

四、滴蜡塑形右下颌第一磨牙的方法和步骤

（一）检查工作模画咬合标志线

同本章第二节实训二。

（二）牙体预备

1. **𬌗面预备** 用铅笔在离右下第一磨牙𬌗面 1.5 mm～2mm 处画一条横行标志线，用雕刻刀沿标志线去除石膏牙体组织。

2. **邻面预备** 自𬌗面向龈端方向去除牙体组织约 1.9 mm～2.3mm，使各邻面轴壁方向相互平行或向切端聚合 2°～5°。

3. **颊面预备** 均匀刻去颊面 1.2 mm～1.5mm 石膏牙体组织。

4. **舌面预备** 沿舌面解剖外型均匀刻去 1.2mm～1.5mm 石膏牙体组织。

5. **肩台预备** 用雕刻刀往龈下 0.5mm 处将颊、邻、舌面牙颈部预备成宽度约 1mm 的 90°肩台。

（三）涂布封闭硬化剂与分离剂

同本章第二节实训二。

（四）滴蜡塑形

把已牙备的代模用浸蜡法或用滴蜡法均匀地加蜡，形成内层蜡冠，通常厚度约为 0.3 mm～0.5mm 。

1. **滴塑牙尖** 在已确定的牙尖位置处，用蜡堆高牙尖，其形状似圆锥体状形。堆

尖的顺序是近中颊尖→远中颊尖→远中尖→近中舌尖→远中舌尖。滴塑完后，检查位置、高度和牙尖大小是否合适，添加或修支多余的部分，形成牙尖形态，形成后的颊侧牙尖圆钝而低矮，舌侧牙尖尖锐而高长。

2. **加出边缘嵴和颊舌面轴嵴** 在所定边缘嵴位置上，由近中边缘→舌侧边缘→远中边缘→远中颊侧边缘，最终与起点汇合，参照对侧的同名牙边缘嵴形态修整完成外形。在颊、舌面分别加出颊面和舌面的轴嵴。注意与牙齿长轴平行度。

3. **形成轴面** 采用铸造蜡从颊轴线角、舌轴线角、近远中边缘嵴添加蜡，然后形成轴面，以达到恢复与邻牙协调的外形突度和邻接关系，修整外形及颈缘。要求颊面的外形高点在颈 1/3 处，舌面的外形高点在中 1/3 处。

4. **加出三角嵴** 参照对侧同名牙颊尖三角嵴的高度、方向和解剖外形，结合已形成的牙尖、边缘嵴，从牙尖顶开始沿所定三角嵴方向位置向窝的方向加蜡，形成三角嵴，添加或修去多余部分，完成三角嵴和斜嵴的形态。

5. **形成窝和沟** 用烧热的小雕刻刀蘸微量蜡，让其缓流到窝、沟的正确位置上，形成近中窝和远中窝，参照对侧同名牙窝及沟的走行方向，修整完成颊沟、舌沟、近中沟和远中沟的外形。注意雕刻完成后的窝的大小和深浅的差异。

6. **修整颈缘** 用蜡刀沿牙冠颈缘将已经形成蜡形颈部的蜡切去 1mm 左右。再重新加蜡液充满颈部，并延长 0.5 mm ~ 1mm，待蜡冷却后用蜡刀去掉多余部分并整体修整合适。

7. **修整完成** 参照对侧同名牙的形态特点，反复检查修整，使之完全符合该牙的解剖特点，并与对颌石膏模型的咬合关系紧密，无咬合高点，近远中邻接点位置正确。取出蜡型检查各面是否光滑、是否与牙体组织密合。最后完成各面的外形雕刻，并吹光。

五、注意事项

同本章第二节实训二。

六、思考题

1. 𬌗面滴蜡塑形中应注意的事项。
2. 如何确定每个牙尖的大小和位置?

（王　勇）

第七章

综 合 练 习

第一节 视 图 题

一、上颌中切牙牙体形态示意图（图7-1）

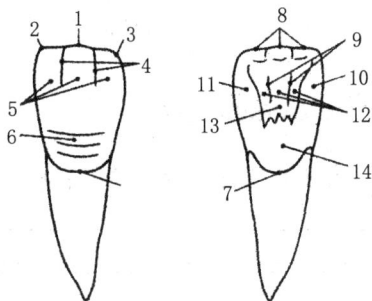

图7-1 上颌中切牙牙冠形态示意图

试写出上图所示的上颌中切牙牙体各部分的解剖名称，填入以下空格：

1. _____	2. _____	3. _____	4. _____	5. _____
6. _____	7. _____	8. _____	9. _____	10. _____
11. _____	12. _____	13. _____	14. _____	

二、上颌尖牙牙体形态示意图（图7-2）

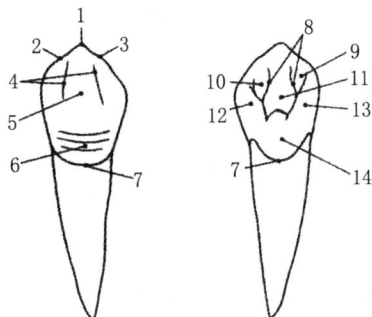

图7-2 上颌尖牙牙冠形态示意图

试写出上图所示的上颌尖牙牙体各部分的解剖名称，填入以下空格：

1. _____	2. _____	3. _____	4. _____	5. _____
6. _____	7. _____	8. _____	9. _____	10. _____
11. _____	12. _____	13. _____	14. _____	

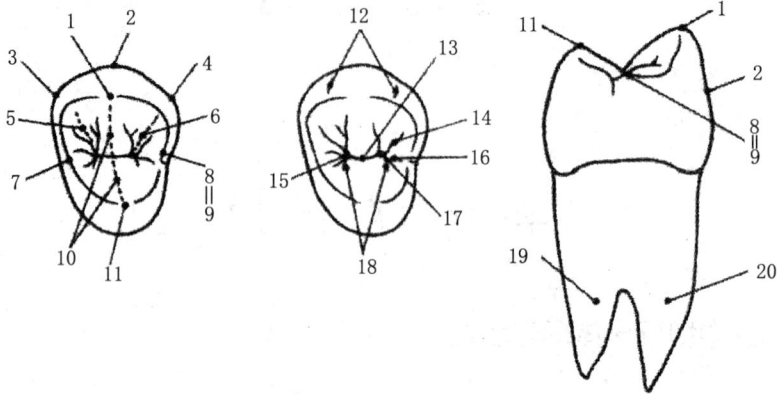

图7-3　上颌前磨牙牙体形态示意图

三、上颌前磨牙牙体形态示意图（图7-3）

试写出上图所示的上颌前磨牙牙体各部分的解剖名称，填入以下空格：

1. _____	2. _____	3. _____	4. _____	5. _____
6. _____	7. _____	8. _____	9. _____	10. _____
11. _____	12. _____	13. _____	14. _____	15. _____
16. _____	17. _____	18. _____	19. _____	20. _____

四、下颌前磨牙牙体形态示意图（图7-4）

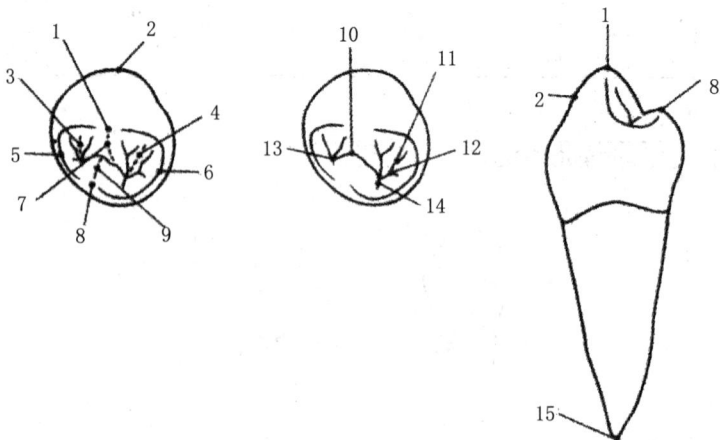

图7-4　下颌前磨牙牙体形态示意图

试写出上图所示的下颌前磨牙牙体各部分的解剖名称，填入以下空格：

1. ___	2. ___	3. ___	4. ___	5. ___
6. ___	7. ___	8. ___	9. ___	10. ___
11. ___	12. ___	13. ___	14. ___	15. ___

五、上颌第一磨牙牙体形态示意图（图7-5）

试写出上图所示的上颌第一磨牙牙体各部分的解剖名称，填入以下空格：

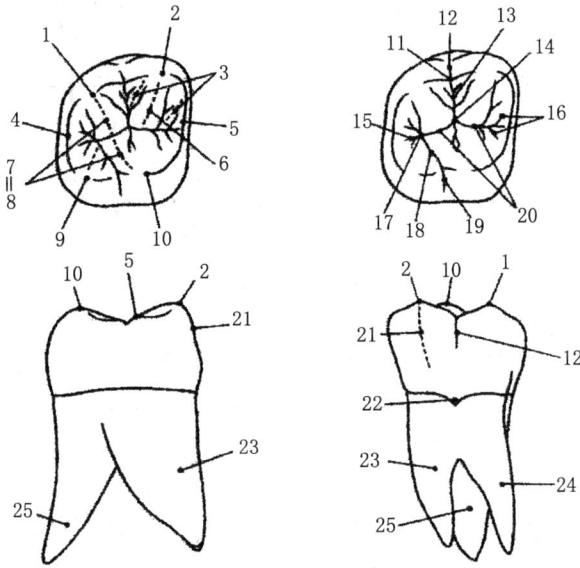

图7-5 上颌第一磨牙牙体形态示意图

1. ___	2. ___	3. ___	4. ___	5. ___
6. ___	7. ___	8. ___	9. ___	10. ___
11. ___	12. ___	13. ___	14. ___	15. ___
16. ___	17. ___	18. ___	19. ___	20. ___
21. ___	22. ___	23. ___	24. ___	

六、下颌第一磨牙牙体形态示意图（图7-6）

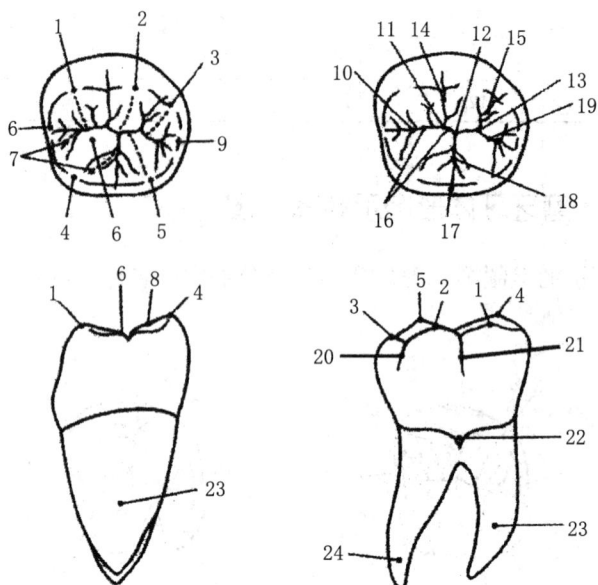

图7-6 下颌磨牙牙体形态示意图

试写出上图所示的下颌第一磨牙牙体各部分的解剖名称，填入以下空格：

1.	2.	3.	4.	5.
6.	7.	8.	9.	10.
11.	12.	13.	14.	15.
16.	17.	18.	19.	20.
21.	22.	23.	24.	

七、牙体形态测量示意图（图7-7、图7-8）

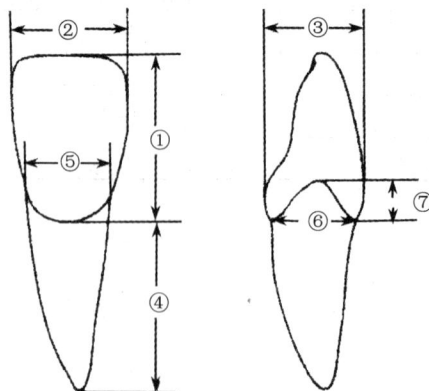

图7-7 牙体形态测量示意图一

（一）试写出上图牙体各部分测量的应用名词：

1. _____	2. _____	3. _____	4. _____
5. _____	6. _____	7. _____	

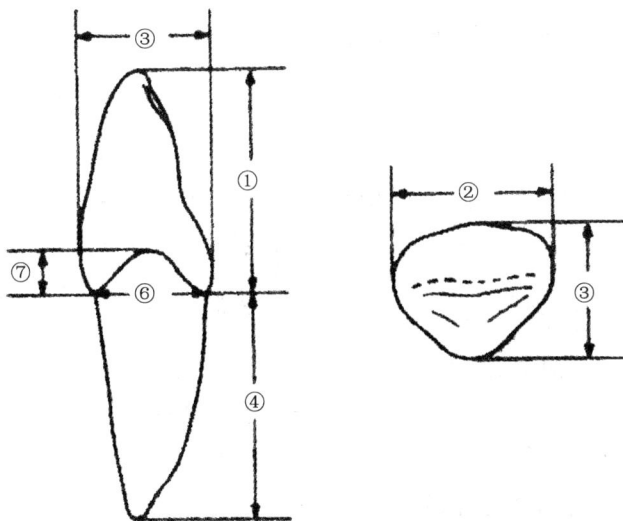

图 7 - 8　牙体形态测量示意图二

（二）试写出上图牙体各部分测量的数据（1:1）：

1. _____	2. _____	3. _____	4. _____
5. _____	6. _____	7. _____	

第二节　选择题

一、单项选择题（在下列备选答案中选择一个最佳选项）

1. 正常全部乳牙被恒牙替换的年龄在（　　　）

   A. 12 ~ 13 岁时　　　　　　　　B. 14 ~ 15 岁时

   C. 10 ~ 11 岁时　　　　　　　　D. 15 ~ 16 岁时

2. 牙冠的两斜面相交形成（　　　）

   A. 三角嵴　　　　　　　　　　　B. 牙尖

   C. 结节　　　　　　　　　　　　D. 窝

3. 相对的牙尖两三角嵴斜行连接形成（　　　）

   A. 边缘嵴　　　　　　　　　　　B. 三角嵴

   C. 横嵴　　　　　　　　　　　　D. 斜嵴

4. 牙冠表面的不规则凹陷称（　　　）

   A. fossa　　　　　　　　　　　　B. groove

C. pit   D. fissure

5. 下述牙体舌面窝较深的牙为（　　　）

  A. #41   B. #42

  C. #12   D. #11

6. 𬌗面似"田"字形的牙体最多见于（　　　）

  A. 6|6   B. 5|5

  C. 6|6   D. 7|7

7. 以下选项中最早出现在口腔内的恒牙为（　　　）

  A. 1|1   B. 2|2

  C. 3|3   D. 6|6

8. 下颌第一磨牙最小的牙尖为（　　　）

  A. 远中舌尖   B. 远中颊尖

  C. 近中颊尖   D. 远中尖

9. 上颌乳尖牙两个牙尖嵴比较时（　　　）

  A. 近中牙尖嵴长于远中牙尖嵴   B. 近中牙尖嵴短于远中牙尖嵴

  C. 近中牙尖嵴等于远中牙尖嵴   D. 近中牙尖嵴等于或短于远中牙尖嵴

10. 以下有关下颌第二磨牙的根管形态描述最常见为（　　　）

  A. 近中根为双根管   B. 远中根多为双根管

  C. 近远中根均多为双根管   D. 近远中根均多为单根管

11. 最晚萌出的乳牙是（　　　）

  A. 上颌乳尖牙   B. 上颌乳中切牙

  C. 上颌第一乳磨牙   D. 上颌第二乳磨牙

12. 乳牙萌出的顺序是（　　　）

  A. Ⅰ. Ⅱ. Ⅴ. Ⅳ. Ⅲ   B. Ⅰ. Ⅱ. Ⅲ. Ⅴ. Ⅳ

  C. Ⅰ. Ⅱ. Ⅳ. Ⅲ. Ⅴ   D. Ⅴ. Ⅰ. Ⅱ. Ⅲ. Ⅳ

13. 牙萌出时间是指（　　　）

  A. 牙冠出龈的时间   B. 牙冠完全萌出的时间

  C. 牙达到咬合接触的时间   D. 牙冠在隐窝中开始移动的时间

14. 灵长间隙通常出现在（　　　）

  A. 乳牙   B. 替牙𬌗

  C. 中性𬌗   D. 恒牙𬌗

15. 从牙尖顶端伸向牙颈部的纵形隆起称（　　　）

  A. 轴嵴   B. 三角嵴

  C. 斜嵴   D. 边缘嵴

16. 第一恒磨牙钙化时间为（　　　）

A. 5 岁以前　　　　　　　　　　B. 8 岁以前

C. 10 岁以前　　　　　　　　　　D. 出生时

17. 牙冠的两斜面相交形成（　　　）

A. 窝　　　　　　　　　　　　　B. 牙尖

C. 结节　　　　　　　　　　　　D. 三角嵴

18. 前牙冠舌面颈部 1/3 突出称为（　　　）

A. 斜嵴　　　　　　　　　　　　B. 横嵴

C. 舌面隆突　　　　　　　　　　D. 轴嵴

19. 牙根颈部横切面呈圆三角形的牙是（　　　）

A. $\overline{2|}$　　　　　　　　　　B. $\overline{1|}$

C. $2|$　　　　　　　　　　　　D. $|1$

20. 下列牙齿中𬌗面发育沟可呈"Y"字形的是（　　　）

A. $\overline{4|4}$　　　　　　　　　　B. $\overline{5|5}$

C. $\overline{6|6}$　　　　　　　　　　D. $\overline{7|7}$

21. 有典型斜嵴的牙为（　　　）

A. $\overline{6|6}$　　　　　　　　　　B. $6|6$

C. $\overline{4|4}$　　　　　　　　　　D. $\overline{5|5}$

22. 下述牙体𬌗面形态中，发育沟似"大"字形的牙多见（　　　）

A. $\overline{6|6}$　　　　　　　　　　B. $6|6$

C. $\overline{7|7}$　　　　　　　　　　D. $7|7$

23. 在上颌的纵𬌗曲线上最低的牙尖是（　　　）

A. 第一磨牙的远中舌尖顶　　　　B. 第一磨牙的近中颊尖顶

C. 第一磨牙的近中舌尖顶　　　　D. 第一磨牙的远中颊尖顶

24. 下述牙齿萌出的特点中，错误的是（　　　）

A. 在一定时间内萌出　　　　　　B. 按一定的先后顺序萌出

C. 左右同名牙成对萌出　　　　　D. 上颌牙萌出的时间早于下颌

25. 恒牙萌出先后顺序正确的是（　　　）

A.（6、1）、2、4、（3、5）、7、8　　B.（6、1）、2、3、5、（4、7）、8

C.（6、1）、2、3、4、（5、7）、8　　D.（6、1）、2、3、（4、5）、7、8

26. 最早萌出的乳牙是（　　　）

A. 上颌乳尖牙　　　　　　　　　B. 上颌乳中切牙

C. 上颌第一乳磨牙　　　　　　　D. 下颌乳中切牙

27. 舌面的正确表示（　　　）

A. buccal surface   B. lingual surface

C. occlusal surface   D. distal surface

28. 各轴面最突出的部分称为（   ）

     A. 点角   B. 外形高点

     C. 线角   D. 嵴

29. 牙冠表面覆盖的组织（   ）

     A. 牙骨质   B. 牙本质

     C. 牙釉质   D. 牙髓

30. 髓腔增龄变化的结果是（   ）

     A. 髓腔变小，髓角更呈凸起

     B. 髓室顶和髓室底间的距离缩小

     C. 髓室增大，髓角消失

     D. 髓室底离根分叉处越来越近

31. 以下乳牙萌出先后顺序哪个是正确的：（   ）

     A. A B E D C   B. A B C E D

     C. A B D C E   D. E A B C D

32. 属于异形槽生牙的是（   ）

     A. 鱼纲   B. 两栖纲

     C. 爬行纲   D. 哺乳纲

33. 属于同形槽生牙（   ）

     A. 鱼纲   B. 两栖纲

     C. 爬行纲   D. 哺乳纲

34. 属于同形侧生牙（   ）

     A. 鱼纲   B. 两栖纲

     C. 爬行纲   D. 哺乳纲

35. 牙根的正确定义是（   ）

     A. 牙体固定在牙槽窝内的一部分   B. 对牙体起支持作用的部分

     C. 被牙骨质所覆盖的牙体部分   D. 被牙体质所覆盖的牙体部分

36. 下列哪项不属于牙的功能（   ）

     A. 发音时限定了舌的活动范围

     B. 通过咀嚼可刺激颌骨正常发育

     C. 通过咀嚼增进牙周组织健康

     D. 保持口腔的自洁作用

37. 作为判断下颌中切牙左右的依据的结构是（   ）

     A. 近远中切角

     B. 近中接触区离切角较近

C. 牙根远中面的长形凹陷较近中者略深

D. 远中接触区离切角较远

38. 口内最先萌出，不替换任何乳牙的恒牙是（　　）

    A. 中切牙   B. 侧切牙

    C. 第一磨牙   D. 第一前磨牙

39. 牙体组织中附着在牙根表面的硬组织是（　　）

    A. 牙骨质   B. 牙本质

    C. 牙釉质   D. 牙髓

40. 在颊侧可看到两个半牙尖的牙齿是（　　）

    A. 上颌第一磨牙   B. 下颌第一磨牙

    C. 上颌第二磨牙   D. 下颌第二磨牙

41. 牙根为接近牙冠长的 2 倍，根颈横切面的形态为卵圆三角形的牙齿是（　　）

    A. 上颌中切牙   B. 下颌中切牙

    C. 上颌尖牙   D. 下颌尖牙

42. 牙冠靠近舌的一面称为（　　）

    A. 颊面   B. 舌面

    C. 近中面   D. 远中面

43. 牙龈因失去食物的按摩而软弱无力引起牙龈萎缩是由于（　　）

    A. 牙冠无凸度   B. 牙冠凸度过大

    C. 牙冠凸度过小   D. 牙冠凸度正常

44. 全口牙中体积最小的牙是（　　）

    A. 上颌中切牙   B. 下颌中切牙

    C. 上颌侧切牙   D. 下颌侧切牙

45. 关于牙本质不正确的说法是（　　）

    A. 不如牙釉质坚硬   B. 位于牙釉质与牙骨质的内层

    C. 白色透明   D. 围成牙髓腔

46. 𬌗面上不规则的凹陷称（　　）

    A. 窝   B. 沟

    C. 发育沟   D. 裂

47. 在上颌第一前磨牙的解剖形态中，错误的是（　　）

    A. 颊面与尖牙相似，颊尖偏近中

    B. 舌面小于颊面，舌尖偏近中

    C. 牙根常见有分叉为颊、舌两个根

    D. 𬌗面为轮廓显著的六边形

48. 上颌中切牙冠唇面形态中哪一点是错误的（　　）

    A. 成梯形   B. 𬌗龈径大于近远中径

C. 近中切角近似直角　　　　　　　D. 远中切角近似直角

49. 上颌第二前磨牙和上颌第一前磨牙区别中哪点是错误的（　　　）

A. 上颌第二前磨牙的牙尖均较圆钝

B. 上颌第二前磨牙其𬌗面的近、远中两点隙相距很远

C. 上颌第二前磨牙在近中面没有近中沟

D. 上颌第二前磨牙远中面接触区略偏舌侧

50. 下颌第一前磨牙𬌗面形态中，哪点是正确的（　　　）

A. 𬌗面呈方圆形　　　　　　　　　B. 远中窝大于近中窝

C. 颊、舌牙尖相等大　　　　　　　D. 颊尖偏远中

51. 在下颌第一前磨牙牙冠和𬌗面上不可能有的发育沟是（　　　）

A. 中央沟　　　　　　　　　　　　B. 近中沟

C. 远中沟　　　　　　　　　　　　D. 颊沟

52. 上颌第二前磨牙与上颌第一前磨牙解剖形态相比中，最不同的是（　　　）

A. 轮廓不显突　　　　　　　　　　B. 体积较小

C. 颊、舌牙尖均偏近中　　　　　　D. 𬌗面似卵圆六边形

53. 上颌第一磨牙牙 合面上不可能的发育沟是（　　　）

A. 远中沟　　　　　　　　　　　　B. 远中舌沟

C. 远颊沟　　　　　　　　　　　　D. 近中沟

54. 对"牙尖"的解释，下述正确的概念是（　　　）

A. 牙釉质的三角形隆起

B. 牙釉质过分钙化所形成的小突起

C. 近似锥体形的显著隆起

D. 由两个斜面相交而成

55. 上颌磨牙𬌗面的斜嵴是由（　　　）

A. 近中舌尖三角嵴与远中颊尖三角嵴相连而成

B. 远中舌尖三角嵴与远中颊尖三角嵴相连而成

C. 远中舌尖三角嵴与近中颊尖三角嵴相连而成

D. 近中舌尖三角嵴与近中颊尖三角嵴相连而成

56. 下颌第一磨牙颊面的外形高点应位于（　　　）

A. 𬌗 1/3 处　　　　　　　　　　　B. 中 1/3 处

C. 颈 1/3 处　　　　　　　　　　　D. 中 1/3 与颈 1/3 交界处

57. 下颌前磨牙的髓室形态中哪项正确（　　　）

A. 颊舌径大于近远中径　　　　　　B. 近远中径大于颊舌径

C. 近远中径大于𬌗龈径　　　　　　D. 颊舌径大于𬌗龈径

58. 下颌第一前磨牙的髓腔形态中哪项正确（　　　）

A. 近远中径大于唇舌径　　　　　　B. 颊舌径大于近远中径

C. 近远中径大于𬌗龈径   D. 近远中径大于颊舌径

59. 下颌第一磨牙的髓室形态中哪一个是正确的 （   ）

     A. 𬌗龈径最大   B. 近远中径大于颊舌径

     C. 颊舌径大于近远中径   D. 𬌗龈径大于颊舌径

60. 在乳磨牙的共同特点中，错误的是 （   ）

     A. 牙冠的近远中径和颊舌径相一致

     B. 牙冠的近远中径大于𬌗龈径

     C. 牙根分叉度大   D. 𬌗缘明显缩窄

二、双项选择题（在下列备选答案中选择二个最佳选项）

1. 下列牙齿中牙尖偏向远中的牙齿是 （   ）

     A. $\underline{4|4}$ 颊尖   B. $\underline{5|5}$ 舌尖

     C. $\overline{Ⅲ|Ⅲ}$ C. $Ⅲ|Ⅲ$

2. 按牙在口腔内存在时间将其分类为 （   ）

     A. 前牙   B. 后牙

     C. 乳牙   D. 恒牙

3. 以下有关上颌第一磨牙的斜嵴叙述正确的有 （   ）

     A. 斜嵴为近中舌尖和远中颊尖的三角嵴相连形成

     B. 斜嵴在磨牙𬌗面偏向近中

     C. 斜嵴在咬合中有𬌗导作用

     D. 斜嵴将𬌗面中央窝分成颊、舌二窝

4. 上颌第二磨牙与第一磨牙比较时，以下特征正确的是 （   ）

     A. 远中舌尖较近中舌尖大   B. 有第五牙尖出现

     C. 𬌗 面斜嵴不如第一磨牙明显   D. 近中舌尖占舌面的大部分

5. 在下述牙位中根管为单管型的多见于 （   ）

     A. $\underline{6|6}$ 舌根   B. $\underline{7|7}$ 舌根

     C. $\overline{4|4}$ D. $\overline{6|6}$ 近中颊根

6. 下述牙中可出现单根双管型的牙有 （   ）

     A. $\underline{3|3}$ B. $\overline{3|3}$

     C. $\overline{2|2}$ D. $\overline{4|4}$

7. 外部观察牙体时不可以见到以下结构有 （   ）

     A. 牙冠   B. 牙髓

     C. 牙根   D. 牙釉质

8. 以下前牙形态中近中切角成直角的牙有 （   ）

A. 上颌中切牙   B. 上颌侧切牙

C. 下颌中切牙   D. 下颌侧切牙

9. 根尖分歧多见于（   ）：

A. 切牙   B. 尖牙

C. 前磨牙   D. 磨牙

10. 从外部观察，牙体是由以下几个部分组成的（   ）：

A. 牙冠   B. 牙根

C. 根尖孔   D. 副孔

11. 关于上颌中切牙唇面形态正确的说法是（   ）：

A. 近中切角近直角   B. 远中切角为锐角

C. 切1/3有两条发育沟   D. 以上描述都不对

12. 按牙在口腔内存在时间将其分类为（   ）

A. 前牙   B. 后牙

C. 乳牙   D. 恒牙

13. 以下能代表右侧上颌尖牙的有（   ）

A. 3| B. |3

C. 3   D. 33

14. 以下有关上颌第一磨牙的斜嵴叙述正确的有（   ）

A. 斜嵴为近中舌尖和远中颊尖的三角嵴相连形成

B. 斜嵴在磨牙殆面偏向近中

C. 斜嵴在咬合中有致导作用

D. 斜嵴将殆面中央窝分成颊．舌二窝

15. 上颌第二磨牙与第一磨牙比较时，以下特征正确的是（   ）

A. 远中舌尖较近中舌尖大   B. 有第五牙尖出现

C. 殆面斜嵴不如第一磨牙明显   D. 近中舌尖占 殆面的大部分

16. 参与上颌第一磨牙的斜嵴构成：（   ）

A. 近中舌尖的三角嵴   B. 远中舌尖的三角嵴

C. 近中颊尖的三角嵴   D. 远中颊尖的三角嵴

17. 下述牙中可出现单根双管型的牙有（   ）

A. 3|3   B. ‾3|3

C. ‾2|2   C. ‾4|4

18. 外部观察牙体时不可以见到以下结构有（   ）

A. 牙冠   B. 牙髓

C. 牙根   D. 牙釉质

19. 根据牙根解剖特点，下列哪些牙拔牙可用旋转力（   ）

A. 上颌中切牙 　　　　　　　　B. 下颌中切牙

C. 上颌尖牙 　　　　　　　　　D. 下颌尖牙

20. 下列牙根可再分双根出现率较高的为（　　　）

A. 下颌第一磨牙近中根 　　　　B. 下颌第一磨牙远中根

C. 上颌第一磨牙近中颊根 　　　D. 下颌第一磨牙远中颊根

三、不定项选择题（选出下列备选答案中正确的选项）

1. 作为判断下颌中切牙左右的依据的结构是：（　　　）

A. 近中切角近直角 　　　　　　B. 近中接触区离切角较近

C. 远中切角为钝角 　　　　　　D. 远中接触区离切角较远

E. 牙根远中面的长形凹陷较近中者略深

2. 关于牙釉质正确的说法是（　　　）

A. 为牙体组织中高度钙化的最坚硬的组织

B. 白色半透明状

C. 覆盖牙冠表面

D. 覆盖牙根表面

E. 以上说法都不对

3. 关于牙本质不正确的说法是（　　　）

A. 不如牙釉质坚硬 　　　　　　B. 位于牙釉质与牙骨质的内层

C. 白色透明 　　　　　　　　　D. 围成牙髓腔

E. 是牙体的主质

4. 全口牙中体积最小的牙是（　　　）

A. 上颌中切牙 　　　　　　　　B. 下颌中切牙

C. 上颌侧切牙 　　　　　　　　D. 下颌侧切牙

E. 以上都不是

5. 口内最先萌出，不替换任何乳牙的恒牙是（　　　）

A. 中切牙 　　　　　　　　　　B. 侧切牙

C. 尖牙 　　　　　　　　　　　D. 第一前磨牙

E. 第一磨牙

6. 根管横断面可呈 C 字形的牙齿为（　　　）

A. 上颌第一磨牙 　　　　　　　B. 上颌第二磨牙

C. 上颌第三磨牙 　　　　　　　D. 下颌第一磨牙

E. 下颌第二磨牙

7. 牙体组织中附着在牙根表面的硬组织是（　　　）

A. 牙骨质 　　　　　　　　　　B. 牙本质

C. 牙釉质 　　　　　　　　　　D. 牙髓

E. 以上都不是

8. 被称为前牙的牙齿是（　　　）

A. 中切牙　　　　　　　　　　B. 侧切牙

C. 尖牙　　　　　　　　　　　D. 前磨牙

E. 磨牙

9. 牙冠的突起部分包括（　　　）

A. 牙尖　　　　　　　　　　　B. 舌面隆突

C. 切缘结节　　　　　　　　　D. 嵴

E. 畸形中央尖

10. 关于下颌第二前磨牙的描述正确的是（　　　）

A. 牙冠殆颈高度颊舌厚度和近远中宽度相近

B. 舌面与颊面相差较大

C. 舌面与颊面大小约相等

D. 发育沟有"H. Y. U"形三种形态

E. 若为二舌尖者，其舌面宽于颊面

11. 关于下颌第一前磨牙的描述正确的是（　　　）

A. 为体积最小的前磨牙　　　　B. 颊舌尖高度差别最大

C. 殆面有横嵴　　　　　　　　D. 颊尖偏远中

E. 有新月形的颊颈嵴

12. 关于下颌第一磨牙的髓腔形态的描述正确的是（　　　）

A. 髓室近远中径大于颊舌径大于髓室高度

B. 髓室顶形凹，最凹处约与颈缘平齐

C. 舌侧髓角高度约近牙冠中 1/3

D. 颊侧和远中髓角较低，位于牙冠颈 1/3 或颈缘附近

E. 近中根管为双管型者占 87%

13. 关于上颌第一磨牙的描述正确的是（　　　）

A. 殆面上可看到四个牙尖　　　B. 殆面上可看到五个牙尖

C. 有时可有第五牙尖　　　　　D. 殆面上可看到斜嵴

E. 有三个牙根

14. 发育沟呈"十"形分布的牙齿是（　　　）

A. 上颌第一磨牙　　　　　　　B. 下颌第一磨牙

C. 上颌第二磨牙　　　　　　　D. 下颌第二磨牙

E. 下颌第二前磨牙

15. 关于上颌尖牙正确的说法是（　　　）

A. 唇面有唇轴嵴　　　　　　　B. 舌面有舌轴嵴

C. 牙尖偏远中　　　　　　　　D. 牙尖偏近中

E. 牙根为扁根

16. 牙根为接近牙冠长的 2 倍，根颈横切面的形态为卵圆三角形的牙齿是 （　　　）

    A. 上颌中切牙　　　　　　　　B. 下颌中切牙

    C. 上颌尖牙　　　　　　　　　D. 下颌尖牙

    E. 上颌第一前磨牙

17. 关于下颌尖牙正确的说法是 （　　　）

    A. 牙根扁圆而细长

    B. 根的近远中面有浅的长形凹陷

    C. 牙尖的远中斜缘长约为近中斜缘的 2 倍

    D. 近远中斜缘交角大于 90 度

    E. 可旋转拔除

18. 六岁左右萌出的恒牙有 （　　　）

    A. 中切牙　　　　　　　　　　B. 侧切牙

    C. 尖牙　　　　　　　　　　　D. 前磨牙

    E. 第一磨牙

19. 关于上颌第一前磨牙正确的说法是 （　　　）

    A. 为前磨牙中体积最大者　　　B. 𬌗面有两个牙尖

    C. 𬌗面可有三个牙尖　　　　　D. 有颊轴嵴和舌轴嵴

    E. 牙根多数在根中或根尖 1/3 处分为颊舌二根

20. 关于生长叶的说法正确的是 （　　　）

    A. 为牙发育的钙化中心

    B. 所有的牙都是由同一生长叶发育而成

    C. 4 个生长叶发育而成

    D. 两生长叶之间的浅沟称之为发育沟

    E. 上说法都不正确

21. 被称为六龄齿的牙齿是 （　　　）

    A. 切牙　　　　　　　　　　　B. 尖牙

    C. 前磨牙　　　　　　　　　　D. 第一磨牙

    E. 以上都不是

22. 牙萌出的生理特点是 （　　　）

    A. 按一定先后顺序　　　　　　B. 在一定时间内

    C. 左右成对地先后萌出　　　　D. 下颌牙略早于同名上颌牙

    E. 以上说法都不对

23. 下颌中切牙的解剖特点是 （　　　）

    A. 切缘平直　　　　　　　　　B. 近远中切角约相等

    C. 唇面发育沟明显　　　　　　D. 切嵴靠近牙体长轴

E. 单根形扁，远中面的长形凹陷较近中面者略深

24. 𬌗面可见畸形中央尖的牙齿是（　　）

    A. 上颌第一前磨牙　　　　　　　B. 上颌第二前磨牙

    C. 下颌第一前磨牙　　　　　　　D. 下颌第二前磨牙

    E. 第一磨牙

25. 从牙体纵剖面看，它是由哪几种组织构成的（　　）

    A. 牙本质　　　　　　　　　　　B. 牙釉质

    C. 牙骨质　　　　　　　　　　　D. 牙髓

    E. 以上都不是

26. 纵剖牙冠，可见到的牙体组织是（　　）

    A. 牙釉质　　　　　　　　　　　B. 牙本质

    C. 牙骨质　　　　　　　　　　　D. 牙髓

    E. 以上都不是

27. 在牙冠表面钙化不全的结构是（　　）

    A. 发育沟　　　　　　　　　　　B. 副沟

    C. 裂　　　　　　　　　　　　　D. 窝

    E. 点隙

28. 𬌗面可有五个牙尖的牙齿是（　　）

    A. 上颌第一磨牙　　　　　　　　B. 上颌第二磨牙

    C. 上颌第三磨牙　　　　　　　　D. 下颌第一磨牙

    E. 下颌第二磨牙

29. 𬌗面上发育沟呈 X 形分布的牙齿是（　　）

    A. 上颌第一磨牙　　　　　　　　B. 上颌第二磨牙

    C. 上颌第三磨牙　　　　　　　　D. 下颌第一磨牙

    E. 下颌第二磨牙

30. 乳牙的特点是（　　）

    A. 牙冠短而宽　　　　　　　　　B. 体积小

    C. 色白　　　　　　　　　　　　D. 𬌗面缩窄，颈嵴突出

    E. 乳前牙冠宽窄根

31. 牙尖偏向远中的是（　　）

    A. 上颌尖牙　　　　　　　　　　B. 下颌尖牙

    C. 上颌乳尖牙　　　　　　　　　D. 下颌乳尖牙

    E. 以上都不是

32. 关于上颌第一磨牙的髓腔形态的描述正确的是（　　）

    A. 髓室颊舌中径大于近远中径大于髓室高度

    B. 髓室顶形凹，最凹处约与颈缘平齐

C. 近颊髓角和近舌髓角均接近牙冠中 1/3

D. 远颊髓角和远舌髓角均接近牙冠颈 1/3

E. 近颊根管为双管型或单双管型者共占 63%

33. 根管系统包括 （　　　）

    A. 根管　　　　　　　　　　　B. 管间吻合

    C. 根管侧支　　　　　　　　　D. 根尖分歧

    E. 根尖分叉及副根管

34. 属纯单管型的牙根有 （　　　）

    A. 上颌中切牙　　　　　　　　B. 上颌侧切牙

    C. 上颌尖牙　　　　　　　　　D. 上颌第一磨牙的舌根

    E. 上颌第二磨牙的舌根和远中根

35. 关于根管侧支正确的说法是 （　　　）

    A. 发自根管的细小分支　　　　B. 常与根管呈接近垂直角度

    C. 贯穿牙本质和牙骨质　　　　D. 通向牙周膜

    E. 根中 1/3 较多

36. 根尖分歧多见于 （　　　）

    A. 切牙　　　　　　　　　　　B. 尖牙

    C. 前磨牙　　　　　　　　　　D. 磨牙

    E. 以上都不是

37. 副根管多见于 （　　　）

    A. 切牙　　　　　　　　　　　B. 尖牙

    C. 前磨牙　　　　　　　　　　D. 磨牙

    E. 多生牙

38. 以副孔与牙周组织相通的是 （　　　）

    A. 根管　　　　　　　　　　　B. 副根管

    C. 根管侧支　　　　　　　　　D. 管间吻合

    E. 根尖分歧

39. 以侧孔与牙周组织相通的是 （　　　）

    A. 根管　　　　　　　　　　　B. 管间吻合

    C. 根管侧支　　　　　　　　　D. 根尖分歧

    E. 副根管

40. 以根尖孔与牙周组织相通的有 （　　　）

    A. 根管　　　　　　　　　　　B. 管间吻合

    C. 根管侧支　　　　　　　　　D. 根尖分歧

    E. 副根管

第三节 填 空 题

填空题

1. 人类的牙列为_____，包括_____和_____。_____共有 20 个，_____共有 32 个。

2. 根据牙的形态和功能不同，乳牙分为_____、_____和_____三类；恒牙分为_____、_____、_____和_____四类。

3. 中线为通过_____、_____和_____的接触区，平分颅面为左右两等分的一条假想线。

4. 上颌中切牙唇面与近中面相交所成的角为_____。

5. 牙冠的四个轴面是_____、_____、_____及_____，其中后牙还有与轴面垂直的称_____。

6. 上颌第一前磨牙牙冠解剖特点：殆面为_____形，颊尖偏向_____，舌尖偏向_____，_____沟越过边缘嵴达近中面。

7. 混合牙列时，最先萌出的恒牙是_____，最晚萌出的恒牙是_____，其位置不替换的恒牙的是_____。最先替换的乳牙是_____。

8. 髓腔的空间随年龄增长由于_____沉积而使其容积逐渐减小。老年人髓角可变_____，根管变_____。

9. 组成牙体的四种组织是：_____、_____、_____和_____。其中最硬的是_____组织，数量最多的是_____组织。

10. 乳后牙共有_____颗，其共同解剖形态是颈嵴_____，牙根分叉度_____。

11. 下颌尖牙近中面_____，接触区位于_____的_____处；远中面_____，接触区_____的_____处，且偏_____。

12. 髓室有六壁，它们分别被称为：_____、_____、_____、_____、_____和_____。

13. 斜嵴位于_____牙冠表面，横嵴位于_____牙冠表面。

14. 前牙唇、舌面及后牙颊面的外形高点在牙冠的_____，后牙舌面的外形高点在牙冠的_____。

15. 从牙的纵剖面看，牙体由_____、_____、_____三种硬组织和_____一种软组织组成的。

16. 牙冠表面的凹陷包括_____、_____、_____。

17. 上颌第一磨牙髓室较大，一般有_____个髓角，髓室底可见_____个根管口。髓室顶形凹，最凹处约平_____。近中颊侧根管口约有_____%分为颊、舌二根。

18. 牙的三种功能为_____、_____、_____。

19. 在部位记录法中，乳牙牙位记录用_____表示或_____表示，恒牙牙位记录用_____表示。

20. 下颌第二前磨牙𬌗面发育沟有_____、_____、_____三种类型

21. 上颌尖牙唇面观呈五边形，其近中斜缘_____而远中斜缘_____，初萌时两者相交为_____角，牙尖略偏_____。

22. 上颌中切牙的唇面观呈_____，其近中切角近似_____，远中切角为_____，借以区分左右。

23. 上颌中切牙唇舌部面观，髓腔呈_____形；近、远中剖面部，髓腔呈_____。

24. 上颌第一磨牙的近中面呈_____颈缘_____，近中接触区在_____，远中接触区在_____。

25. 牙冠与牙根的交界处称_____，因其呈一弧形曲线，故又称_____。正常情况下在牙的唇。舌面其凸向_____，而在牙的近、远中面其凸向_____。

第四节 判断题

1. 下颌第一磨牙髓室顶底间距最短处约为2mm。（　）
2. 牙破龈而出的现象称为萌出。（　）
3. 上颌第一磨牙的近中颊根最易出现单根双管型。（　）
4. 主根管以外的根管可以称为副根管。（　）
5. 乳牙髓腔解剖特点之一为根尖孔小。（　）
6. 乳牙在混合牙列之前出现了间隙为正常的生理过程。（　）
7. 下颌中切牙是全口牙中体积最小的。（　）
8. 上颌第二磨牙的远中颊根常见双根管。（　）
9. 下颌第一磨牙髓室顶底间距最短处约为3mm。（　）
10. 下颌第一磨牙的近中根最易出现单根双管型。（　）
11. 下颌第二磨牙根管横断面可呈C字形。（　）
12. 牙冠破龈而出的现象称为出龈。（　）
13. 上颌第一磨牙的髓室颊舌中径大于近远中径大于髓室高度。（　）
14. 两个斜面相交而成牙尖。（　）
15. 三条或三条以上的发育沟相交所形成的凹陷称为点隙。（　）

第五节 名词解释题

1. 垂直距离	2. 根管侧枝	3. 邻接区	4. 根尖孔
5. 邻间隙	6. 外形高点	7. 髓角	8. 槽生牙
9. 中线	10. 楔状隙	11. 牙体长轴	12. 出龈
13. 槽生牙	14. 轴嵴	15. 端生牙	16. 嵴
17. 副根管	18. 接触区	19. 牙尖	20. 牙颈线
21. 线角	22. 轴面角	23. 点角	24. 轴面
25. 切缘	26. 舌面隆突	27. 牙位记录	28. 混合牙列期

第六节 简答题

1. 简述牙的演化特点。

2. 简述下颌第一磨牙的解剖结构外形。

3. 试述上颌第一磨牙的解剖结构外形。

4. 试说出牙冠的邻面突度的生理意义。

5. 牙冠唇、颊、舌面突度有何生理意义？

6. 说出上下颌第二乳磨牙与同颌第一恒磨牙的区别。

7. 试述下颌第一磨牙𬌗面特征。

8. 简述三倍大右上颌中切牙石膏牙舌面雕刻的操作步骤和注意事项。

9. 简述右上颌第一前磨牙𬌗1/3滴蜡塑形的操作步骤和注意事项。

10. 上颌中切牙和尖牙的鉴别要点是什么？如何区分上下颌的前牙？

11. 如何区分上下颌和左右侧的前磨牙？

12. 第一磨牙和第二磨牙的鉴别要点是什么？

13. 等倍大左下颌第一磨牙石膏牙𬌗面雕刻时窝沟如何雕刻？主副沟的层次如何表现？

14. 右上颌等倍大第一磨牙石膏牙牙颈线如何雕刻？雕刻时应哪些注意事项？

15. 简述磨牙类𬌗面的共同特点有哪些？

16. 比较上、下颌磨牙𬌗面三角嵴的主要特点。

17. 试述牙根形态的生理意义。

18. 试述上颌第一磨牙邻面的解剖特点和接触区的位置。

19. 试述乳磨牙的共同特点有哪些？

20. 简述上颌尖牙与下颌尖牙牙体形态的区别。

第七节 描 绘 题

1. 描绘上颌中切牙的唇面、舌面、近远中面和切缘的线图。
2. 描绘上颌尖牙的唇面、舌面、近远中面和切缘的线图。
3. 描绘上颌第一前磨牙的颊舌面、近远中面和𬌗面的线图。
4. 描绘上颌第一磨牙的颊舌面、近远中面和𬌗面的线图。
5. 描绘下颌第一磨牙的颊舌面、近远中面和𬌗面的线图。

第八节 参 考 答 案

一、视图题

（一）上颌中切牙牙体形态示意图

1. 切嵴	2. 近中切角	3. 远中切角	4. 唇侧发育沟	5. 生长叶
6. 唇颈嵴	7. 颈缘	8. 切缘结节	9. 舌侧发育沟	10. 近中边缘嵴
11. 远中边缘嵴	12. 舌窝	13. 舌轴嵴	14. 舌隆突	

（二）上颌尖牙牙体形态示意图

1. 牙尖	2. 近中缘	3. 远中缘	4. 唇侧发育沟	5. 唇轴嵴
6. 颈嵴	7. 颈缘	8. 舌侧发育沟	9. 近中舌窝	10. 远中舌窝
11. 舌轴嵴	12. 远中边缘嵴	13. 近中边缘嵴	14. 舌隆突	

（三）上颌前磨牙牙体形态示意图

1. 颊尖	2. 颊轴嵴	3. 远中缘	4. 近中缘	5. 远中副三角嵴
6. 近中副三角嵴	7. 远中边缘嵴	8. 近中沟	9. 近中沟	10. 横嵴
11. 舌尖	12. 颊侧发育沟	13. 中央沟	14. 颊侧副沟	15. 远中窝
16. 近中窝	17. 近中点隙	18. 舌侧副沟	19. 舌根	20. 颊根

（四）下颌前磨牙牙体形态示意图

1. 颊尖	2. 颊轴嵴	3. 近中副三角嵴	4. 远中副三角嵴	5. 近中边缘嵴
6. 远中边缘嵴	7. 颊侧三角嵴	8. 舌尖	9. 舌侧三角嵴	10. 中央沟
11. 远中窝	12. 远中点隙	13. 近中窝	14. 舌侧副沟	15. 根尖

（五）上颌磨牙牙体形态示意图

1. 远中颊尖	2. 近中颊尖	3. 近中颊尖副三角嵴	4. 远中边缘嵴	5. 近中边缘嵴
6. 近中颊尖三角嵴	7. 斜嵴	8. 斜嵴	9. 远中舌尖	10. 近中舌尖
11. 分界沟	12. 颊面沟	13. 颊沟	14. 中央窝	15. 远中沟
16. 近中沟	17. 远中点隙	18. 远中沟	19. 舌面沟	20. 中央沟
21. 颊轴嵴	22. 颊侧颈缘	23. 近中颊根	24. 远中颊根	25. 舌根

（六）下颌磨牙牙体形态示意图

1. 近中颊尖	2. 远中颊尖	3. 远中尖	4. 近中舌尖	5. 远中舌尖
6. 近中边缘嵴	7. 近中舌副三角嵴	8. 近中舌三角嵴	9. 远中边缘嵴	10. 近中沟
11. 中央窝	12. 中央点隙	13. 远中点隙	14. 颊沟	15. 远中颊沟
16. 中央沟	17. 舌面沟	18. 舌沟	19. 远中沟	20. 远中颊沟
21. 颊面沟	22. 颊颈缘	23. 近中根	24. 远中根	

（七）牙体形态测量示意图

1. 牙体各部分测量的应用名词

1. 牙冠长	2. 牙冠宽	3. 牙冠厚	4. 牙根长
5. 牙颈宽	6. 牙颈厚	7. 颈曲度	

2. 牙体各部分测量数据（略）

二、选择题

（一）单项选择题

1. A	2. A	3. D	4. A	5. D	6. D	7. D	8. D	9. A	10. A	11. D	12. C
13. C	14. B	15. A	16. D	17. D	18. C	19. D	20. B	21. A	22. B	23. B	24. A
25. A	26. B	27. C	28. B	29. C	30. B	31. C	32. D	33. C	34. A	35. C	36. C
37. C	38. C	39. A	40. B	41. C	42. B	43. B	44. B	45. C	46. A	47. A	48. D
49. B	50. B	51. D	52. C	53. C	54. C	55. A	56. C	57. A	58. B	59. B	60. A

（二）双项选择题

1. AD	2. CD	3. AC	4. CD	5. AB	6. CD	7. BC	8. AC
9. CD	10. AB	11. AC	12. CD	13. AC	14. AC	15. CD	16. AD
17. CD	18. BC	19. AC	20. AC				

（三）不定项选择题

1. ACE	2. ABC	3. C	4. B	5. E	6. E	7. A	8. ABC
9. ABCDE	10. BDE	11. ABCE	12. CDE	13. ACDE	14. D	15. ABC	16. C
17. ABCD	18. AE	19. ABDE	20. AD	21. D	22. ABCD	23. ABDE	24. D

25. ABCD	26. ABCD	27. C	28. D	29. AB	30. ABCDE	31. C	32. ABCD
33. ABCDE	34. ACD	35. ABCD	36. CD	37. D	38. B	39. C	

三、填空题

1. 双牙列、乳牙列、恒牙列、乳牙列、恒牙列

2. 乳切牙、乳尖牙、乳磨牙、切牙、尖牙、前磨牙、磨牙

3. 左右两眼之间、鼻尖；左右两中切牙

4. 近唇线角

5. 颊面（唇面）、舌面、近中面、远中面、𬌗面

6. 六边形、远中、近中、近中

7. 第一磨牙、第二磨牙、磨牙、中切牙

8. 继发性牙本质、低、细

9. 牙釉质、牙本质、牙骨质、牙髓、牙釉质、牙本质

10. 20、突出、大

11. 大而平、切1/3、近中切角、短而突、中1/3、远中切角

12. 髓室顶、髓室底、颊壁、舌壁、近中壁、远中壁

13. 上颌第一磨牙、上颌第一前磨牙

14. 颈1/3、中1/3

15. 牙釉质、牙本质、牙骨质、牙髓

16. 窝、沟、点隙

17. 4、3～4、颈缘、63

18. 咀嚼、发音和语言、保持面部的正常形态

19. 罗马数字（Ⅰ、Ⅱ、Ⅲ、Ⅳ、Ⅴ）、大写英文字母（A、B、C、D、E）、阿拉伯数字（1、2、3、4、5、6、7、8）

20. H、U、Y

21. 短、长、直角、近中

22. 梯形、直角、圆钝

23. 梭形、三角形

24. 梯形、平坦、𬌗1/3偏颊侧、𬌗1/3处的中1/3处

25. 牙颈、牙颈线、根尖、切缘（𬌗面）

四、判断题

1. 对	2. 错	3. 对	4. 错	5. 错	6. 对	7. 对	8. 错
9. 错	10. 对	11. 对	12. 对	13. 对	14. 错	15. 对	

五、名词解释（略）

六、问答题（略）

七、描绘题（略）

附　录

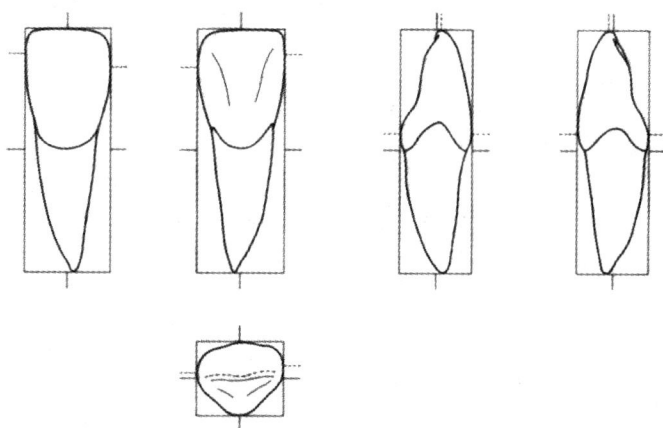

附图 1　上颌中切牙线图

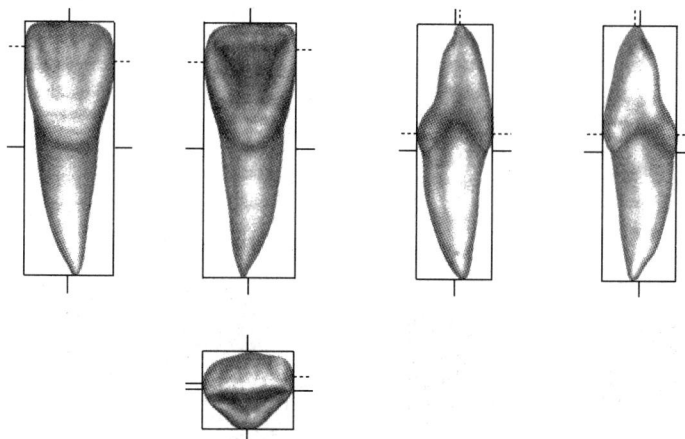

附图 2　上颌中切牙浮雕图

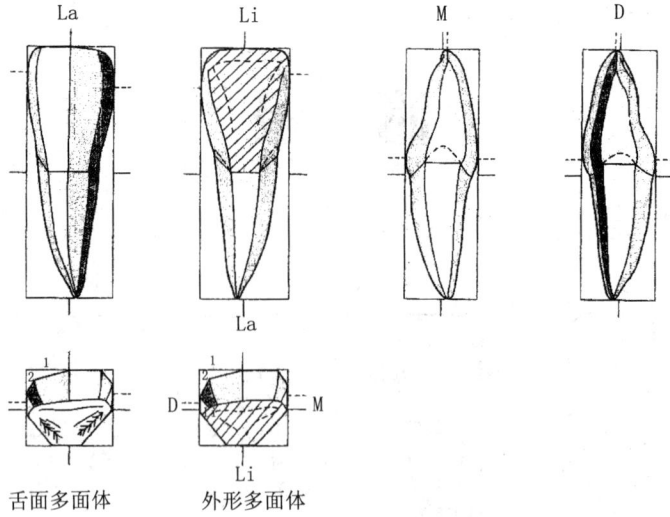

舌面多面体　　　外形多面体

附图 3　上颌中切牙多面体图

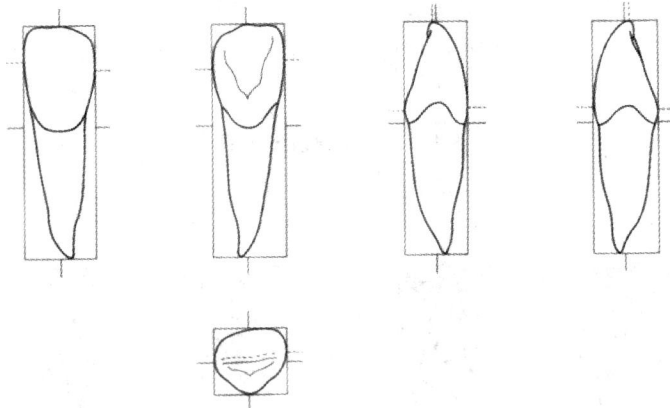

附图 4　上颌侧切牙线图

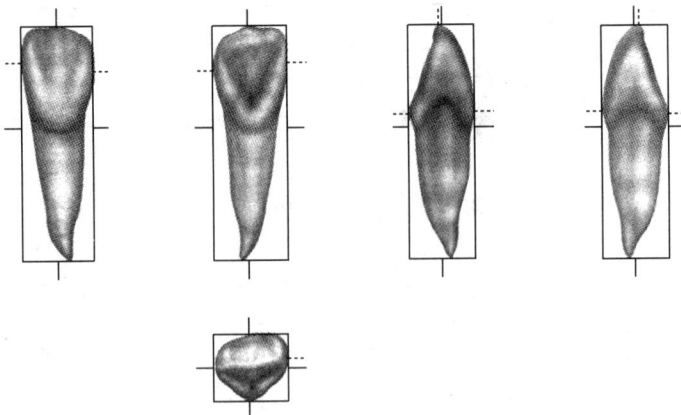

附图 5　上颌侧切牙浮雕图

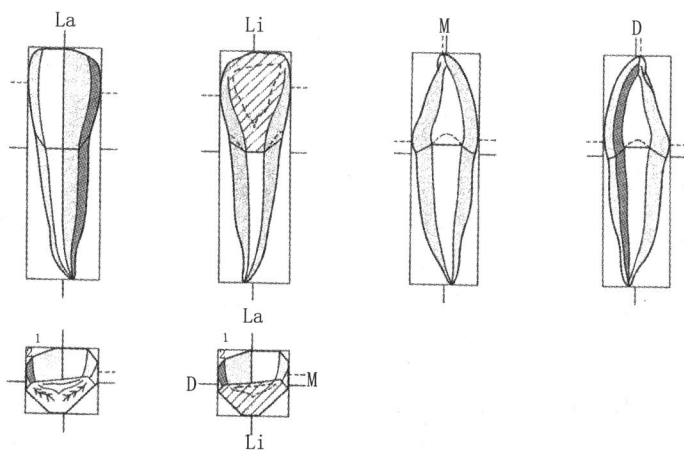

附图 6　上颌侧切牙多面体图

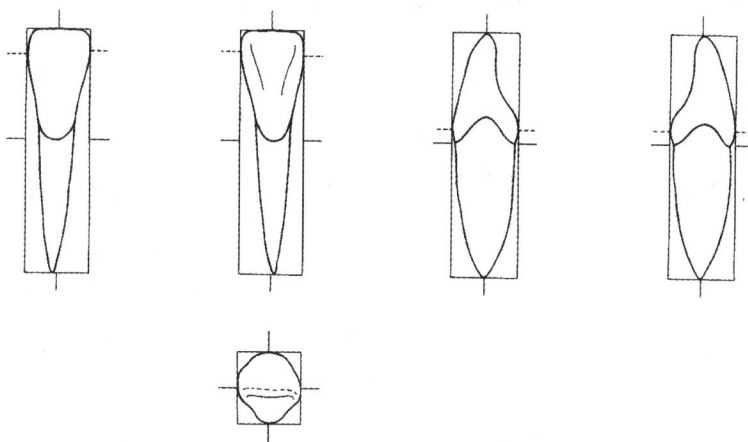

附图 7　下颌中切牙线图

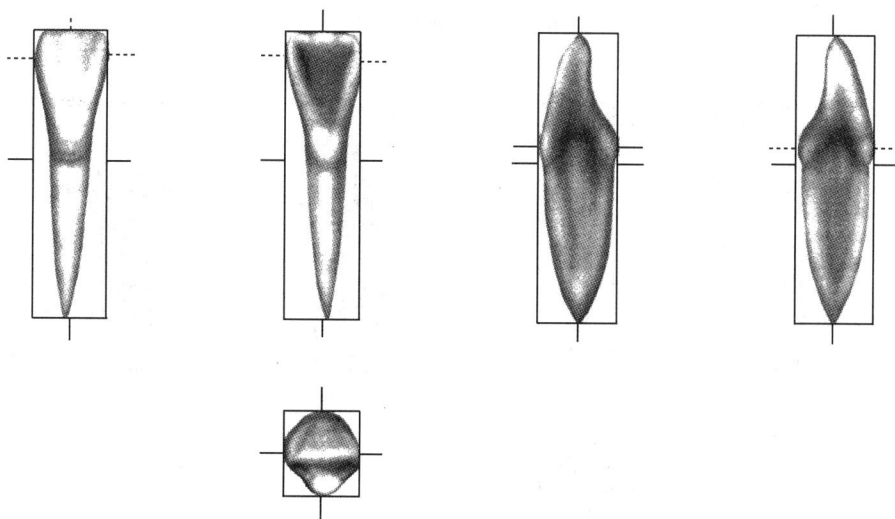

附图 8　下颌中切牙浮雕图

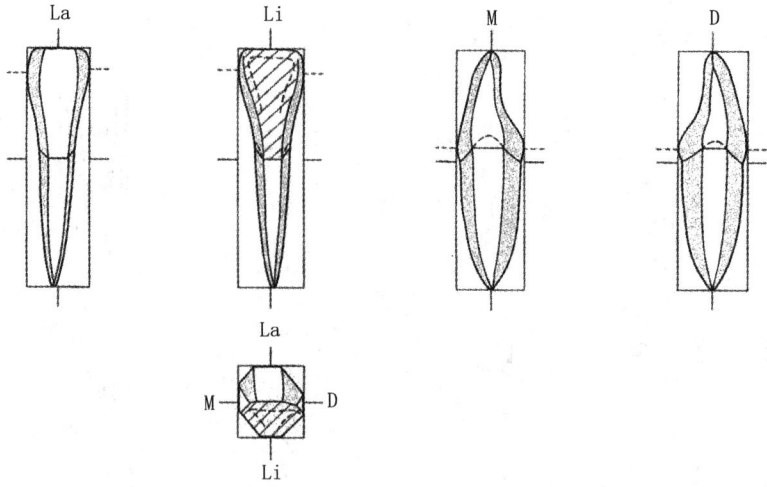

附图 9 下颌中切牙多面体图

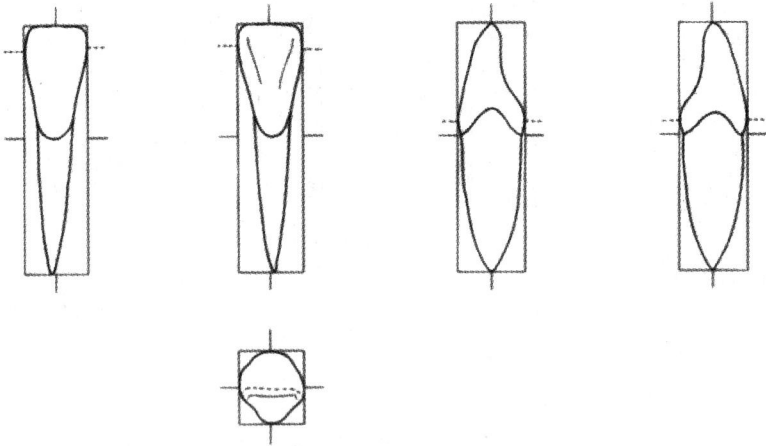

附图 10 下颌侧切牙线图

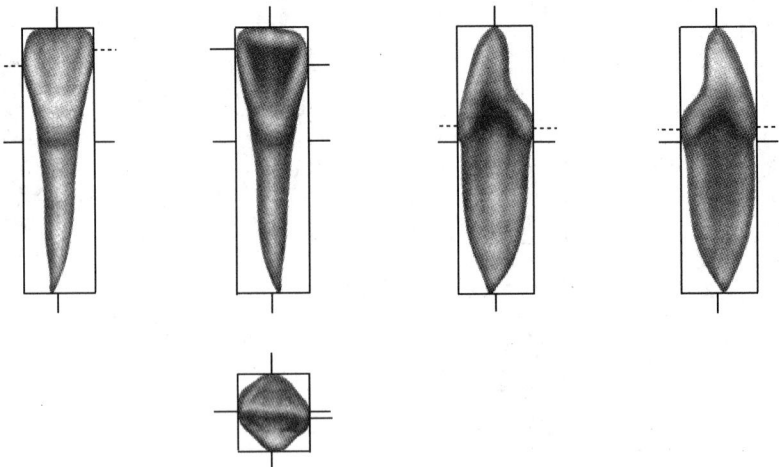

附图 11 下颌侧切牙浮雕图

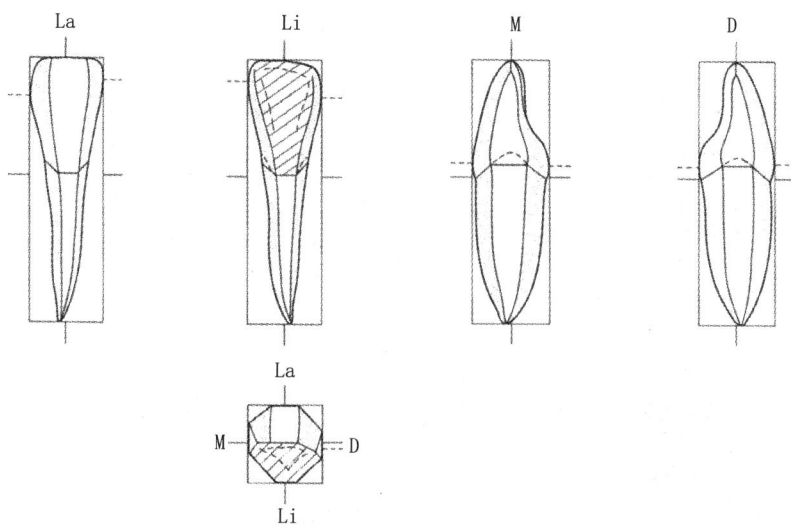

附图 12　下颌侧切牙多面体图

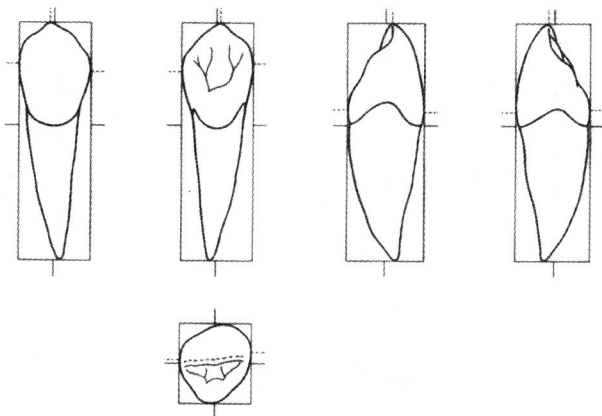

附图 13　上颌尖牙线图

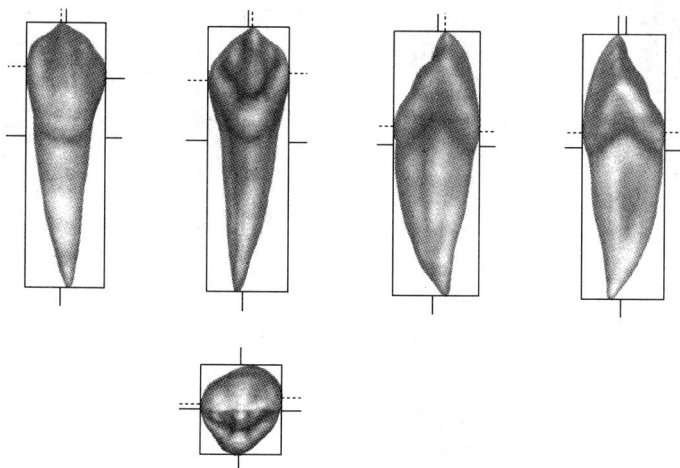

附图 14　上颌尖牙浮雕图

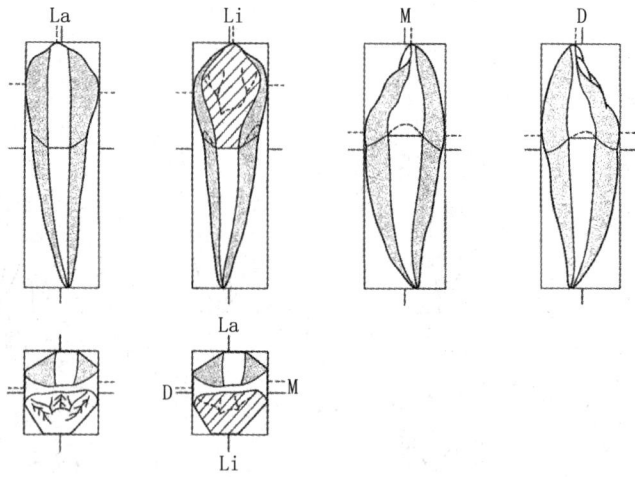

附图 15　上颌尖牙多面体

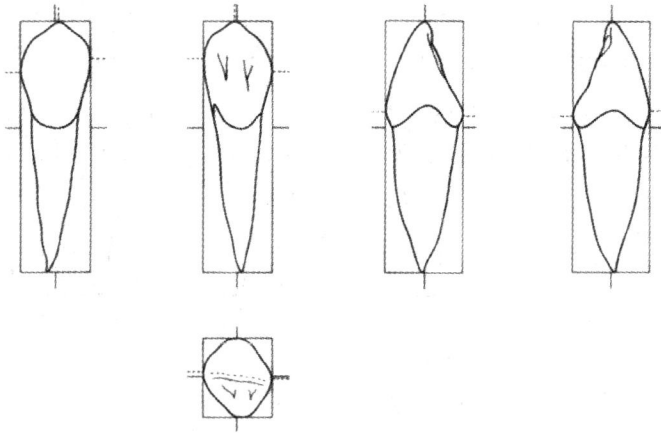

附图 16　下颌尖牙线图

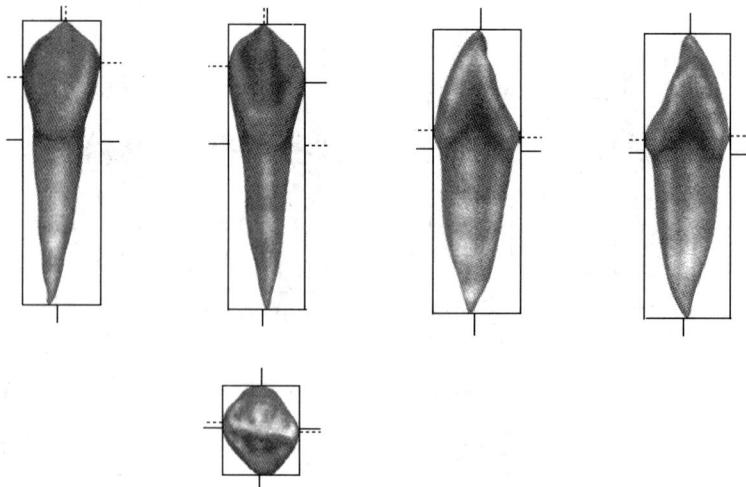

附图 17　下颌尖牙浮雕图

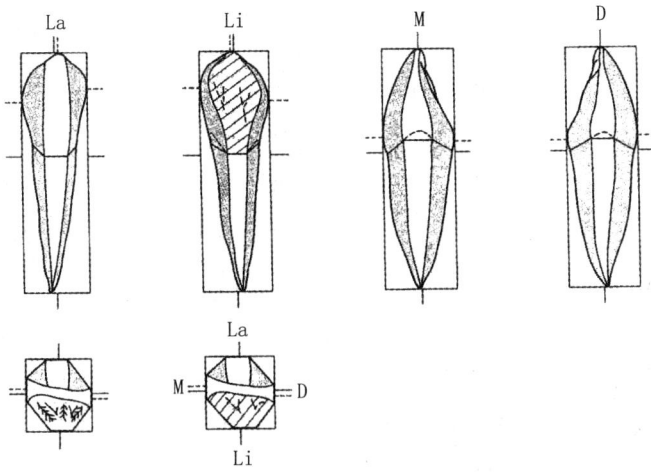

附图 18　下颌尖牙多面体图

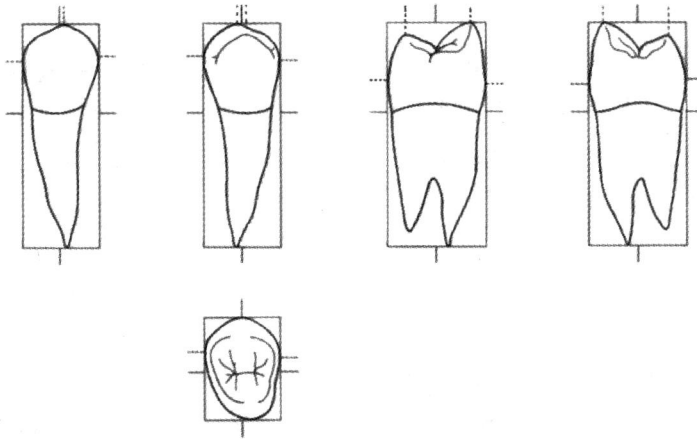

附图 19　上颌第一前磨牙线图

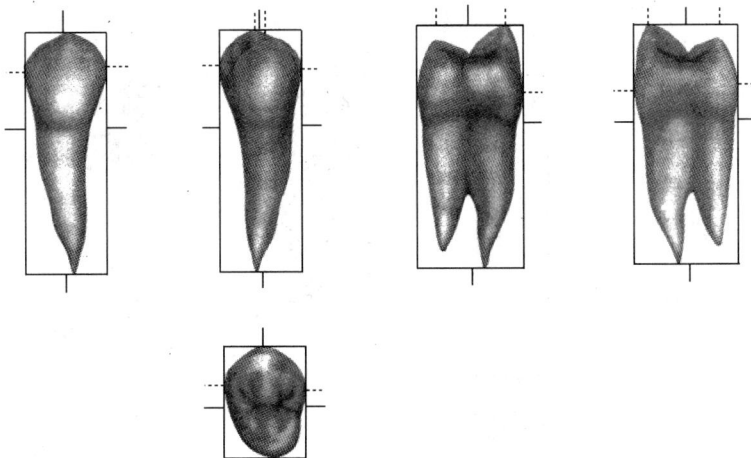

附图 20　上颌第一前磨牙浮雕图

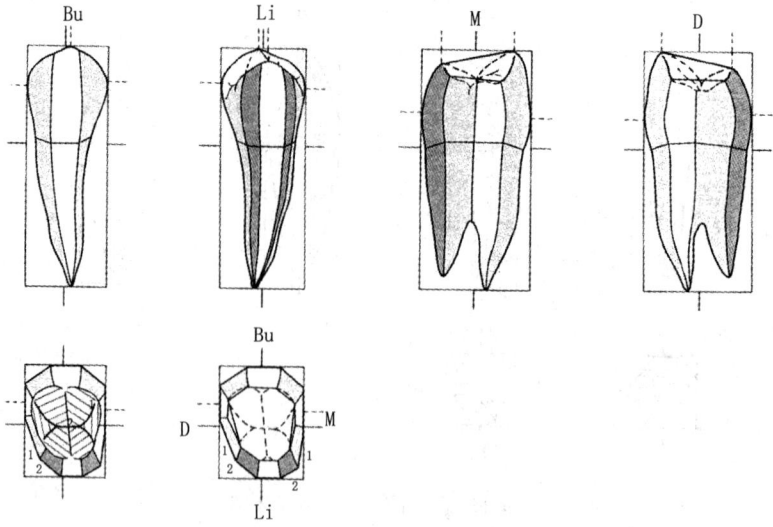

附图 21 上颌第一前磨牙多面体

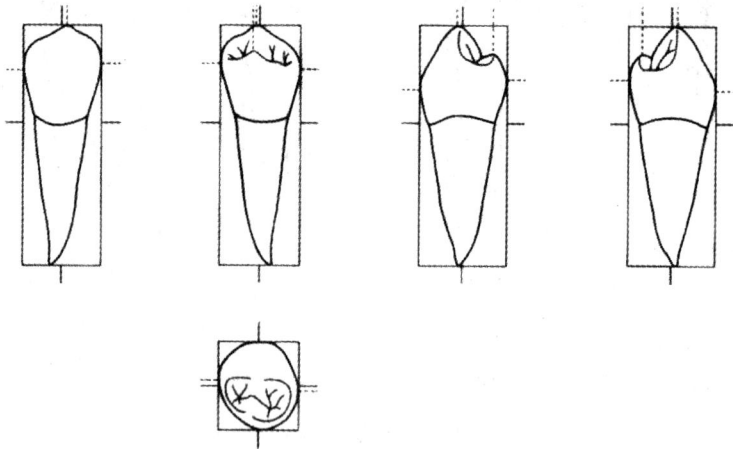

附图 22 上颌第二前磨牙线图

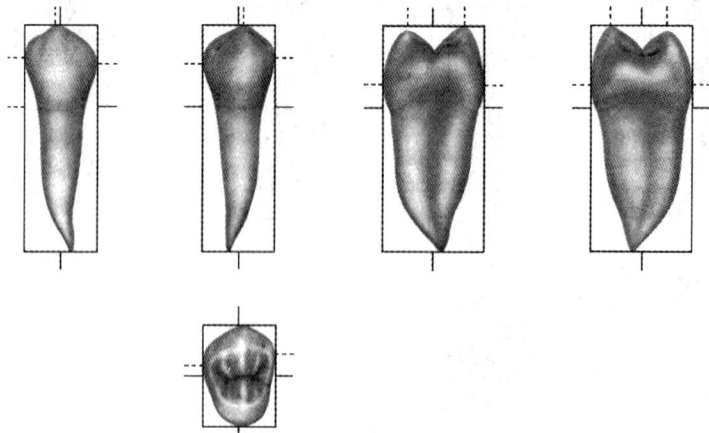

附图 23 上颌第二前磨牙浮雕图

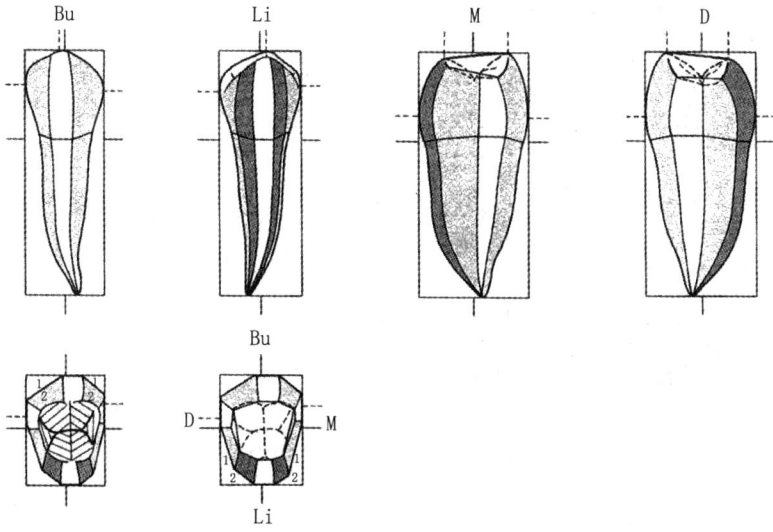

附图 24　上颌第二前磨牙多面体图

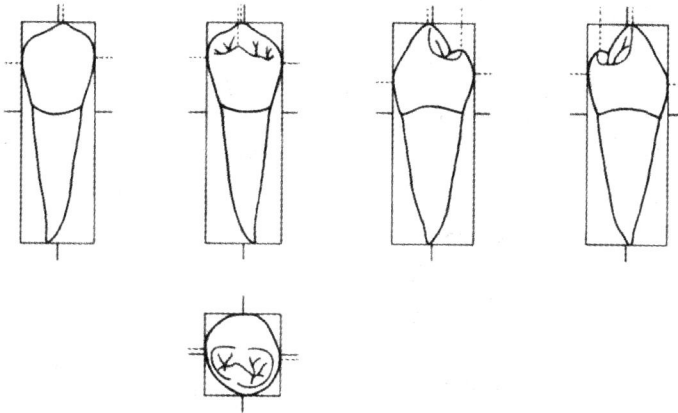

附图 25　下颌第一前磨牙线图

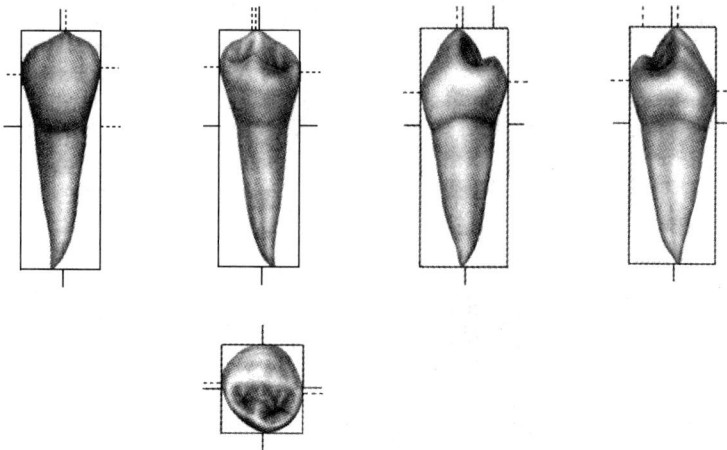

附图 26　下颌第一前磨牙浮雕图

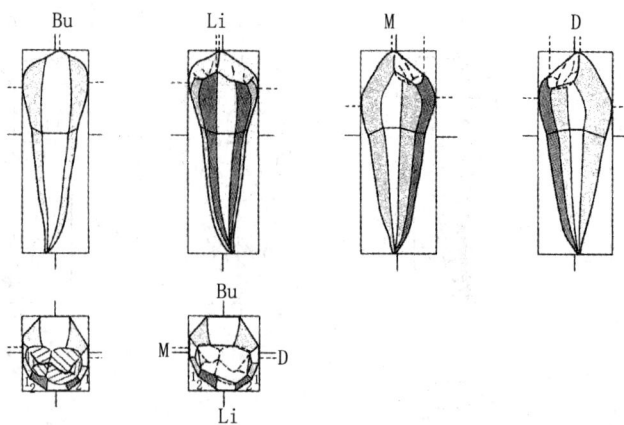

附图 27　下颌第一前磨牙多面体图

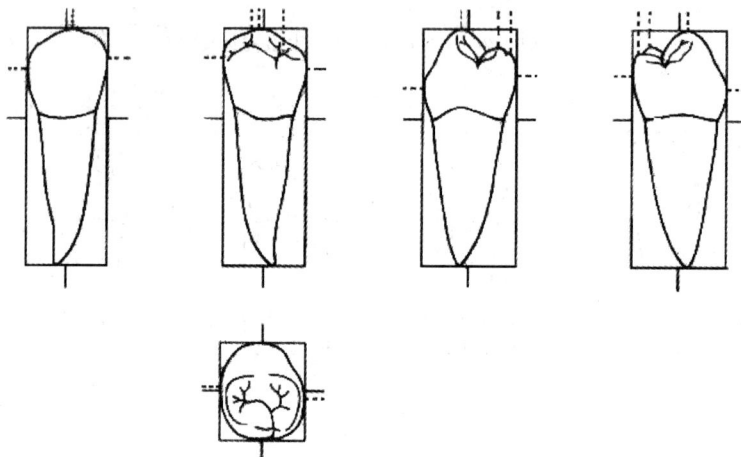

附图 28　下颌第二前磨牙线图

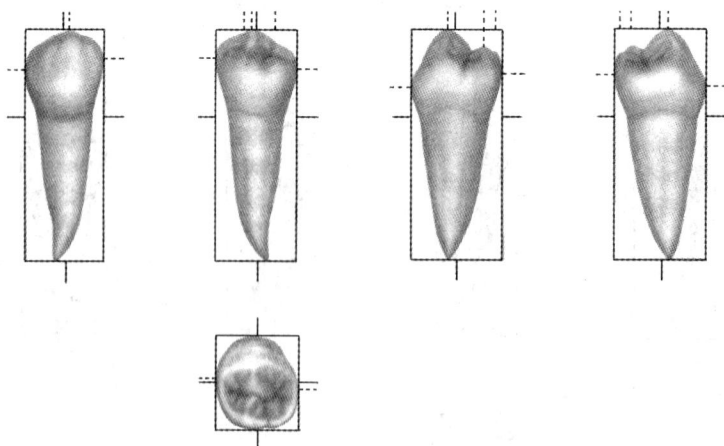

附图 29　下颌第二前磨牙浮雕图

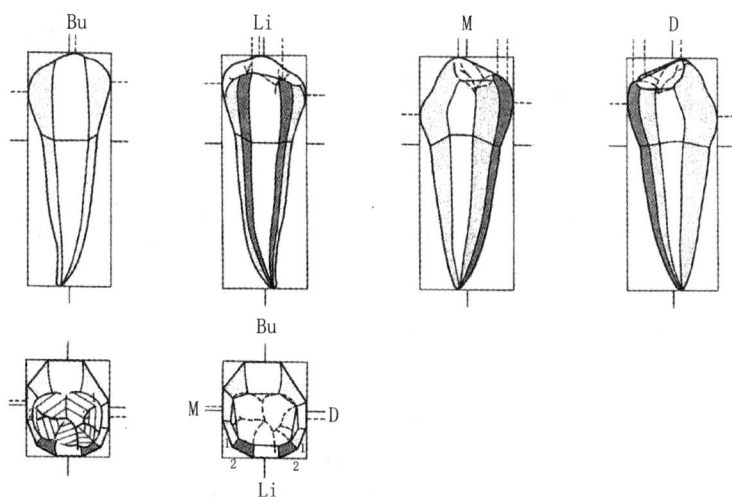

附图30 下颌第二前磨牙多面体图

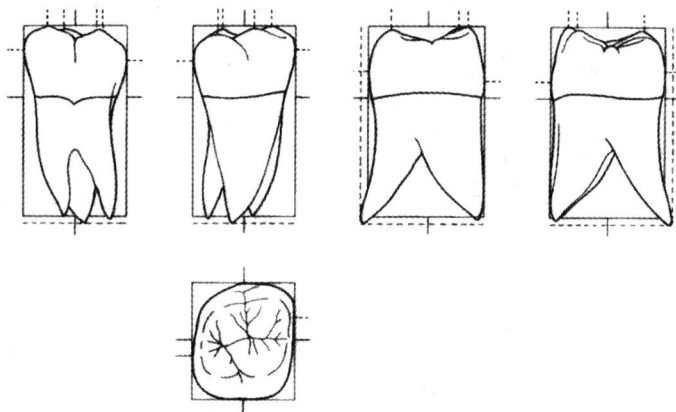

附图31 上颌第一磨牙线图

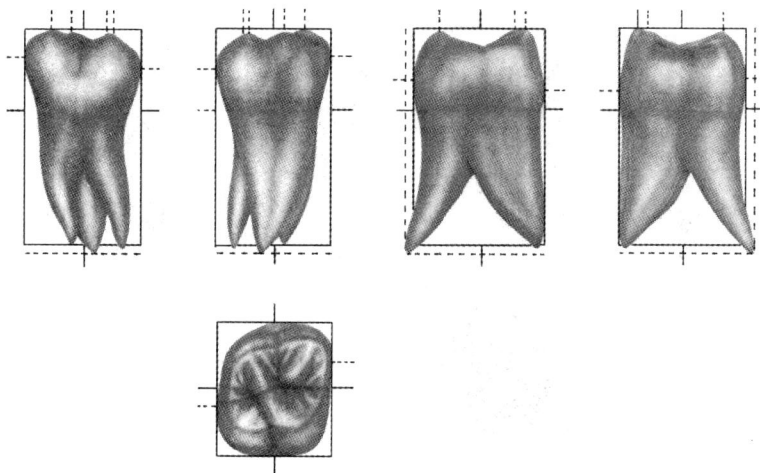

附图32 上颌第一磨牙浮雕图

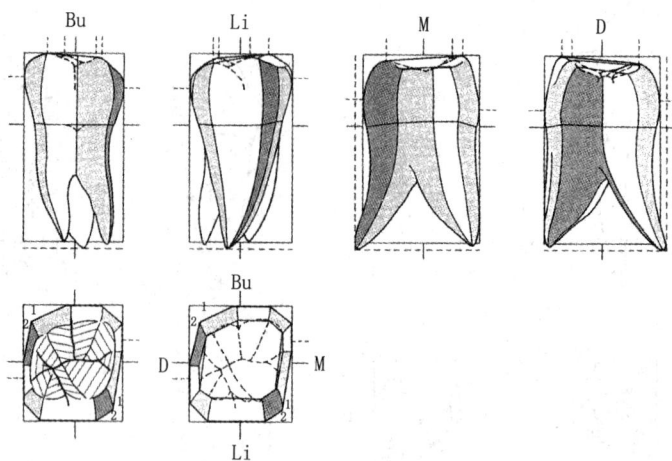

附图33 上颌第一磨牙多面体

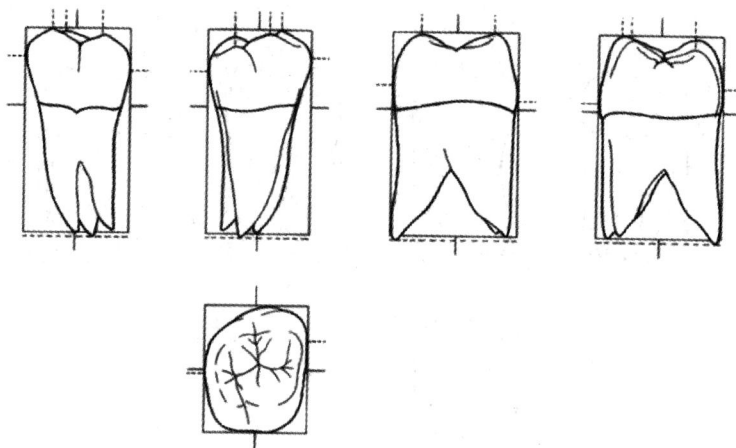

附图34 上颌第二磨牙线图

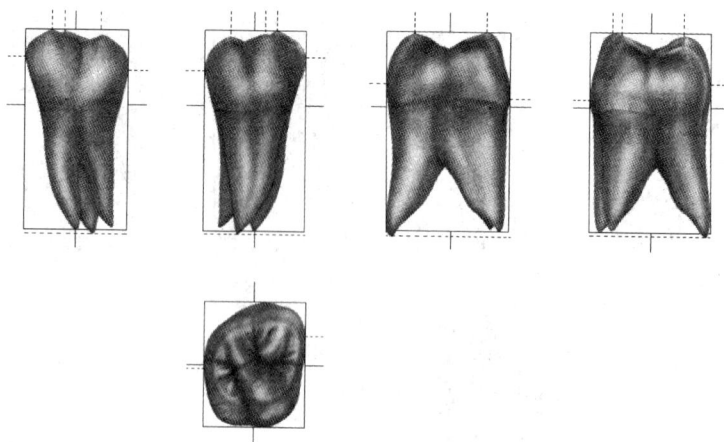

附图35 上颌第二磨牙浮雕图

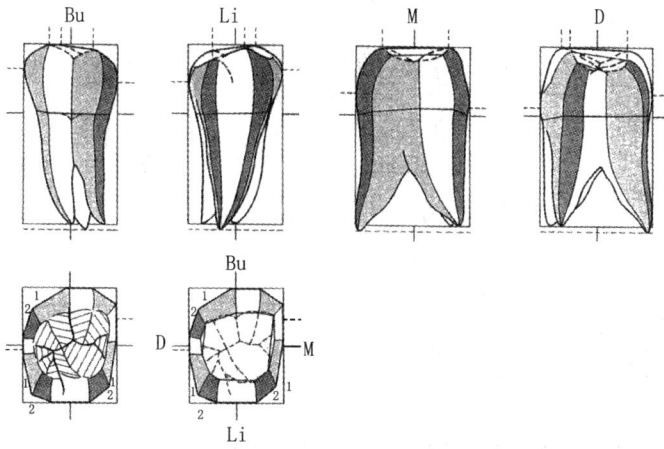

附图 36　上颌第二磨牙多面体图

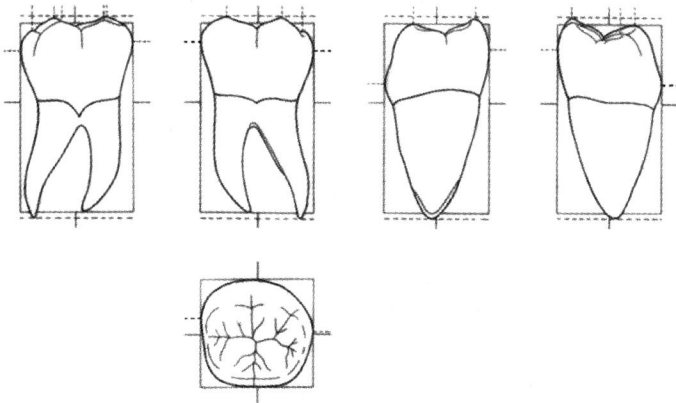

附图 37　下颌第一磨牙线图

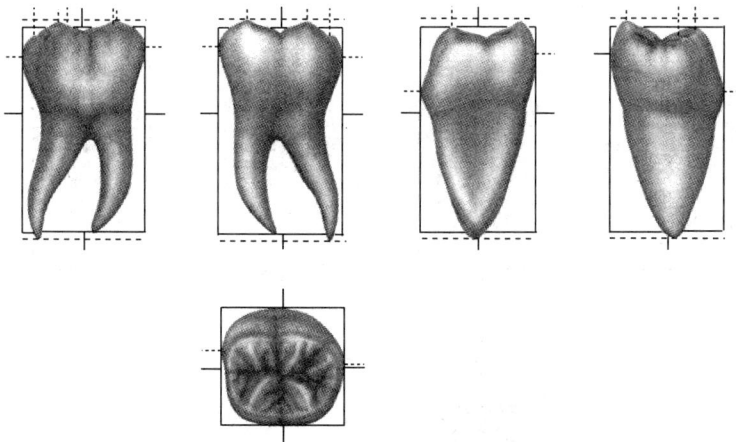

附图 38　下颌第一磨牙浮雕图

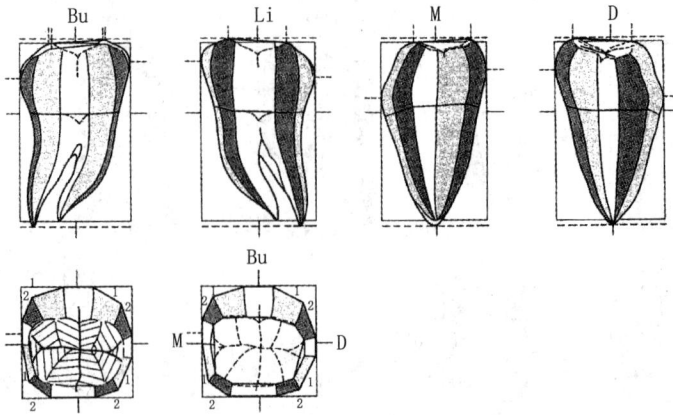

附图39　下颌第一磨牙多面体图

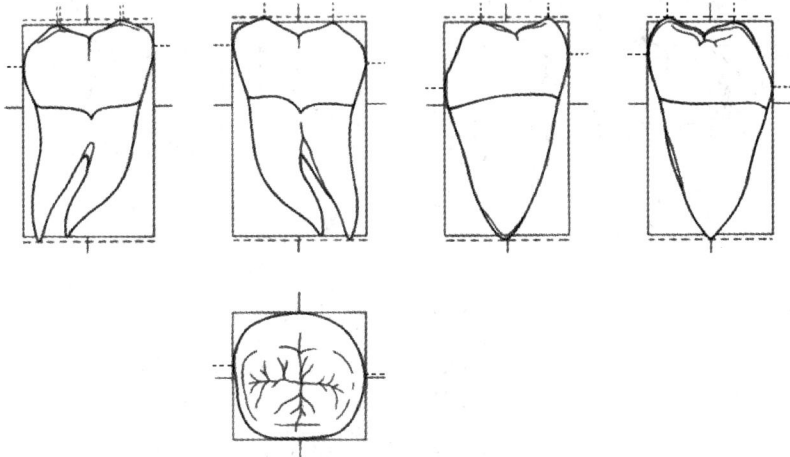

附图40　下颌第二磨牙线图

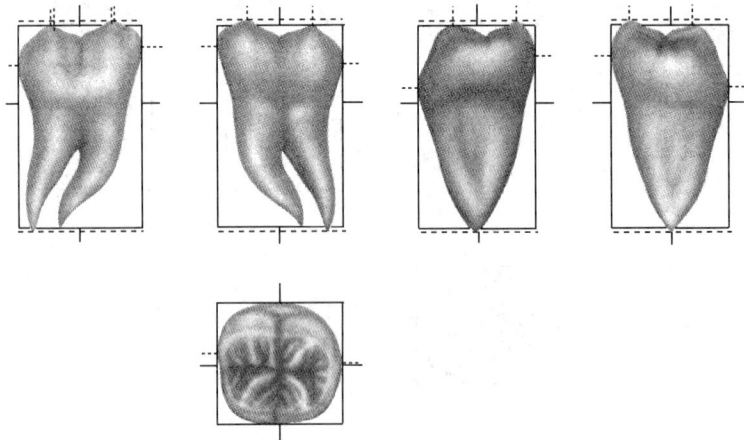

附图41　下颌第二磨牙浮雕图

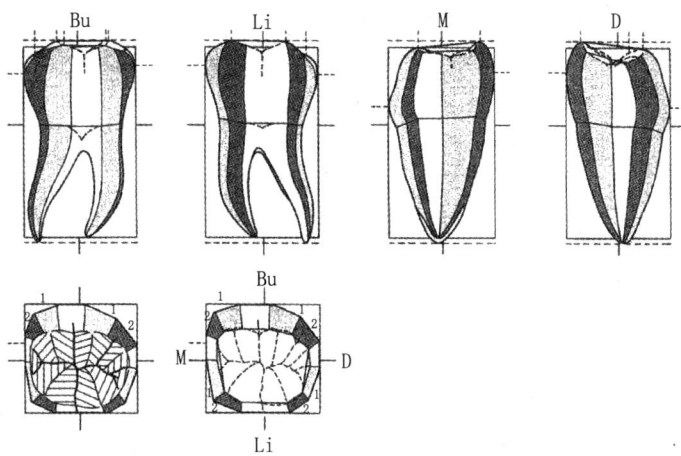

附图 42　下颌第二磨牙多面体图